동물해부생리학

박수진 · 곽호현 · 김주완 · 박수정 · 장진욱 · 정수연

창지사

머리말

살아 있는 동물은 생명을 유지하기 위하여 다양한 기능을 수행합니다. 하나의 세포로부터 시작하여 조직과 기관으로 분화된 몸 속의 각기 다른 장기들은 서로 유기적으로 협력하며 호흡과 순환, 배설과 같은 생명현상을 이루어냅니다. 해부학과 생리학은 이러한 생명현상을 이해하고 연구하는 데 있어 매우 중요하고 기본이 되는 학문입니다. 동물보건사로서 해부생리학을 공부하는 것은 향후 동물병원에서 전문적인 역할을 수행하는 데 도움이 될 뿐만 아니라, 관련산업이나 연구분야로 진출하여 업무를 이어나갈 때에도 중요한 기초지식이 될 것입니다.

저는 해부생리학을 정말 재미있게 공부했던 기억이 있습니다. 배가 고프다고 느끼고, 음식을 섭취하며 물을 마실 때 해부학적으로는 입·식도·위를 따라 음식물이 이동하고, 생리학적으로는 다양한 소화과정과 효소작용을 거쳐 분해된 영양분이 흡수되며, 배변과 배뇨로 이어지는 일련의 과정들을 이해하는 것이 매우 신기하고 흥미로웠습니다. 이러한 기능을 수행하는 몸속 장기들의 구조와 세부적인 모습을 하나하나 살펴보는 경험은 해부생리학의 매력을 느끼게 해 주었습니다. 사람의 몸과 마찬가지로 동물의 장기구조와 작용기전을 배우고 이를 질병과 연계하여 학습해나가는 과정 역시 즐거운 배움이 될 것이라 생각합니다.

본교재의 출간을 위하여 동물보건사를 양성하는 여러 대학의 훌륭한 교수님들께서 표준교육과정을 참고하여 참여해 주셨습니다. 교재편찬에 함께해 주신 곽호현, 김주완, 박수정, 장진욱, 정수연 교수님과, 이 책이 나오기까지 애써 주신 창지사의 모든 분들께 진심으로 감사드립니다.

또한 이 교재를 활용하여 강의를 준비하시는 교수님들의 열정적인 노력과 학생들을 향한 사랑에 깊은 감사와 존경의 마음을 전합니다.

마지막으로 이 책의 첫 페이지를 펼치고 즐거운 마음으로 동물해부생리학을 공부하게 될 여러분의 앞날에 하나님의 은혜가 함께하시기를 기원합니다.

2026년 2월

호서대학교 동물보건복지학과 박수진

차례

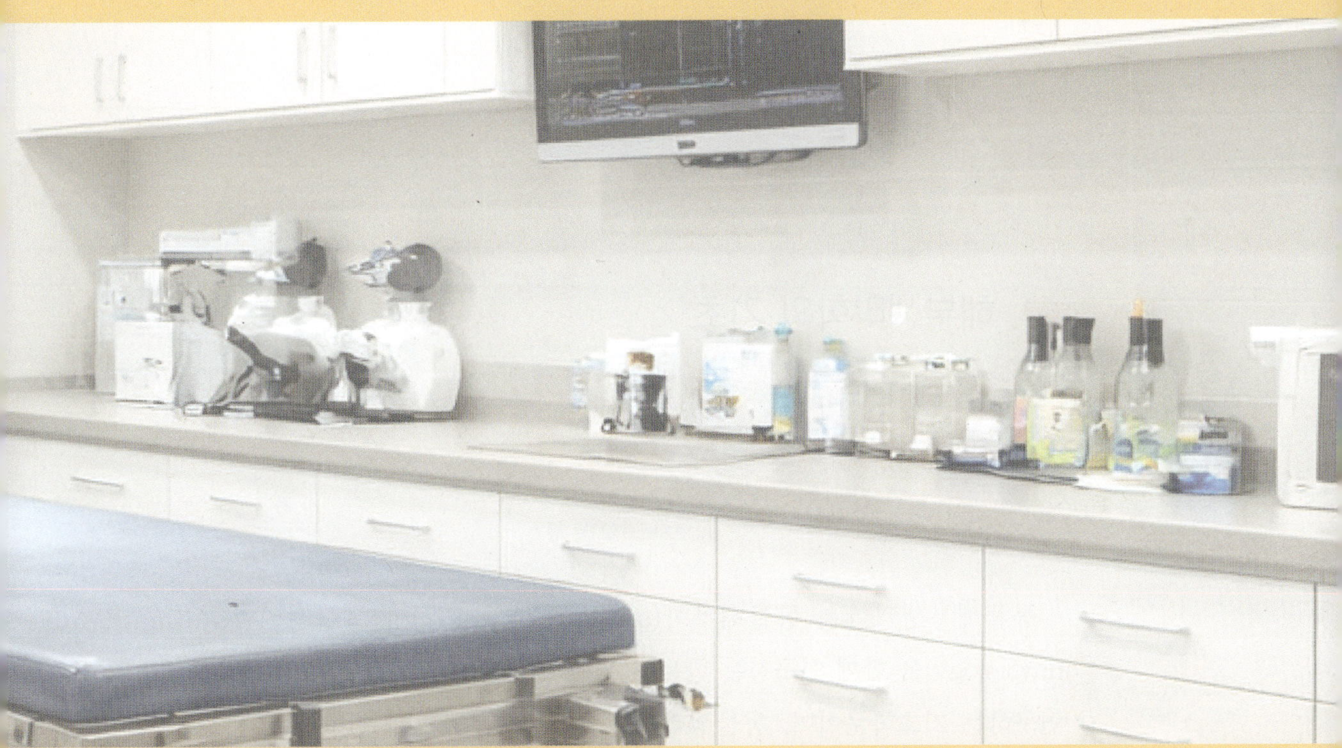

chapter 1

동물해부생리학 기초

학습목표

1. 동물해부생리학 학습의 기본목적을 이해한다.
2. 동물해부학의 기본용어와 전반적인 접근방법에 대해 알아본다.
3. 동물보건사로서 알아야 할 동물해부생리학의 기초적인 내용에 대해 알아본다.

1. 해부생리학의 기초

1) 동물해부생리학이란?

동물해부생리학은 동물해부학(animal anatomy)과 동물생리학(animal physiology)을 함께 연구하는 학문이다. 동물해부학은 주로 형태와 구조에 대해 연구하는 기초학문이며, 동물생리학은 주로 기능에 관해 연구하는 기초학문이다. 이 두 영역은 분리되어 있는 듯하지만, 실제로는 서로 깊게 연결되어 있다. 예를 들면, 신장의 구조를 이해한 뒤 신장이 어떤 역할을 하는지를 아는 것이 동물해부생리학의 핵심이라 할 수 있다. 동물해부생리학은 수의학 및 동물보건계열 분야뿐만 아니라 생명공학분야에서도 기초가 되는 중요한 학문이며, 특히 동물보건사와 관련된 학습을 하는 학생들에게는, 동물의 건강을 이해하고 진료와 치료를 보조하거나 동물과 관련된 연구를 수행하는 데 필수적인 기초지식이라고 할 수 있다.

(1) 동물해부학(animal anatomy)

동물해부학은 동물의 몸을 구성하는 구조와 형태를 연구하는 학문이다. 즉, 동물의 몸을 외형적·내부적으로 구분하여 각 기관, 조직, 계통이 어디에 있고 어떻게 생겼는지를 연구하는 학문이다. 동물해부학은 기원전 2,000년 경부터 생명에 대한 경외심과 생명현상에 대한 궁금증을 해결하기 위해, 동물의 몸을 직접 해부하여 내부구조를 관찰하는 형태로 연구가 시작되었다. 고대의 동물해부학이 주로 눈으로 보이는 형태와 구조에 관한 연구였다면, 현대 해부학은 현미

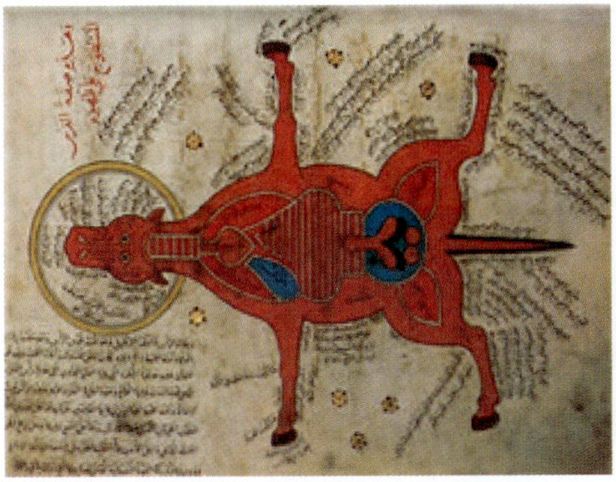

| 그림 1-1 | 말의 해부도, 약 15세기

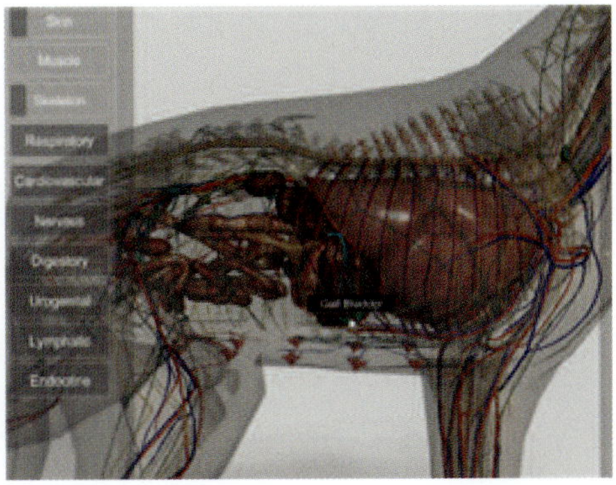

| 그림 1-2 | Canine Anatomy 3D 소개 자료

출처: https://muslimheritage.com/anatomy-horse-15-c/
https://play.google.com/store/apps/details?id=com.biosphera.doganatomy&pli=1

경 기술, 영상의학, 3D 시뮬레이션 등 첨단기술의 발달로 동물의 해부구조를 더욱 정밀하게 분석할 수 있게 되었다.

(2) 동물생리학(animal physiology)

동물생리학은 동물생체 내에서 일어나는 다양한 생명현상과 기능을 연구하는 학문이다. 해부학이 '형태와 구조'를 집중적으로 다룬다면, 생리학은 그 살아있는 구조들이 어떻게 작동하는지, 각각의 기관, 세포, 생화학분자들이 화학적 또는 물리적으로 어떤 메커니즘을 가지고 생명활동을 유지하는지 탐구하는 학문이라고 할 수 있다. 예를 들어 해부학이 "심장은 4개의 방으로 구성되어 있다"고 가르친다면, 생리학에서는 "심장은 수축과 이완을 통해서 혈액을 순환시킨다"는 내용을 학습하게 되는 것이다. 생리학은 당초 심장과 순환기계통 등 눈으로 확인하지 못하는 기관과 계통을 연구하는 데서 출발했다. 이후 흥분, 수축, 분비, 물질수송 등 기관과 조직을 구성하는 세포와 그것을 구성하는 요소에 대한 연구가 시작되었고, 최근에는 분자생물학, 분자유전학 등 다른 학문과 연계하여 여러 생명현상의 원리를 해명하기 위한 활발한 기초연구가 진행되고 있다.

2) 동물해부생리학의 학습목적

동물보건사가 동물해부생리학을 학습하는 것은 동물의 해부학적 구조와 생리학적 기능을 통합적으로 이해하는 데 매우 중요하며, 그 이유는 다음과 같다.

(1) 동물의 정상적인 구조와 기능의 이해

우선 첫번째로 정상적인 동물의 해부학적인 구조와 생리학적인 기능을 알고 있어야, 질병이 발생하였을 때 정상과 비교하여 어떤 구조에 문제가 발생하였고, 그로 인해 어떤 기능적인 이상이 나타나는지 정확하게 파악할 수 있다. 이는 동물질병의 진단과 치료의 기초가 되며, 그것이 해부학과 생리학을 학습하는 목적이 된다.

(2) 질병의 원인과 기전의 이해

동물보건사로서 해부학과 생리학을 학습하는 목적은 실제 임상현장에 적용하기 위함이다. 해부학은 신체의 구조(조직, 기관, 계통 등)를 연구하고, 생리학은 그 구조들이 어떻게 작동하는지(기능)를 연구한다. 구조를 알면 기능을 이해할 수 있고, 기능을 알면 구조의 의미를 파악할 수 있기 때문에, 두 분야는 서로 보완적이다. 예를 들어 신장의 네프론구조를 알면 소변이 어떻게 생성되는지 그 기능적 원리를 이해할 수 있다. 이와 같이 각 장기나 계통의 해부학적 구조와 생리학적 기능을 이해하면, 그 장기에 문제가 발생하였을 때 어떤 증상이 나타날지 예측할 수 있게 된다.

(3) 수의사 진료보조 및 안전한 업무수행

해부생리학적 지식은 임상에서 매우 중요하다. 혈관의 위치, 신경의 분포, 근육의 위치와 방향을 알게 되면 더욱 정확하고 안전하게 주사나 채혈 등의 작업을 보조하고, 각종 임상적인 처치에 도움이 될 수 있다. 또한 수의사가 사용하는 해부학적·생리학적 용어를 이해하고, 동물병원 임상환경에서 수의사의 지시를 정확히 이해하여 여러 업무를 수행할 수 있게 되므로, 그와 관련된 지식을 확보하는 것은 대단히 중요하다.

(4) 보호자와의 소통능력 향상

동물보건사의 역할 중 하나는 수의사가 사용하는 전문용어와 설명을 보호자가 이해하도록 중재하는 것이다. 이는 보호자의 진료만족과 협조를 이끌어내며, 동물병원에 대한 신뢰도를 높이는 데 기여한다.

보호자들의 여러 가지 질문에 대해, 해부생리학적인 지식을 갖춘 동물보건사는 각 장기의 정상적인 구조와 기능 및 질병의 상태를 쉽고 정확하게 설명할 수 있다. 예를 들면 “신장은 피에서 노폐물을 걸러내는 역할을 하는데, 지금 신장이 약해져서 피에 노폐물이 쌓이고 있어요”와 같이 알아듣기 쉽게 설명할 수 있으며, 나아가 질병관리와 예방접종, 영양, 운동과 관련된 보호자의 교육이 필요할 때 적절하고 설득력 있는 설명이 가능해진다.

결론적으로 동물보건사가 동물의 해부학적 구조와 생리학적 기능을 통합적으로 공부하는 것은 동물 체내의 정상작동원리, 질병의 원인과 기전, 효과적인 치료와 예방, 그리고 생명현상 전반에 대한 깊이 있는 이해를 가능하게 하므로 매우 중요한 기초 학습이 된다.

2. 해부학 기본용어

1) 해부학적 방향용어 - 기준면

해부학적 방향용어를 가장 먼저 배우는 이유는 모든 사람이 공통의 기준을 가지고 정확하게 의사소통하기 위해서이다. 만약 어떤 사람은 동물을 거꾸로 눕혀 놓고 위아래를 이야기하고 다른 사람은 세워 놓고 이야기한다면, 정상적인 대화가 어려울 것이다. 동물보건사로서 수의학적 방향용어를 학습하는 것은 애매모호하고 주관적인 표현이 아닌 객관적이고 정확한 의사소통을 하기 위해 기본적

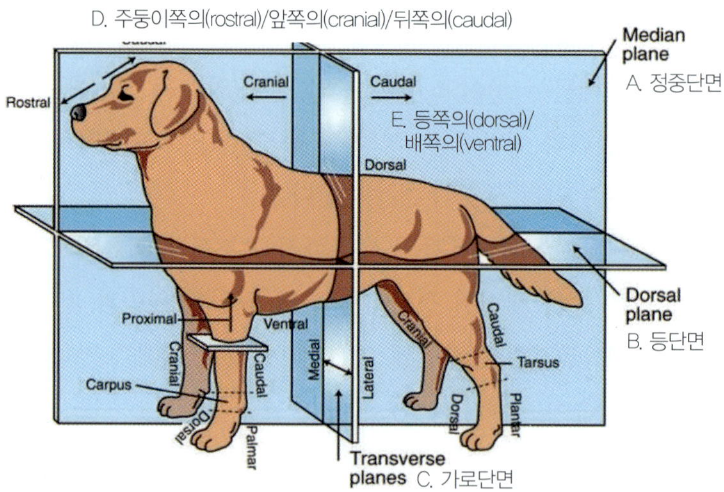

| 그림 1-3 | 해부학적 기준면과 방향용어

출처: https://www.shutterstock.com/ko/image-vector/directional-terms-dog-anatomy-animal-sides-2136964455

인 단계이다. 우선 해부학적 방향 용어는 [그림 1-3]에서 보는 바와 같이 평평하게 표시된 '면'과, 화살표로 표시된 '방향'으로 설명될 수 있다.

네 개의 다리를 가지고 있는 동물이 반듯하게 서 있다고 가정할 때, 기준면 및 방향을 살펴보도록 하자.

(1) 정중단면(median plane)

정중단면은 개가 똑바로 섰을 때, 좌우로 동일하게 나누는 단면을 의미한다(그림 1-3에서 A로 표시된 면). 모든 동물에서 몸을 정확히 좌우로 나누는 단면은 하나이며, 그것이 바로 정중단면이다.

(2) 시상단면(sagittal plane)

그렇다면 만일 이 정중단면으로 표시되는 중심선에서 평행하게 왼쪽이나 오른쪽으로 몇 센티 옆으로 자르면 어떻게 될까? 정확한 정중단면은 아니지만 몸을 어쨌든 좌우로 나누게 되지 않을까? 우리는 몸을 좌우로 나누는 면이 마

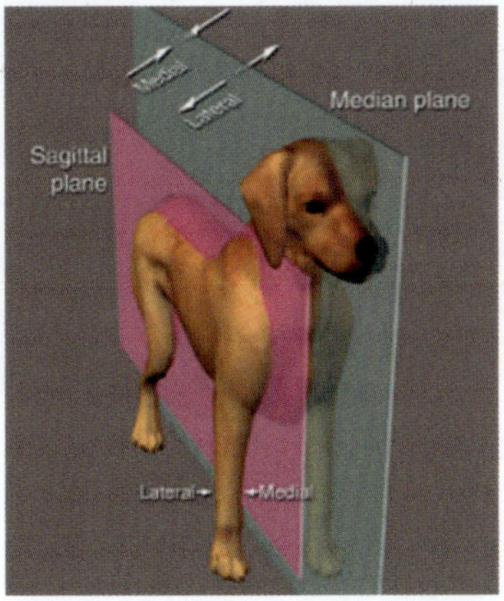

| 그림 1-4 | 정중단면과 시상단면의 차이

출처: https://ohiostate.pressbooks.pub/osucvmh5p/chapter/gross-anatomy-i_m-splanes/2136964455

- 정중단면(median plane)

  왼쪽의 그림에서 개의 양쪽 눈 사이의 정확한 중앙 이마와 코의 중앙을 지나 개의 몸을 좌우로 정확히 반으로 나누는 회색 면이 정중단면이다.

- 시상단면(sagittal plane)

  왼쪽 그림에서 분홍색으로 표시된 면이 시상단면인데, 여러 개의 시상단면이 만들어질 수 있지만 그 가운데 하나를 보여준 것이다. 이와같이 시상단면은 정중단면과 평행이면서 몸을 좌우로 나누는 면을 의미한다.

치 화살(矢)이 사과를 두 쪽으로 가르는 모습과 같다고 하여 이를 시상(矢狀)단면(sagittal plane) 이라고 부른다. 예를 들어 수박을 사서 도마 위에 놓고 칼을 들어 정확하게 중앙을 자르면 정중단면, 정중단면과 평행하지만 약간 중앙에서 벗어나서 좌우로 나누게 되면 시상단면이라고 이해하면 쉬울 것이다. [그림 1-4]는 정중단면과 시상단면의 차이를 보여준다.

(3) 등단면(dorsal plane)

등단면은 [그림 1-3]의 B면처럼 동물의 등과 수평하게 몸통을 위 아래로 나누는 단면을 의미한다. 등단면도 몸 여러 부분에서 다양하게 나눌 수 있는데, [그림 1-3]에서 표시된 방향과 수평한 방향으로 머리부분도 등단면(dorsal plane)으로 나눌 수 있다. [그림 1-5]에서 왼쪽 그림은 개의 뇌부분을 등단면으로 잘라놓은 모습이다. 두 눈과 뇌의 일부를 볼 수 있다. 오른쪽 그림은 머리의 시상단면(sagittal plane)이다.

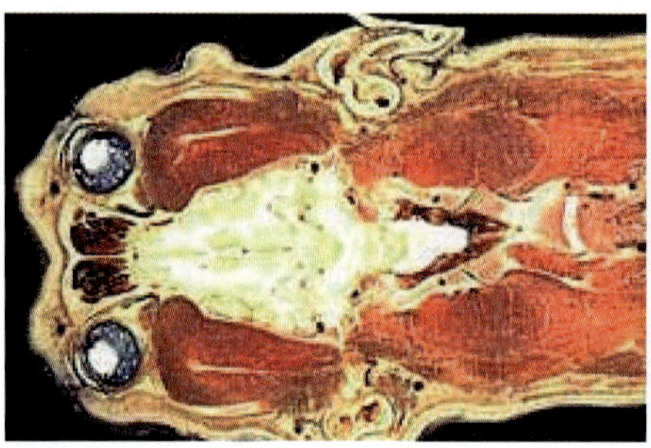
개 머리의 등단면(dorsal plane)

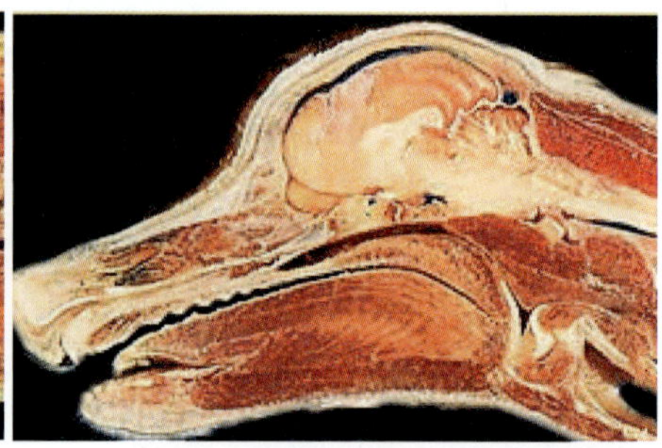
개 머리의 시상단면(sagittal plane)

| 그림 1-5 | 머리부분에서의 등단면과 시상단면
출처: https://vanat.ahc.umn.edu/cadavSlabs/

(4) 가로단면(transverse plane)

가로단면은, 등쪽의 척추를 따라 이어지는 몸통을 하나의 축으로 보았을 때, 그 축을 마치 무 자르듯이 수직으로 가로지르는 단면을 말한다. [그림 1-3]에서 가로단면은 몸통을 허리쯤에서 자르는 단면(C)으로 표시되었는데, 자세히 보면 왼쪽 앞다리에도 다리를 긴 축으로 하여 가로단면으로 잘라진 모습을 볼 수 있다. 이와 같이 어떤 조직이나 기관의 부분에서 긴쪽의 축에 대하여 수직으로 가로로 자른 모든 단면은 '가로단면'이라고 할 수 있다. 우리가 숨을 쉬는 기관을 한번 생각해 보자. 기관의 가로단면은 어떻게 생겼을까? 기관을 가로로 잘라놓고 보면 동그랗게 보일 것이다(그림 1-6).

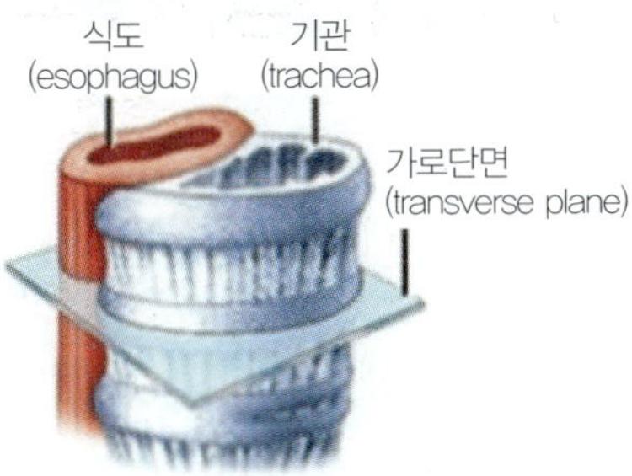

기관의 옆모습과 가로단면 모식도

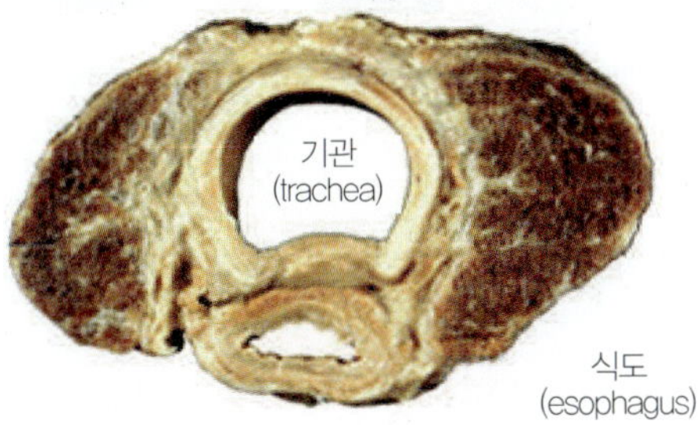

기관 가로단면(transverse plane of trachea)

| 그림 1-6 | 기관(Trachea)의 가로단면(transverse plane) 모식도

출처: https://vanat.ahc.umn.edu/cadavSlabs/

다음의 [표 1-1]은 개의 머리, 가슴, 배 및 골반 부위에서 각각 시상단면, 등단면, 가로단면으로 잘라본 그림이다.

| 표 1-1 | 개의 머리, 가슴, 배에서 각각 시상단면, 등단면, 가로단면의 모습

단면 명칭	머리부분	가슴부분	배 및 골반부분
시상단면 (Sagittal plane)	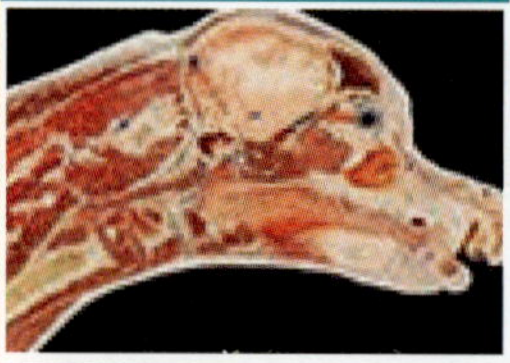	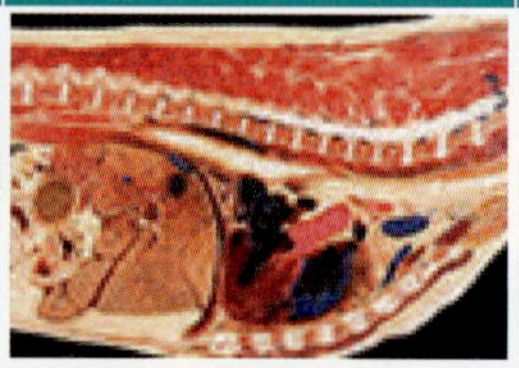	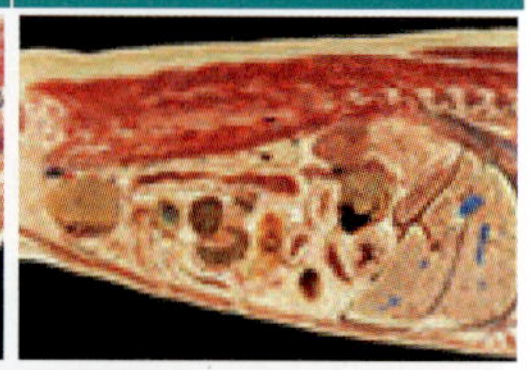
등단면 (Dorsal plane)	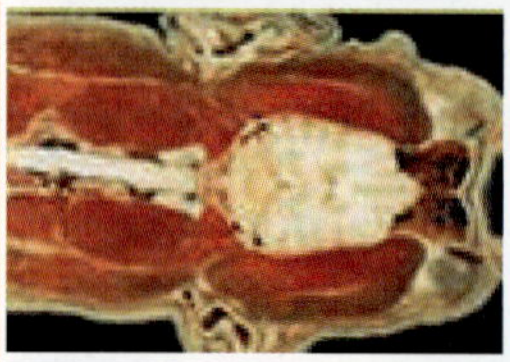	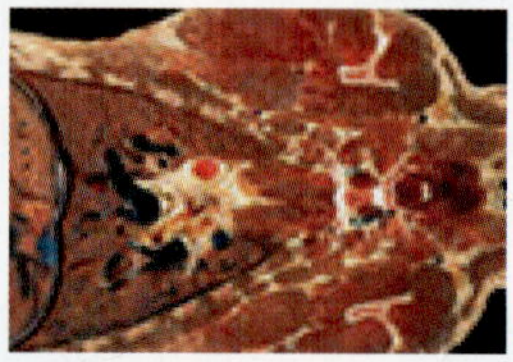	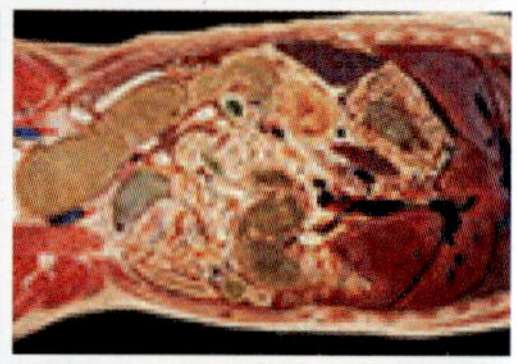
가로단면 (Transverse plane)	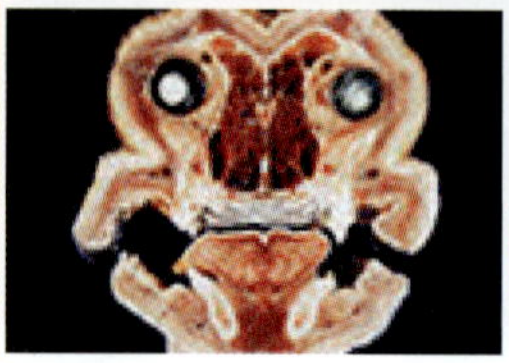	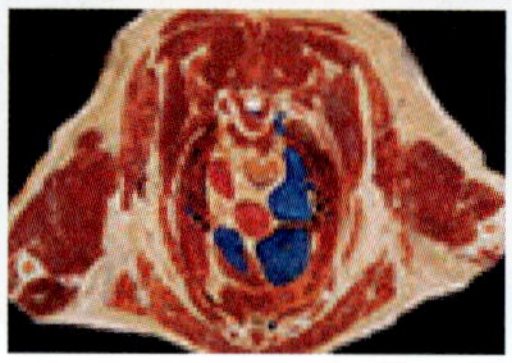	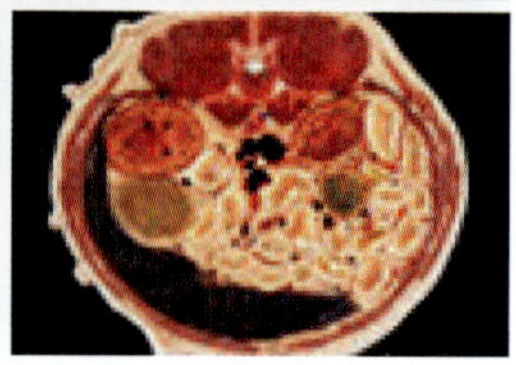

출처: https://www.alamy.com/stock-photo/trachea-and-esophagus.html?sortBy=relevant

2) 해부학적 방향용어 – 방향

(1) 앞쪽(cranial) / 뒤쪽(caudal) / 주둥이쪽(rostral)

[그림 1-3]의 D에서 보는 바와 같이 기준면에서 상대적으로 앞의 방향은 Cranial, 뒤쪽 방향은 Caudal이라고 한다. 다음의 그림에서 보는 것과 같이 앞쪽 십자인대는 Cranial Cruciate Ligament라고 하며, 뒤쪽 십자 인대는 Caudal Cruciate Ligament라고 한다(그림 1-7). Cranial/Caudal은 앞으로 여러 곳에서 많이 나올 것이다.

머리에서는 특히 주둥이쪽을 Rostral이라고 하기도 한다.

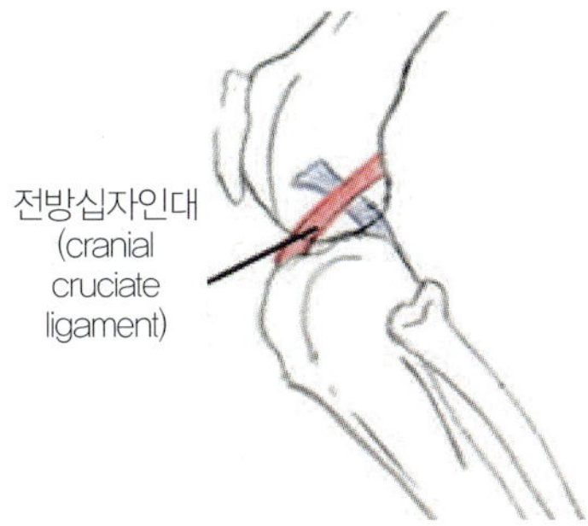

Cranial : 전방 (앞쪽)

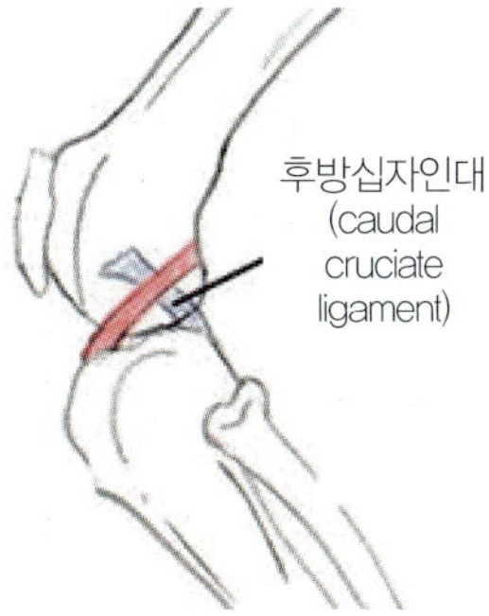

Caudal : 후방 (뒷쪽)

| 그림 1-7 | Cranial과 Caudal의 해부학적 사용예

출처: https://www.vetphysionancy.com/post/owner-fact-files-cruciate-ligament-injury

(2) 위쪽(dorsal) / 아래쪽(ventral)

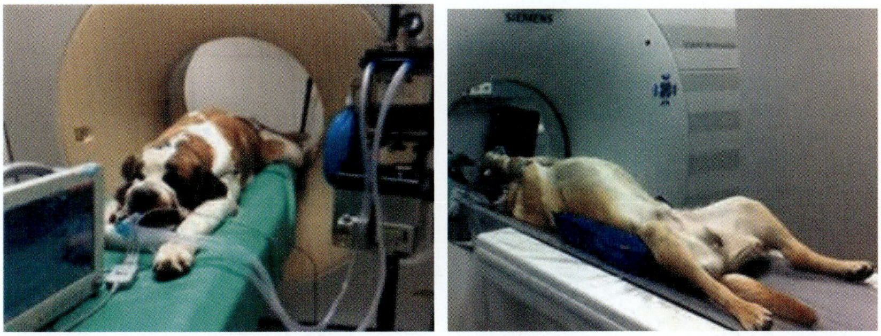

등배자세(dorsoventral) : 등이 먼저 보임　　배등자세(ventrodorsal) : 배가 먼저 보임

| 그림 1-8 | 등배자세 dorsoventral (DV), 및 배등자세 ventrodorsal (VD)의 예

출처: https://vetclinic-if.ru/services/ct-scan/
https://tse2.mm.bing.net/th/id/OIP.duyeVf_KOi1WLCJL9kWC2QA-AAA?r=0&rs=1&pid=ImgDetMain&o=7&rm=3

[그림 1-3]중앙의 E에서 보는 바와 같이 기준면에서 상대적으로 위쪽 또는 등쪽은 Dorsal, 아래쪽 또는 배쪽은 Ventral이라고 한다. Dorsal, Ventral은 특히 방사선 촬영시의 자세로 많이 언급되므로 반드시 숙지하고 있어야 한다. 또한 등쪽이 눈에 먼저 보이고 배를 땅으로 하는 자세를 Dorsoventral(등배자세)라 하고, 배쪽이 먼저 눈에 들어오고 등이 바닥으로 가는 자세는 Ventrodorsal(배등자세) 라고 한다.

(3) 몸에서 가까운쪽(proximal) / 몸에서 먼쪽(distal)

몸에 가까운 쪽을 Proximal(근위)이라고 하며, 먼 쪽을 Distal(원위)이라고 한다. 아래 왼쪽의 사진은 개의 발가락뼈인데, 몸통에서 가까운 쪽을 Proximal, 몸에서 먼 쪽은 Distal이라고 되어 있다. 오른쪽의 사진은 신장의 세뇨관이며, 토리(사구체)를 중심으로 하여 가까운쪽을 근위세뇨관(토리쪽 곱슬세관 - proximal convoluted tubule), 토리에서 먼쪽을 원위세뇨관(먼쪽 곱슬세관 - distal convoluted tubule)이라고 한다(그림 1-9).

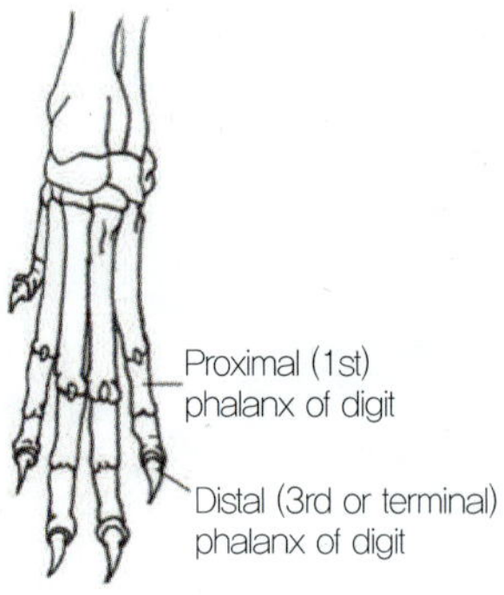

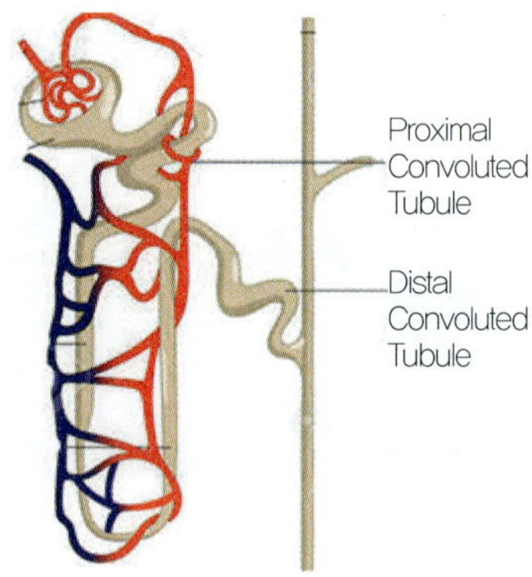

| 그림 1-9 | Proximal과 Distal의 사용례 : 몸통에 가까우면 Proximal, 멀면 Distal이다.

출처:https://www.facebook.com/photo.php?fbid=971173256549593&id=330710293929229&set=a.332364900430435 https://m.blog.naver.com/jinp7/221733309823

(4) 중심부에 가까운(medial) / 바깥쪽의(lateral)

[그림 1-3]에서 보는 바와 같이 몸의 중심부위에 가까운 방향은 Medial / 먼 방향(바깥방향)은 Lateral이라고 한다.

(5) 앞발바닥(palmar) / 뒷발바닥(plantar)

사람도 손바닥을 Palm이라고 하듯이 개의 앞발 바닥쪽은 Palmar라고 한다. 물론 앞발의 발등쪽은 Dorsal이라고 한다. 뒷발바닥은 Plantar라고 하며, 뒷발 등은 역시 Dorsal이라고 한다. [그림 1-3]에서 각 용어를 확인하기 바란다.

(6) 앞발목(carpus) / 뒷발목(tarsus)

사람의 손목과 발목을 구분하듯이 개의 앞발목쪽은 Carpus, 뒷발목쪽은 Tarsus라고 한다. [그림 1-3]에서 각 용어와 위치를 확인하기 바란다.

3. 세포와 조직

1) 세포와 조직

(1) 세포(cell)와 세포소기관

생명체는 매우 질서정연한 계층구조로 이루어져 있으며, 세포 → 조직 → 기관 → 개체의 순서로 점점 더 복잡하고 정교한 구조를 형성해 간다. 그 중 세포는 생명체를 구성하는 구조적이고 기능적인 기본단위이다. 살아 있는 세포는 분열, 성장, 대사, 반응, 자가복제 등 생명현상을 수행할 수 있는 독립적인 구조이며 모든 생명활동의 기본단위가 된다. 세포는 같은 기능을 가진 세포끼리 모여서 조직을 만들고, 그것들이 모여 뇌와 심장 등의 기관을 형성한다. 나아가 같은 목적을 가진 기관들이 모여 소화기계통, 순환기계통 등과 같이 다양한 기관계통을 이룬다.

세포는 세포막에 싸여 있으며, 그 속에는 다양한 작용을 하는 기관이 존재한다(그림 1-10). 이것을 세포소기관이라고 한다. 세포소기관에는 핵, 미토콘드리아, 골지체, 소포체 등 다양한 기관들이 존재한다. 세포소기관 이외의 부분은 세포질로 채워져 있다.

① 세포막(plasma membrane)

세포막은 인지질 이중층과 다양한 막단백질로 이루어진 구조로, 세포의 내부

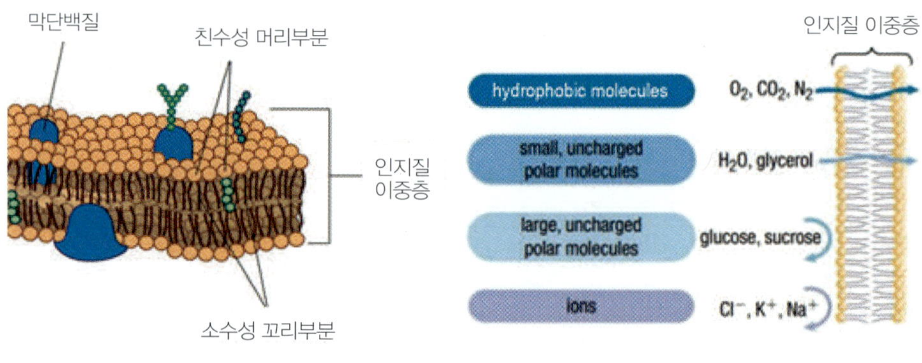

인지질 이중층(phospholipid bilayer)　　세포막을 통과하거나 통과 못하는 물질들

| 그림 1-10 | 세포막의 인지질 이중층과 이를 통과하는 물질들

출처: https://www.researchgate.net/figure/Fluid-mosaic-model-for-the-structure-of-the-cytoplasmic-membrane_fig4_382369699
https://blog.naver.com/kdhspy007/221615461565

환경과 외부환경을 구분하며 선택적 물질출입을 조절하는 역할을 한다. 세포막은 친수성과 소수성으로 이루어진 인지질이 두겹의 막을 이룬 특징적인 구조로 되어 있어, 지질 친화적인 작은 분자는 통과시키지만 친수성이나 분자량이 크거나 전하를 띤 물질은 통과시키기 어렵다. 수용성물질은 막수송단백질에서 펌프의 기능을 통해 들어가게 된다.

② 세포질(cytoplasm)

세포질은 세포막과 핵 사이를 채우는 반유동성물질로, 세포소기관이 떠 있는 세포기질과 그 안의 구조물을 통틀어 이르는 용어이다.

③ 핵(nucleus)

세포의 중심에 존재하는 핵은 이중막으로 둘러싸여 있으며, 내부에는 유전정보가 포함된 염색질(chromatin)과 리보솜을 생성하는 핵소체(nucleolus)가 있다. 염색질(chromatin)은 세포핵 안에 들어 있는 실타래 같은 물질로, DNA와 단백질이 결합된 복합체이다. 이 염색질 안에는 세포의 유전정보(DNA)가 들어있고, 이 유전정보가 어떻게 사용될지를 조절하는 히스톤 단백질이 함께 있다. 염색질은 평소에는 풀어진 상태로 있다가, 세포가 분열할 때는 응축되어 염색체가 되는 특징이 있다. 이와 같이 핵은 유전물질인 DNA를 보관하고 단백질 합성과 세포활동을 조절하는 세포의 중심기관이다.

④ 리보솜(ribosome)

리보솜은 단백질을 합성하는 소기관으로, 세포질에 자유롭게 존재하거나 거친면소포체에 부착되어 있다. 핵 안에서 전사(transcription)과정을 거쳐 생성된 mRNA는 핵막의 구멍을 통해 세포질로 나와 리보솜에서 번역(Translation)단계를 거쳐 단백질을 합성하게 된다.

⑤ 소포체(endoplasmic reticulum, ER)

소포체는 단백질을 합성하여 골지체로 운반하는 작용을 한다. 막으로 된 관과 낭으로 구성되어 있으며, 단백질과 지질의 합성과 수송에 관여하는 소기관이다. 거친면소포체(rough ER)는 리보솜이 부착되어 있어 단백질합성에 관여하며, 매끈면소포체(smooth ER)는 지질합성, 해독작용, 칼슘저장 등을 담당한다.

⑥ 골지체(golgi apparatus)

골지체는 납작한 주머니 모양의 막구조가 층을 이루는 소기관으로, 단백질과 지질을 가공하고 분류하여 분비하는 역할을 한다.

⑦ 미토콘드리아(mitochondria)

미토콘드리아는 생명유지에 꼭 필요한 에너지를 만들어내는 기관이다. 미토콘드리아는 세포호흡을 통해 ATP를 생성하는 에너지생성기관으로, 이중 막을 가지고 독자적인 DNA를 포함하는 반독립적인 소기관이다.

⑧ 리소좀(lysosome)

리소좀은 다양한 가수분해효소를 포함하고 있어 세포 내에서 불필요하거나 손상된 물질을 분해하는 역할을 한다.

⑨ 퍼옥시좀(peroxisome)

퍼옥시좀은 과산화수소를 분해하거나 지방산을 산화시키는 역할을 하며, 세포의 해독작용에 기여하는 소기관이다.

⑩ 세포골격(cytoskeleton)

세포골격은 미세소관, 중간섬유, 미세섬유로 구성된 세포 내 구조망으로, 세포의 형태를 유지하고 세포 내 물질이동과 분열과정에 관여한다.

| 그림 1-11 | 동물세포의 구조

출처: https://cdn.imweb.me/upload/S201701115875bce29be0d/d2e2fffa33c02.png

⑪ **중심체(centrosome)**

중심체는 세포분열시 방추사를 형성하는 중심이 되는 소기관으로, 중심립 두 개로 구성되어 있다.

(2) 동물세포의 분열

① **체세포 분열(mitosis)**

체세포분열(mitosis)은 생물체의 성장, 조직의 복구, 노화된 세포의 대체 등을 위해 일어나는 분열방식이다. 이 과정은 하나의 모세포가 유전적으로 동일한 두 개의 딸세포로 나뉘는 특징을 가지고 있으며, 분열 후에도 딸세포는 모세포와 동일한 염색체 수를 유지한다. 체세포분열은 대부분의 체세포에서 일어나며, 생물의 형태와 기능을 유지하는 데 핵심적인 역할을 한다. 이 분열은 유전적 다양성이 없는 복제형태로, 피부세포나 혈액세포와 같은 지속적인 재생이 필요한 부위에서 활발하게 관찰된다.

② 생식세포 분열(meiosis)

생식세포분열(meiosis)은 생식세포인 정자와 난자를 형성하는 과정으로, 유전적 다양성을 확보하고 염색체 수를 절반으로 줄이기 위해 일어나는 분열이다. 이 과정은 두 번의 연속된 분열을 통해 하나의 모세포로부터 서로 다른 유전적 구성을 가진 네 개의 딸세포를 생성하며, 각각의 딸세포는 모세포의 절반 만큼 염색체를 갖게 된다. 생식세포분열은 정소와 난소에서만 일어나며, 유전자의 조합을 무작위로 재편성함으로써 자손에게 다양한 유전적 특성을 전달할 수 있는 기반을 마련한다. 이러한 특징은 종의 유전적 다양성과 진화에 중요한 기여를

| 표 1-2 | 체세포분열과 생식세포분열의 비교

항목	체세포 분열 (Mitosis)	생식세포 분열 (Meiosis)
목적	생장, 조직 재생, 손상된 세포 대체 등	정자와 난자 같은 생식세포 생성
분열 횟수	1회	2회 (감수 1분열, 감수 2분열)
생성되는 세포 수	2개	4개
생성되는 세포의 염색체 수	모세포와 동일 (2n)	모세포의 절반 (n)
유전적 다양성	없음 (딸세포는 모두 동일)	있음 (교차와 독립분리로 인해 유전적 다양성 생성)
염색체 교차 (crossing-over)	일어나지 않음	감수 1분열의 전기 I에서 일어남
일어나는 장소	대부분의 체세포 (예: 피부, 간, 근육 세포 등)	고환, 난소 등 생식기관 내 생식세포
딸세포와 모세포의 관계	유전적으로 동일	유전적으로 다름

한다. 체세포 분열과 생식세포 분열을 비교하면 다음과 같다.

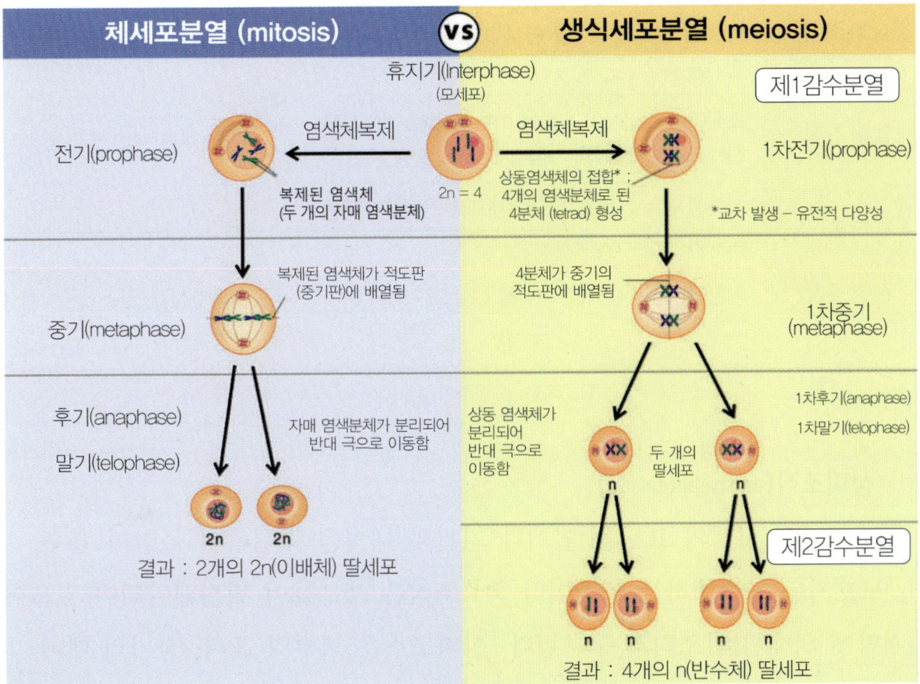

| 그림 1-12 | 체세포분열과 생식세포분열의 비교

(3) 조직(tissue)

살아 있는 동물에서 세포의 수가 늘어나면 세포는 여러 기능을 할 수 있도록 분화되며, 같은 종류의 분화된 세포들이 모여 기능을 수행하는 것을 조직(tissue)이라고 한다. 조직은 특정기능을 보다 효과적으로 수행하기 위해 서로 협력하며 구조적인 일체감을 갖게 된다. 동물의 4대 조직은 상피조직, 결합조직, 근육조직, 신경조직이며, [표 1-3]과 같은 특징을 가진다.

| 표 1-3 | 동물의 대표적인 4대 조직

구분	기능	예
상피조직	피부, 내장 안쪽 표면을 덮음. 몸의 표면, 기관의 안쪽 벽을 덮고 분비샘을 형성. 보호, 흡수, 분비, 배설기능 수행	피부, 입안상피, 망막, 분비샘
결합조직	조직이나 기관사이의 틈을 메우고, 결합시켜 지지하는 조직. 동물에서 가장 많고, 널리 분포	혈액, 지방, 뼈, 연골 등
근육조직	신축성 있는 가늘고 긴 근육세포로 이루어져 몸을 움직이게 만드는 조직	골격근, 심장근, 내장근
신경조직	기본단위는 뉴런으로, 자극을 전달하는 조직	중추신경, 말초신경

① 상피조직(epithelial tissue)

상피조직은 신체의 표면을 덮거나 기관의 내벽을 구성하며 물질의 흡수, 분비, 보호기능을 수행하는 조직이다. 이 조직은 세포들이 밀집배열되어 있으며, 기저막에 의해 결합조직과 구분된다. 상피조직은 피부의 표피, 장기의 내피, 분비샘 등에 분포하여, 외부환경과의 경계역할을 수행한다. 상피조직을 구성하고 있는 상피세포는 그 모양에 따라서 구분이 가능하다.

납작하고 편평하면 '편평상피(squamous epithelium)', 주사위처럼 생겼으면 '입방상피(cuboidal epithelium)', 바닥면보다 높고 기둥처럼 생겼으면 '원주상피(columnar epithelium)' 세포로 구분한다. 또한 단층일 때는 단순(simple), 여러 층일 때는 중층(stratified)이라는 말을 앞에 붙인다. 거짓중층원주상피(pseudostratified columnar epithelium)는 여러 층으로 보이지만 자세히 보면 단층인 원주상피세포이다. 예를 들면 상부기도의 점막상피는 거짓중층원주상피로 되어 있으며 표면에는 섬모가 덮여 있다. 이와 같이 바깥쪽에 섬모가 달려 있으면 '섬모상피(ciliated epithelium)'라고 부른다. 방광처럼 이완과 확장이 자주 일어나는 기관의 내부에서, 수축될 때는 여러 층으로 보이지만 오줌으로 가득차

확장될 때에는 단층으로 늘어나는 등 모양이 바뀌는 상피는 '이행상피(transitional epithelium)'라고 부른다. 점액을 분비하는 Goblet Cell이나 분비물을 분비하는 샘세포와 같은 분비샘이 존재하면 '샘상피(glandular epithelium)'라고도 한다.

| 표 1-4 | 상피세포의 종류

	단순(simple)	중층(stratified)	기타
편평 (squamous)	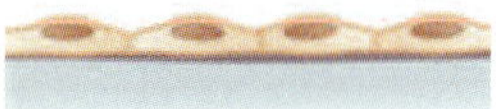 단순편평상피 (simple squamous epithelium)	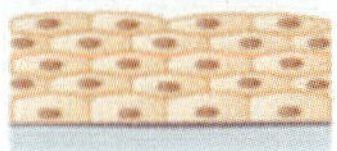 중층편평상피 (stratified squamous epithelium)	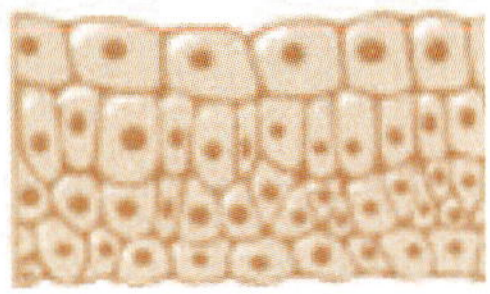 이행상피 (transitional epithelium)
입방 (cuboidal)	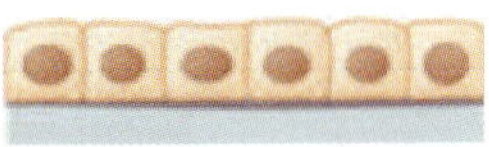 단순입방상피 (simple cuboidal epithelium)	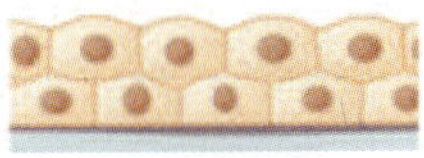 중층입방상피 (stratified cuboidal epithelium)	
원주 (columnar)	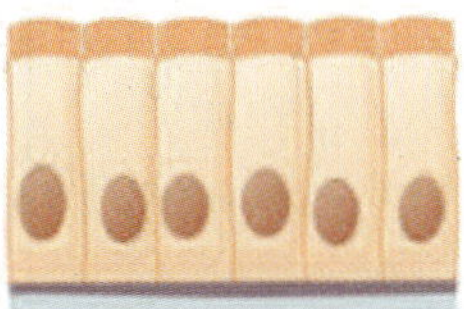 단순원주상피 (simple columnar epithelium)	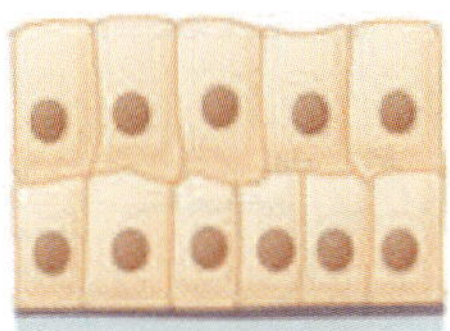 중층원주상피 (stratified columnar epithelium)	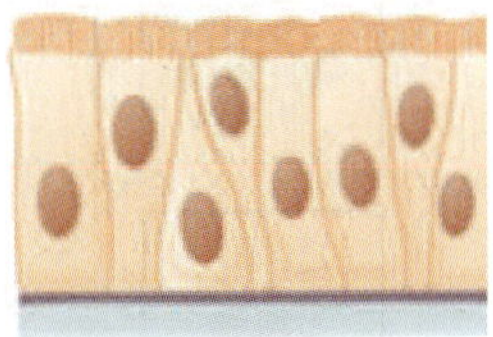 거짓중층원주상피 (pseudostratified columnar epithelium)

② 결합조직(connective Tissue)

결합조직은 동물체 내에서 가장 광범위하게 퍼져 있는 조직으로, 체내의 여러 구조물에 널리 분포되어 있으며, 빈 공간을 채우거나 조직간 구조적 연결을 제공하고 지지, 보호, 물질의 운반 등 다양한 기능을 수행하는 조직이다. 이 조직은 성질에 따라서 고유결합조직, 연골, 뼈, 혈액 등으로 분류할 수 있다. 세포 외기질이 풍부하며 섬유질, 세포, 기질성분으로 구성된다. 피하조직, 혈액, 뼈, 연골 등이 결합조직에 해당한다.

③ 근육조직(muscle tissue)

근육조직은 수축을 통해 운동을 일으키는 조직으로 골격근, 심장근, 내장근으로 구분된다. 뼈대에 붙어 있는 골격근은 가로무늬근(횡문근)이며 마음대로 움직일 수 있는 수의근이다. 내장을 구성하는 근육은 민무늬근(평활근)이며 마음대로 움직일 수 없는 불수의근이다. 심장근은 골격근과 같은 가로무늬근이나 마음대로 움직여지지 않는 불수의근이다. 이 근육조직은 근섬유로 구성되어 있으며 ATP를 이용한 에너지대사를 통해 힘을 생성한다. 근육조직은 수축과 이완을 통해 골격운동, 내장운동, 혈류조절 등 다양한 생리적 반응을 매개하며, 체온 유

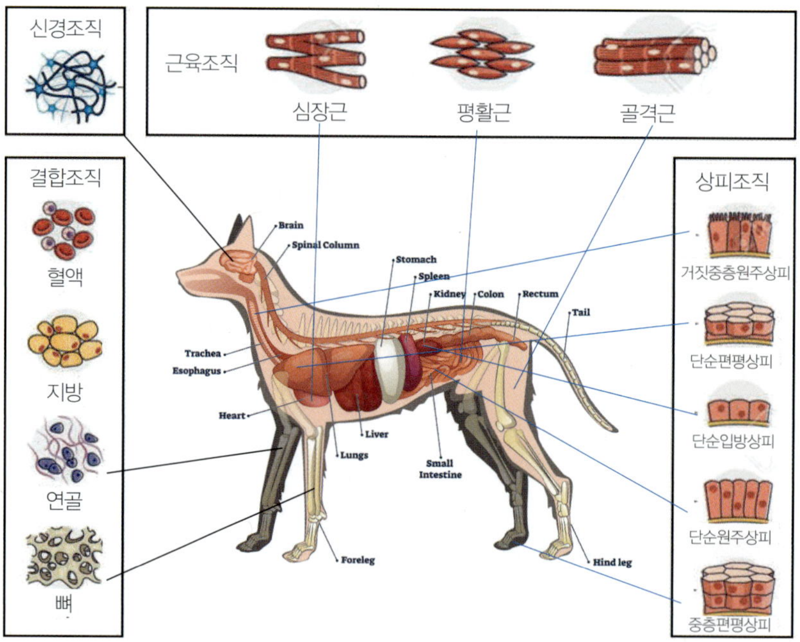

| 그림 1-13 | 동물의 4대 조직(신경조직, 근육조직, 결합조직, 상피조직)의 모식도

출처:https://www.google.com/url?sa=i&url=https%3A%2F%2Fwww.istockphoto.com%2Fphotos%2Fdog-anatomy&psig=AOvVaw1OgCcpYXGYNXw_0ubZ8HBK&ust=1751875123239000&source=images&cd=vfe&opi=89978449&ved=0CBEQjRxqFwoTCJDJx8vhp44DFQAAAAAdAAAAABAL

지에도 기여한다.

④ 신경조직(nervous tissue)

신경조직은 정보를 전달하고 자극에 반응하는 세포들로 구성된 조직이다. 뉴런과 교세포로 이루어져 있으며 감각정보의 수용, 처리, 반응, 명령전달 등 생리적 조절기능을 수행한다. 신경조직은 중추신경계와 말초신경계에 걸쳐 분포한다.

(4) 몸 안(body cavity)

포유류인 개와 고양이의 신체는 외부적으로는 머리(head), 몸통(trunk), 꼬리(tail)로 나뉘며, 내부적으로는 여러 장기를 포함하는 공간인 체강(body cavity)

| 표 1-5 | 개와 고양이의 체강의 분류 및 내용

대분류	하위 체강	주요 장기	해부학적 특징
등쪽체강 (dorsal body cavity)	두개강 (cranial cavity)	뇌	머리뼈/두개골(skull)로 둘러싸여 있음
	척추강 (spinal cavity)	척수	척추뼈(vertebra)로 보호되며, 머리뼈(두개강)과 연결되어 연속된 공간을 이룸
배쪽체강 (ventral body cavity)	흉강 (thoracic cavity)	심장, 폐, 기관, 식도	갈비뼈와 횡격막(diaphragm)에 의해 경계지어짐. 흉막강(pleural cavity), 심막강(pericardial cavity)을 포함
	복강 (abdominal cavity)	위, 간, 신장, 비장, 소장, 대장 등	가로막/횡격막 아래 위치하며, 복막(peritoneum)으로 장기를 둘러싸고 있음
	골반강 (pelvic cavity)	방광, 직장, 생식기관	복강의 연속된 공간이며, 골반뼈 내부에 위치. 복막은 일부만 덮음

으로 구분된다. 체강은 장기를 보호하고 위치를 유지하며, 생리적 기능수행에 필요한 공간을 제공한다. 이러한 체강은 해부학적으로 구분되는 밀폐된 공간이며 주로 뼈, 근육, 횡격막 등의 구조물에 의해 경계지어진다. 개와 고양이의 체강은 크게 배측 체강(dorsal body cavity)과 복측 체강(ventral body cavity)으로 나뉘며, 각각의 체강은 여러 하위공간(sub-cavity)으로 구성되어 있다.

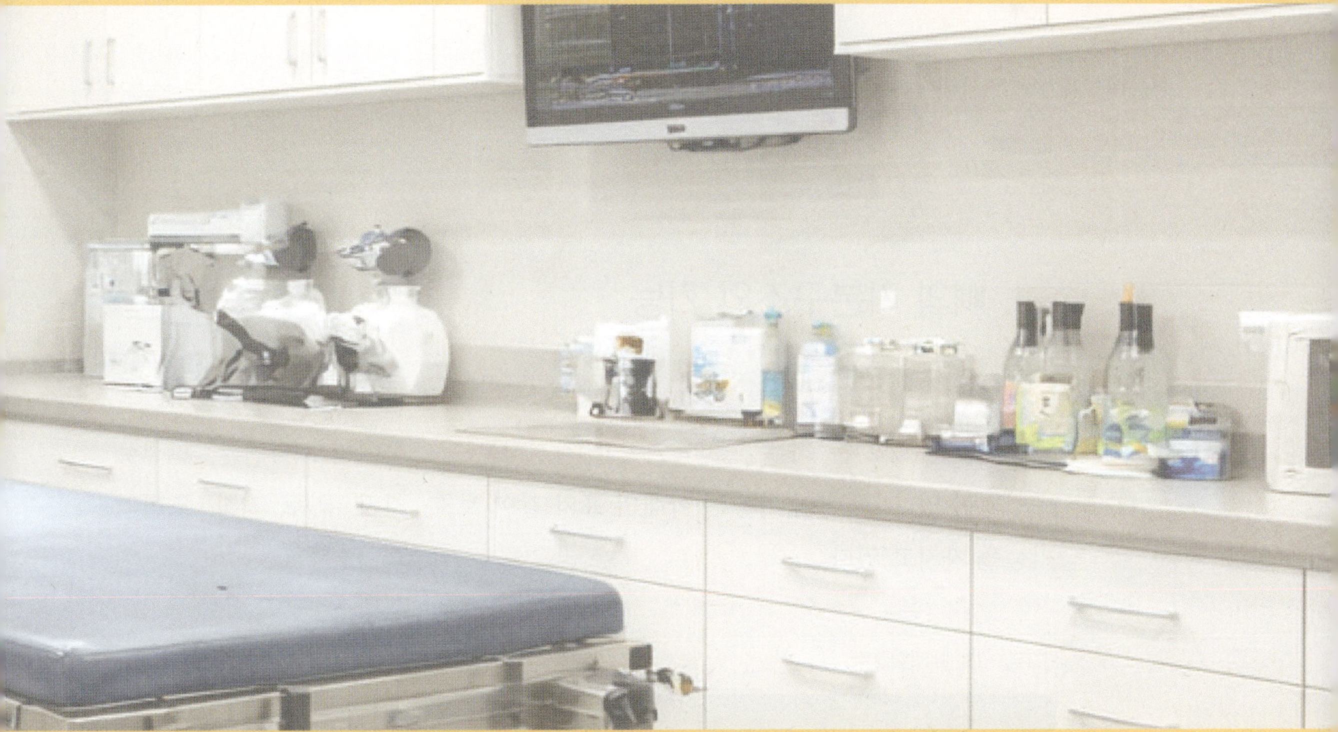

chapter 2

골격계

학습목표

1. 뼈의 기본구조와 기능, 조직구성 및 주요세포를 알아본다.
2. 각 부위별 뼈구조와 기능에 대하여 알아본다.
3. 뼈의 형성과정을 알아본다.
4. 관절의 구조, 기능, 종류에 대하여 알아본다.

1. 뼈의 기본구조와 기능

뼈대(skeleton)는 척추동물의 외형을 결정하는 구조물이며 뼈, 연골, 관절로 구성되어 있다. 뼈대의 기능은 아래의 표와 같이 보호, 지지, 운동, 저장, 조혈의 기능을 가지고 있다.

| 표 2-1 | 뼈대의 기능

뼈의 기능	내용
보호 protection	뼈는 신체 내 연한조직을 보호한다. 대표적으로 머리뼈는 뇌를, 척추는 척수를, 갈비뼈는 심장, 폐 등을 보호한다.
지지 supporting	뼈는 신체의 구조틀로서 신체의 모양을 만들고, 체중을 지지하며, 인대와 장기외막이 부착될 수 있는 표면을 가지고 있다.
운동 locomotion	뼈는 근육의 말단부인 인대가 부착되는 장소이며, 근육의 수축과 이완작용, 지렛대원리로 뼈(신체)가 움직일 수 있도록 한다.
저장 storage	뼈는 무기질의 저장소로서 칼슘, 인, 마그네슘, 철 등이 이온형태의 염으로 저장되어 있다.
조혈 hematopoiesis	긴뼈에는 적색골수가 있어 조혈작용으로 적혈구, 백혈구, 혈소판을 생성한다.

각 뼈의 개별형태는 유전적으로 결정되며, 견인력(traction)과 압박력(compression)이 뼈에 지속적으로 가해지더라도 형태가 유지된다. 뼈는 높은 미네랄 함량(60–70%)으로 사후변화를 겪지 않아 고고학 연구의 유용한 대상이다. 뼈는 모양에 따라 긴뼈, 짧은뼈, 납작뼈, 불규칙뼈, 종자뼈, 기타(공기뼈, 내장뼈)로 분류할 수 있다. 뼈는 공통적으로 속층은 해면뼈조직이고, 바깥층조직은 치밀뼈로 구성되어 있다. 또한, 불규칙뼈를 제외하고는 좌우대칭으로 배치되어 1

쌍으로 존재한다. 불규칙뼈는 신체의 중앙에 1개(척추뼈) 또는 1쌍(설골, 천추, 턱뼈, 광대뼈 등)이 존재한다. 골수는 긴뼈에만 존재하고 다른 뼈에는 골수공간이 없다.

| 표 2-2 | 뼈의 모양에 따른 분류

구분	긴뼈 ossa longa (long bone)	짧은뼈 ossa brevia (short bone)	납작뼈 ossa plana (flat bone)	불규칙뼈 ossa irregularia (irregular bone)	종자뼈 ossa sesamoidea (sesamoid bone)
골수유무	골수 있음	골수 없음	골수 없음	골수 없음	골수 없음
바깥층조직	치밀뼈조직	치밀뼈조직	치밀뼈조직	치밀뼈조직	치밀뼈조직
속층조직	해면뼈조직	해면뼈조직	해면뼈조직	해면뼈조직	해면뼈조직
갯수	1쌍	1쌍	1쌍	1개 또는 1쌍	1쌍
형태	양쪽 뼈끝 양쪽 몸통끝 긴 몸통	원통형, 정육면체형, 원형 등(길이, 넓이, 두께가 비슷함)	두겹의해면뼈 나공기를둘러 싸고있는두겹의치밀뼈로 구성	긴뼈, 짧은뼈, 납작뼈, 종자뼈에 속하지 않는 뼈, 특이한 형태	힘줄 속에 있는 작은뼈
부위뼈	넙다리뼈, 상완뼈, 앞/뒤발 허리뼈, 발가락뼈 등	앞발목뼈, 뒷발목뼈	머리뼈, 어깨뼈, 갈비뼈	척추뼈, 엉치뼈, 혀뼈, 턱뼈, 광대뼈	종자뼈

공기뼈(ossa pneumatic, pneumatic bone)는 공기가 있는 구멍이나 공간을 포함하는 뼈로서 속이 비어 가볍다. 새(bird)의 머리뼈(maxillary bone, frontal bone, ethmoid bone)에서 관찰된다. 내장뼈(splanchnic bone)는 물렁조직 내에 있는 뼈로서 귓속뼈(malleus, incus, stapes), 음경뼈(os penis), 심장뼈(os cordis) 등이 대표적이다.

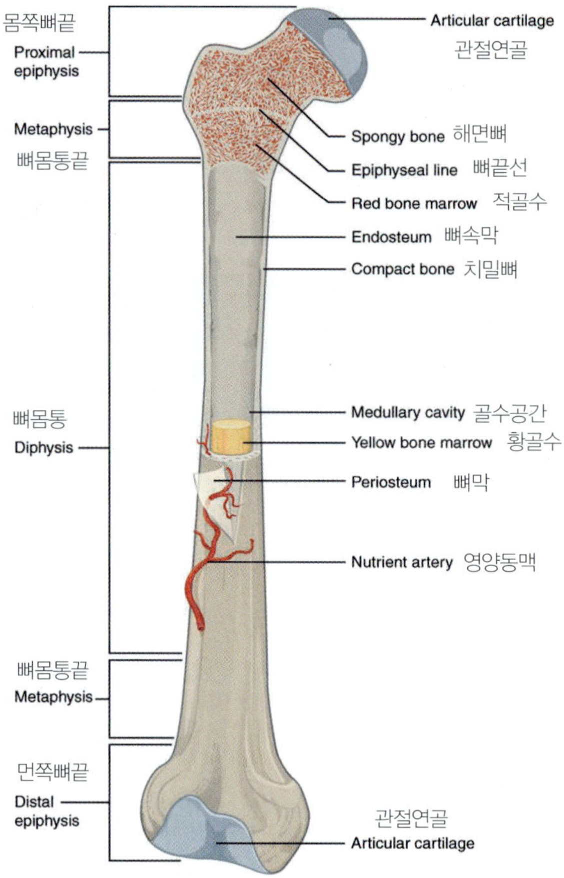

| 그림 2-1 | 뼈의 해부학적 구조(anatomy of long bone)

출처: 6.3 Bone Structure – Anatomy & Physiology

뼈의 대표적인 형태인 긴뼈의 외형구조는 몸통척추에 가까운 쪽 부위에 위치하는 몸쪽 뼈끝(proximal epiphysis, 근위골단, 뼈의 확장된 끝부위로 해면뼈조직과 적색골수가 있음)과 관절연결 부위인 관절연골(articular cartilage, 골단을 감싸서 부드러운 관절표면을 제공하고 마찰을 줄임), 몸쪽 뼈몸통끝(proximal metaphysis, 골간단, 뼈끝선/성장판에서 골수공간 앞 부위까지), 뼈몸통(diaphysis, shaft, 골간, 골수로 채워진 골수강부위), 먼쪽 뼈몸통끝(distal metaphysis, 골간단, 골수를 포함하는 부위, 골수는 부드러운 결합조직으로 골

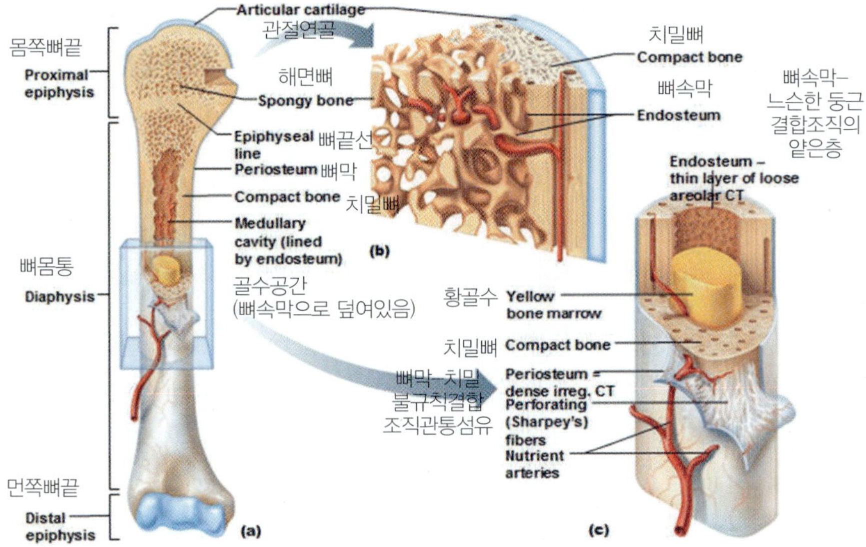

| 그림 2-2 | 연골(articular cartilage), 치밀뼈(compact bone), 해면뼈(spongy bone), 황색골수(yellow bone marrow)

출처: Cartilage and Bones – Antranik Kizirian

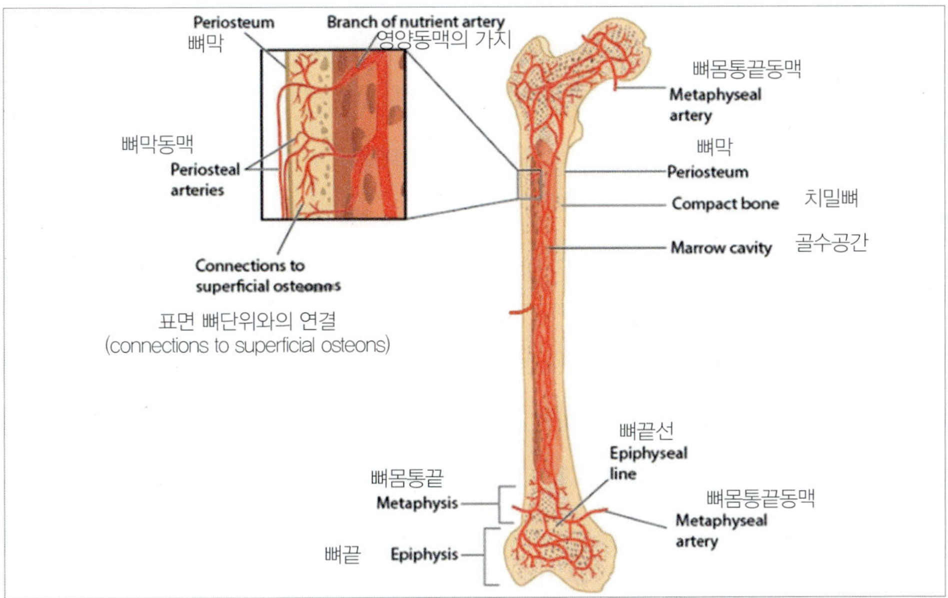

| 그림 2-3 | 뼈의 영양동맥 및 혈관분포(nutritional arteries and vascular distribution of bone)

출처: Stock Vector ID: 1049479772

수강을 채움), 먼쪽뼈끝(distal epiphysis, 원위골단)으로 구분한다.

뼈속막(endosteum, 골내막)은 골수강 내부표면을 덮어 골성장과 재형성에 관여한다. 뼈막(periosteum, 골막)은 섬유질막으로 뼈의 외면을 덮는 막이지만 관절면(뼈막-관절주머니-뼈막으로 연결)에는 존재하지 않는다. 뼈막(periosteum, 골막)은 뼈의 혈액공급, 성장과 재생 및 골절복구, 근육의 힘이 뼈로 전달하는 것에 관여한다. 특히, 뼈막의 내측에 위치한 골형성층(stratum osteogenicum)에 뼈모세포(osteoblast, 조골세포)가 있어 뼈를 생성하고, 위치성장을 담당하는 뼈모세포로 분화능력을 평생 유지한다. 또한, 뼈는 뼈조직, 지방조직, 골수, 연골, 치밀결합조직, 혈액, 신경조직으로 구성되어 있어 장기(organ)로 분류한다.

- 뼈조직(osseous tissue): 치밀뼈, 해면뼈(tubules, trabeculae, lamellae of bone)로 2종류가 있다.
- 지방조직(adipose tissue): 골다공증, 식욕부진, 칼로리 제한, 노화, 당뇨병 등으로 적골수에 지방세포가 축적되어 황골수로 변화된다.
- 골수(bone marrow): 뼈몸통의 골수강에 존재하는 부드러운 해면조직으로 적골수로 채워져 있어 조혈작용(hematopoiesis)을 한다.
- 연골(cartilage): 약간 딱딱하고 휘어지는 성질을 가진 조직으로 귀, 코 등 신체의 휘어질 수 있는 부분을 이루며, 관절에 존재하여 충격을 완충하는 역할을 한다.
- 치밀결합조직(dense connective tissue): 탄성섬유로 구성되어 있어 인장력이 매우 강하다. 뼈막을 뼈표면에 단단히 고정시키고, 섬유질층은 근육, 힘줄, 인대가 뼈에 부착되게 하는 역할도 한다. 예를 들어 뼈막(periosteum), 인대, 힘줄 등
- 혈액 : 사지동맥에서 분기된 영양동맥(nutrient artery)이 영양구멍(nutrient foramen, 영양공)을 통해 뼈 안으로 들어가 골수강, 뼈잔기둥

에 널리 분포하게 된다.

- 신경조직: 통증감각뿐만 아니라 뼈의 재형성, 적응, 복구에도 관여한다. 뼈조직에는 감각신경과 교감신경 모두에 의해 자극을 받으며 감각신경은 골막과 골수에서 중추신경계와 소통하여 뼈대사와 세포활동에 영향을 미친다. 감각신경은 통증과 감각정보를 전달하는 반면, 교감신경은 성장인자와 세포분화에 영향을 미쳐 혈류와 뼈대사를 조절한다.

1) 뼈의 구성세포

뼈는 무층뼈(woven bone)와 층판뼈(lamellar bone)로 구분할 수 있으며, 무층뼈는 태아발생기에 생기는 뼈로서 출생 후에는 복잡한 층판뼈로 천천히 대체된다. 층판뼈(성숙뼈)는 콜라겐섬유층이 평행하거나 동심원을 이루는 뼈로 성체의 대부분의 뼈는 층판뼈로 이루어져 있다. 층판뼈의 구조단위가 뼈단위(os-teon, 골원, haversian system)이다.

〈뼈단위 osteon〉

뼈단위는 혈관, 림프관과 신경이 이동하는 중심관 주변의 뼈기질층으로 이루어진 동심원 고리이다. 뼈단위는 골세포의 영양공급에 필수적인 중심관(haver-sian canal, 하버스관)의 혈관과 뼈기질 사이의 물질운반을 가능하게 한다. 뼈단위 중심혈관은 볼크만(volkmann)혈관을 통해 골막, 골내막, 골수강과 소통하고, 뼈가 인장력과 압축력에 저항할 수 있는 구조를 만든다. 뼈에 존재하는 주요 세포로 뼈선조세포(osteoprogenitor cell, 골원조세포), 뼈모세포(osteoblast, 골모세포, 조골세포), 뼈세포(osteocyte, 골세포), 뼈파괴세포(osteoclast, 파골세포), 뼈표면세포(bone epithelial cell, 뼈상피세포)가 있다.

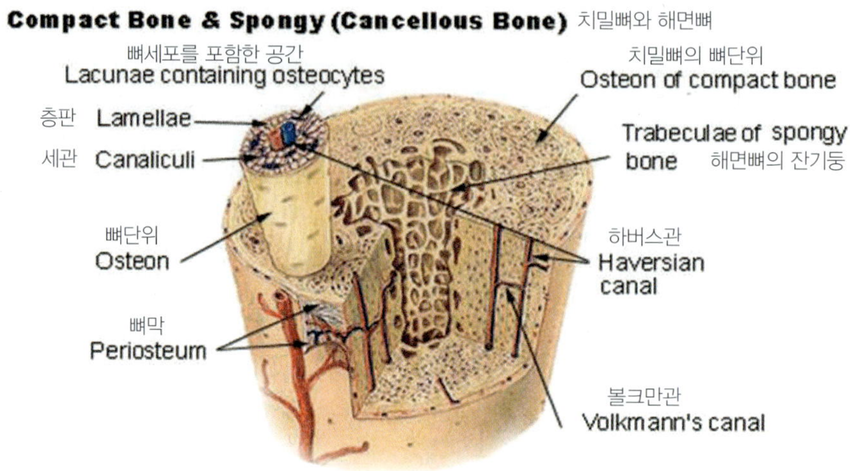

| 그림 2-4 | 뼈단위(osteon) 출처: Volkmann's canal – Wikipedia

〈뼈와 호르몬〉

부갑상샘호르몬(parathyroid hormone, PTH)은 뼈파괴세포를 활성화시켜

구분	내용	그림
뼈선조세포 (osteopro- genitor cell)	뼈선조세포는 골수 내 뼈표면(peristeum, endosteum)과 중심관(haversian cannal) 내부표면에 존재하고, 뼈의 전구줄기세포(progenitor cell)로서 뼈의 성장, 복구, 재형성에 중요한 역할을 하며, 뼈모세포(osteoblast), 뼈세포(osteocyte)로 분화가능하다.	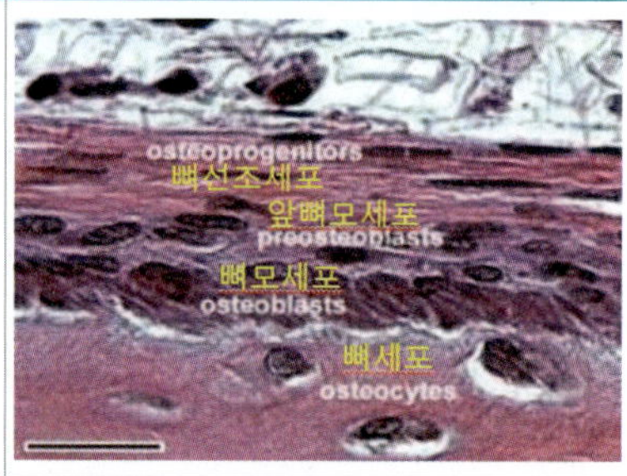
뼈세포 (osteocyte)	뼈를 구성하는 별모양의 기본세포로서 성숙한 뼈에서 흔하게 발견되며 뼈조직의 유지와 재생에 중요한 역할을 하고(뼈의 강도와 건강유지), 전체 골세포의 90~95% 차지한다.	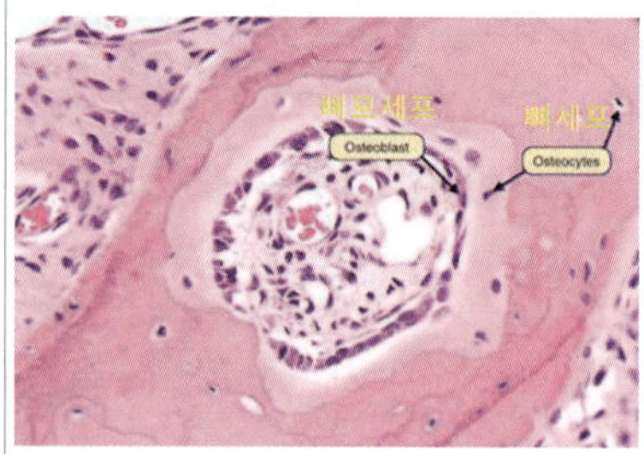

구분	내용	그림
뼈모세포 (osteo- blast)	뼈모세포는 미분화 중간엽줄기세포 유래로 뼈의 생성(골기질합성, 분비)과 재형성(모양, 강도유지) 활동을 조절한다. 활동적인 뼈모세포는 뼈의 표면에 위치, 비교적 비활동적인 뼈모세포는 뼈의 중간부분에 위치한다.	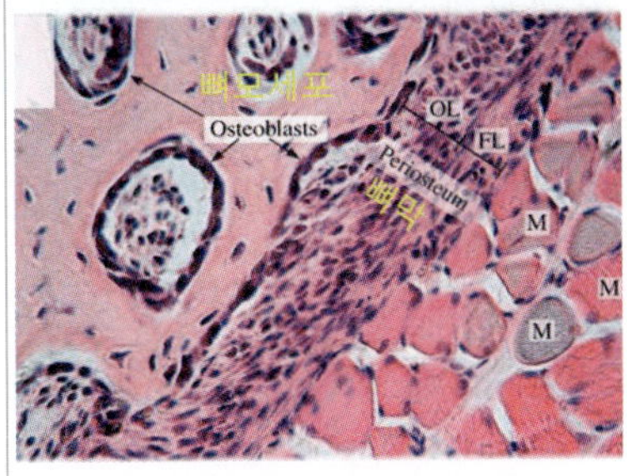
뼈파괴세포 (osteo- clast)	뼈파괴세포는 대식세포계열의 조혈세포로부터 유래하며 다핵의 비정형거대세포로서 뼈의 손상, 노화, 혈중칼슘 부족시 활성화되어 뼈의 흡수(파괴)에 관여한다.	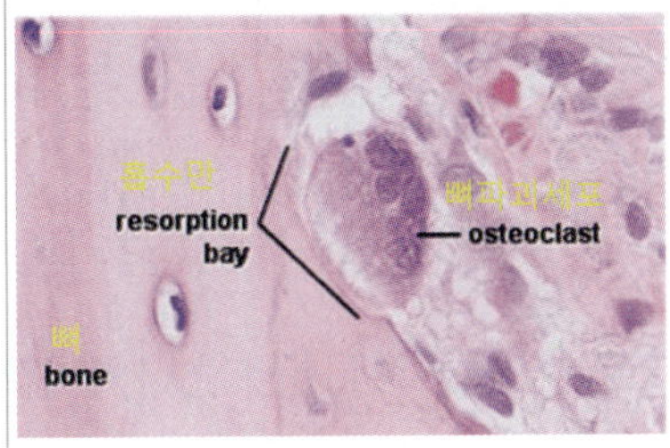
풋뼈, 골양질 (osteoid)	뼈모세포의 산물로서 미네랄화(석회화)되지 않은 뼈의 유기기질을 합성 · 분비하여 뼈형성에 기여하는 세포이다. 미네랄화하여 뼈조직을 형성하며, 주로 콜라겐으로 구성되어 있지만 골결합이 존재한다.	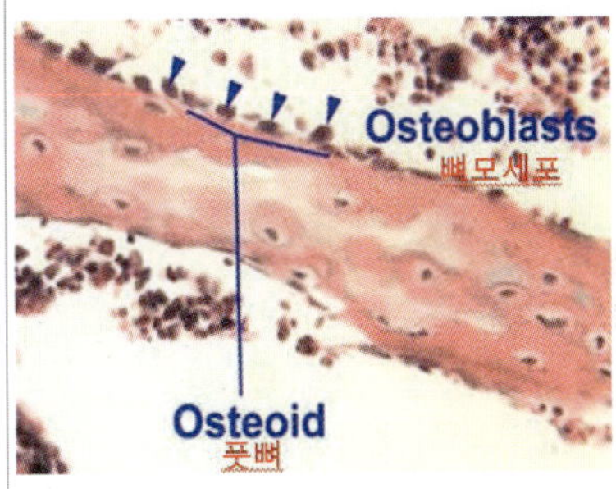
골원, 뼈단위 (osteon, haversian system)	치밀뼈를 이루는 뼈조직의 기본단위로 중심관을 중심으로 동심원으로 배열되어 있어 혈관과 신경에 영양공급을하고 뼈세포 유래 노폐물을 제거할 수 있다.	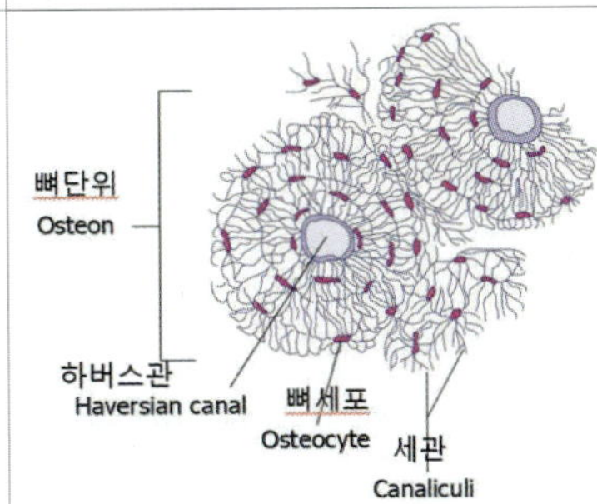

| 표 2-3 | 뼈에 존재하는 주요세포

출처: osteoprogenitor cell – Bone Composition – Team Bone
Bone Cells: Osteoblasts, Osteoclasts & Osteocytes | OrthoFixar 2025

혈중칼슘농도를 높이고 신장에서의 칼슘배출을 줄이며, Vitamin D3와 함께 소장에서의 칼슘흡수를 증가시킨다. 갑상샘(thyroid gland)의 C세포에서 생성되는 칼시토닌(calcitonin)은 뼈모세포와 부갑상샘호르몬 길항제를 활성화시켜, 칼슘을 뼈에 저장하고 혈중칼슘농도를 줄인다. 뼈성장은 성장자극호르몬(somatotropic hormone), 부신겉질자극호르몬(adrenocorticotropic hormone, ACTH), 갑상샘자극호르몬(thyroid stimulating hormone, TSH), 성호르몬의 영향을 받는다.

2. 척추, 머리, 사지뼈의 구조

뼈대는 몸통뼈대(머리뼈, 아래턱뼈, 혀뼈, 척추뼈), 사지뼈대(앞다리뼈, 뒷다리뼈), 내장뼈대(음경뼈, 심장뼈)로 구분할 수 있다.

1) 머리뼈(skull)

머리뼈는 37-38개의 뼈가 봉합관절로 연결된 복잡한 구조이며, 유일하게 움직일 수 있는 아래턱뼈(mandibular bone, 하악골)는 관자뼈(temporal bone)에 연결되어 있다. 머리의 뼈는 머리뼈(skull, 두개골), 코안(nasal chamber, 비강), 아래턱뼈(mandible, 하악골), 혀뼈(hyoid bone, 설골)를 포함한다. 머리뼈는 뇌, 특수감각기(눈, 코, 귀 등)를 감싸고 보호하며, 소화기계의 일부(치아, 혀, 인두 등)를 감싸고 부착시킨다. 또한 공기가 몸 안으로 들어올 수 있는 빈 공

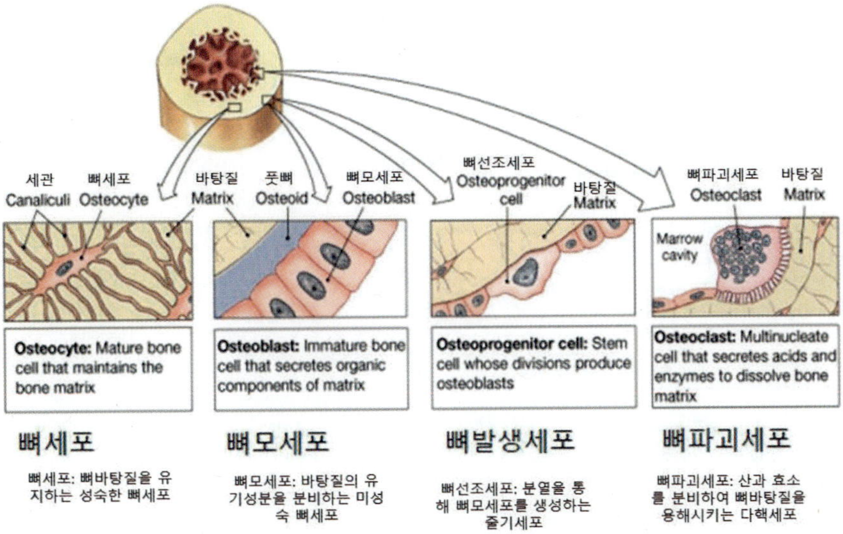

| 그림 2-5 | 뼈에 존재하는 주요세포(major cells in the bone):
뼈세포(osteocyte), 뼈모세포(osteoblast),
뼈발생세포(osteoprogenitor cell), 뼈파괴세포(osteoclast)
출처: 뼈 및 연골 (2)

간을 제공한다. 머리뼈는 동물에 따라 다양한 모양을 하고 있으며, 뼈를 구성하는 머리뼈의 종류는 일반적으로 앞니뼈(incisive bone), 코뼈(nasal bone), 위턱뼈(maxilla), 눈물뼈(lacrimal bone), 보습뼈(vomer), 벌집뼈(ethmoid bone), 입천장뼈(palatine bone), 나비뼈(sphenoid bone), 광대뼈(zygomatic bone), 날개뼈(pterygoid bone), 이마뼈(frontal bone), 마루뼈(parietal bone), 관자뼈(temporal bone), 뒤통수뼈(occipital bone), 아래턱뼈(mandibular bone), 혀뼈(hyoid bone) 등으로 구성되어 있다.

- 앞니뼈(Incisive bone, 절치골): 머리뼈의 가장 앞쪽에 위치하며 1쌍의 뼈로 앞니부착부위이다.
- 코뼈(nasal bone, 비골): 코뿌리의 기초를 이루는 사다리꼴의 얇은 뼈로 코뼈의

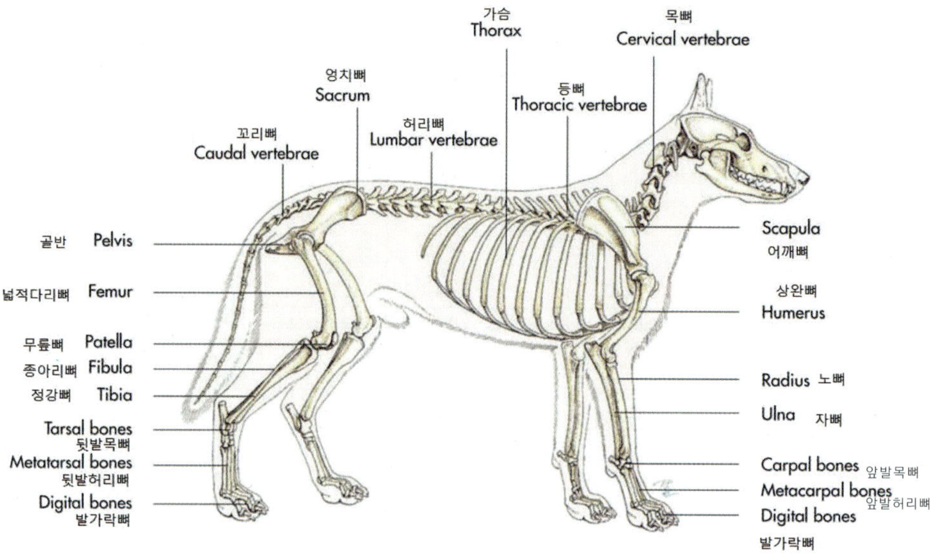

| 그림 2-6 | 개의 해부학적 뼈구조(skeleton of dog)

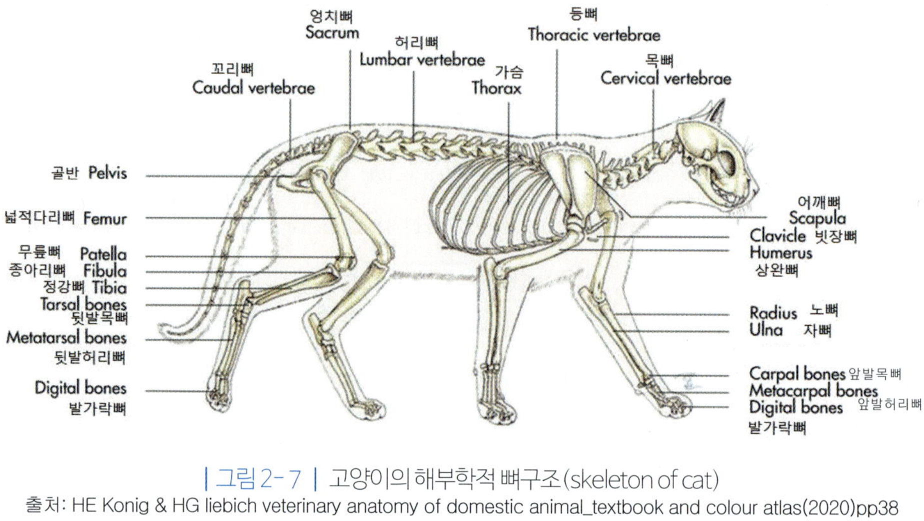

| 그림 2-7 | 고양이의 해부학적 뼈구조(skeleton of cat)

출처: HE Konig & HG liebich veterinary anatomy of domestic animal_textbook and colour atlas(2020)pp38

윗모서리는 이마뼈, 아래모서리는 코선반, 가쪽모서리는 위턱뼈와 접한다.

- 위턱뼈(maxilla, 상악골): 머리뼈에서 아래턱뼈 다음으로 가장 큰 뼈이며 윗

니가 부착하는 부위이다. 앞쪽으로 앞니뼈, 위쪽으로 코뼈, 뒤쪽으로 이마뼈, 광대뼈와 안쪽으로는 입천장뼈, 나비뼈, 벌집뼈와 접한다.

- 눈물뼈(lacrimal bone, 누골): 불규칙하게 직사각형인 얇은 판형태의 뼈로 위턱뼈의 뒤쪽에 위치하여 눈확(orbit)의 안쪽벽을 형성한다.
- 보습뼈(vomer, 서골): 보습뼈는 얇은 사다리꼴 뼈로 벌집뼈의 아래에 위치하며, 코 안 중격의 뒤쪽 중앙부분에 위치하여 콧구멍(choanae)의 위쪽과 코 안의 중앙 사이막(septum)을 형성한다. 보습뼈의 시상부분은 위턱뼈, 앞니뼈와 관절을 형성하고, 수평부분은 나비뼈, 벌집뼈, 입천장뼈, 앞니뼈와 관절을 형성한다.
- 벌집뼈(ethmoid bone, 사골): 매우 복잡한 대칭적인 뼈로 머리뼈와 얼굴 사이의 경계에 위치한다. 머리뼈 안의 앞쪽부분과 코안의 바닥쪽을 형성한다.

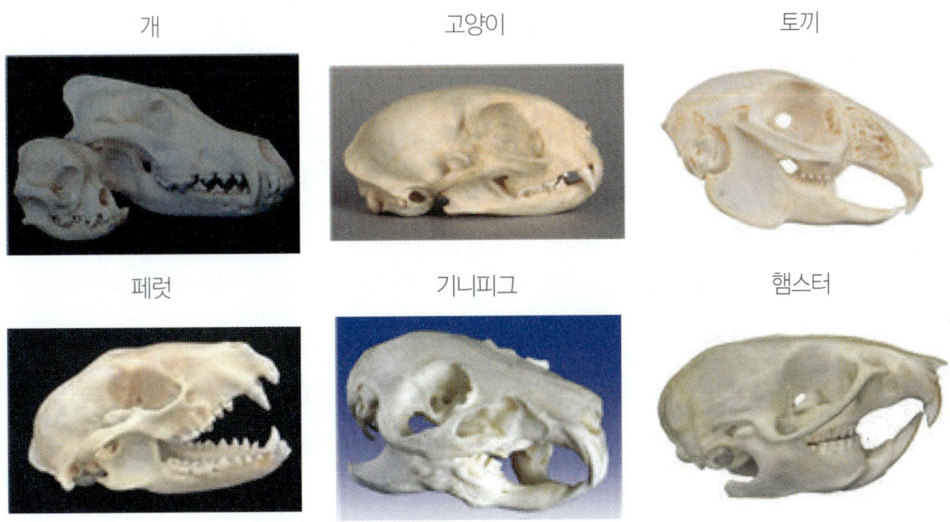

| 그림 2-8 | 반려동물의 머리뼈(skull of companion animals)

출처: https://www.livescience.com/26960-dog-skull-development.html
https://www.etsy.com/uk/listing/1854511947/cruelty-free-badger-skull-life-size-11?dd_referrer=https%3A%2F%2Fwww.google.com%2F
https://beautifullybony.wordpress.com/archive/bone-of-the-month/the-domestic-cat/
https://erler-zimmer.de/en/Guinea-pig-skull/VET3095
https://www.skullsunlimited.com/products/real-cottontail-rabbit-skull-sm-375?srsltid=AfmBOoq7an-Gi42CSd0CS2V6nrGBKUHmRgvM-maZuN0Js8nNZ5DJkS2-O
https://www.mediastorehouse.com/uig/animals/pets/skull-hamster-cricetus-cricetus-view-9445221.html

수직판(perpendicular plate), 체판(cribriform plate), 측면덩어리(lateral mass)로 구성되어 있으며, 수직판은 코의 사이막을 뒤쪽으로 확장한다. 수직날의 양쪽에 하나씩 있는 체판은 후각망울을 수용한다. 체판의 앞쪽면에 부착된 측면덩어리는 작은 뿔이나 외코선반(ectoturbinate)으로 구성된다.

- 입천장뼈(palatine bone, 구개골): 1쌍의 뼈로 위턱뼈, 나비뼈, 날개뼈와 접해 있다. 딱딱한 입천장을 형성하는 수평판, 코인두길(nasopharyngeal meatus)의 등쪽과 옆쪽 벽을 형성하는 수직판, 콧구멍(choanae)으로 구성되어 있다. 입천장의 뒤쪽부분과 비강의 가쪽부분을 형성한다.
- 나비뼈(sphenoid bone, 접형골): 뇌머리뼈(neurocranium)의 바닥을 형성한다. 앞나비뼈(presphenoid)는 주둥이쪽이고, 나비뼈 부비동(sphenoid sinus)이 위치한 속빈 몸통인 뒤쪽 오목(fossa)을 가지고 있다. 부비동 안에는 시각교차(optic chiasm)와 시신경관(optic canal)이 있다. 바닥나비뼈는 뒤쪽에 있고, 중앙 머리뼈오목이 있다. 측두골, 위턱뼈, 눈확에 접하며 타원형 구멍을 형성한다. 뇌하수체를 수용하고 보호한다.
- 광대뼈(zygomatic bone, 관골): 얼굴 볼부분의 돌출을 만드는 뼈이며 눈확의 아래와 바깥쪽에 위치한다. 위턱뼈, 이마뼈, 관자뼈의 광대뼈돌기에 끼어 있다. 관자뼈의 광대돌기와 융합하여 광대뼈활(zygomatic arch)을 구성한다.
- 날개뼈(pterygoid bone, 익상골): 머리뼈의 내부인 나비뼈와 입천장뼈 사이에 위치하며, 인두의 가쪽 벽을 지지한다. 납작하고 얇은 판으로 날개뼈의 날개돌기 안쪽면과 입천장뼈의 수직판이 결합되어 있다. 매끄럽고 인두점막으로 덮인 내측표면이 있고, 측면은 나비뼈와 합쳐져 덮여 있다. 등쪽은 나비뼈와 합쳐져 날개관(pterygoid canal)을 형성하고, 배측에는 날개갈고리(pterygoid hamulus)가 있다.
- 이마뼈(frontal bone, 전두골): 1쌍의 편평한 뼈로서 머리의 앞등쪽에 위치하고, 앞쪽으로 코뼈, 상악뼈, 눈물뼈 뒤쪽으로는 마루뼈, 나비뼈와 접한다.

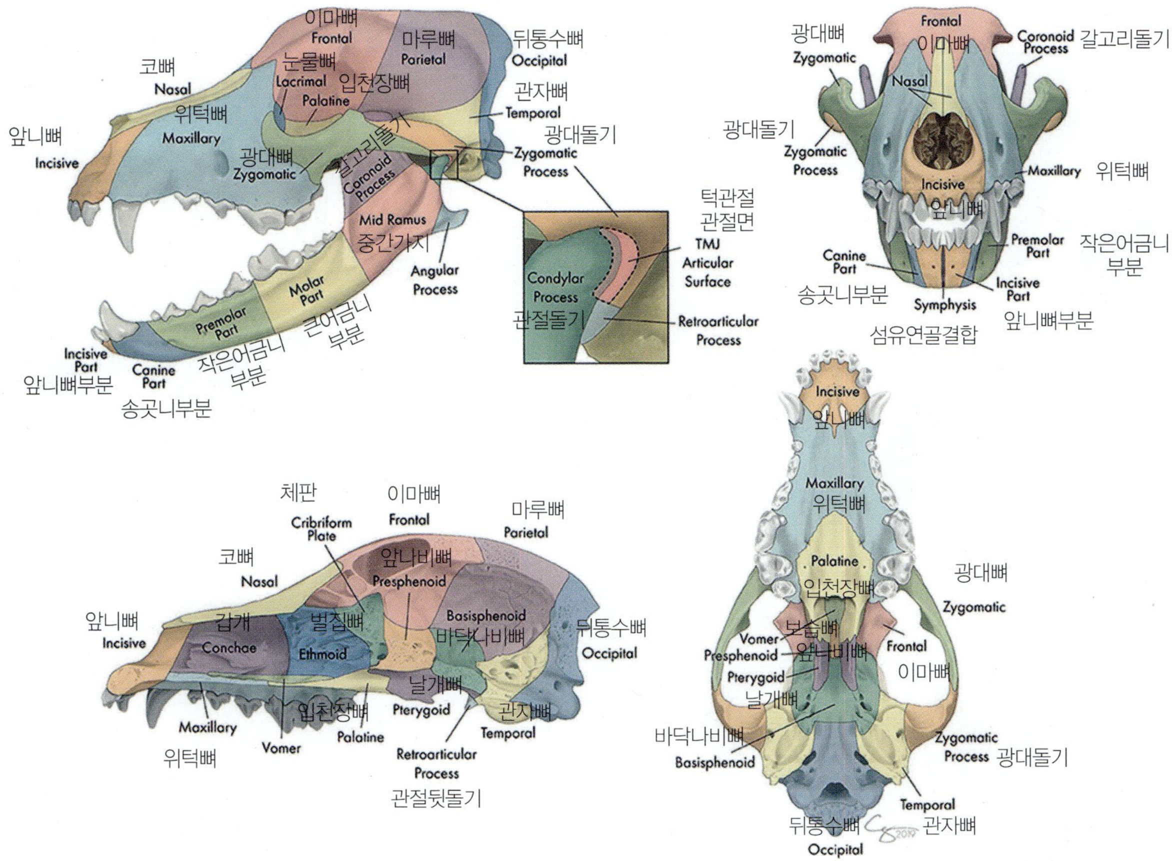

| 그림 2-9 | 두개골을 구성하는 뼈들(dog skull structure)

출처: De Paolo MH, Arzi B, Pollard RE, Kass PH and Verstraete FJM (2020) Craniomaxillofacial Trauma in Dogs—Part I: Fracture Location, Morphology and Etiology. Front. Vet. Sci. 7:241. doi: 10.3389/fvets.2020.00241

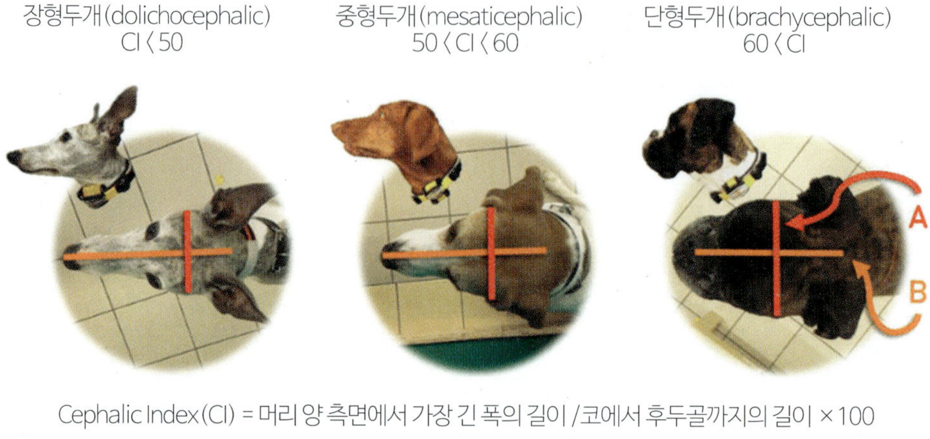

| 그림 2-10 | 머리의 CI지수(가로세로 비율)에 따른 동물형 분류

출처: Shorter headed dogs, visually cooperative breeds, younger and playful dogs form eye contact faster with an unfamiliar human. scientific reports. 2021. 11(1) DOI:10.1038/s41598-021-88702-w

관자뼈와 함께 눈확을 형성하며 이마굴(frontal sinus)이 존재한다.

- 마루뼈(parietal bone, 두정골): 1쌍의 편평한 뼈로서 머리뼈의 등쪽을 형성

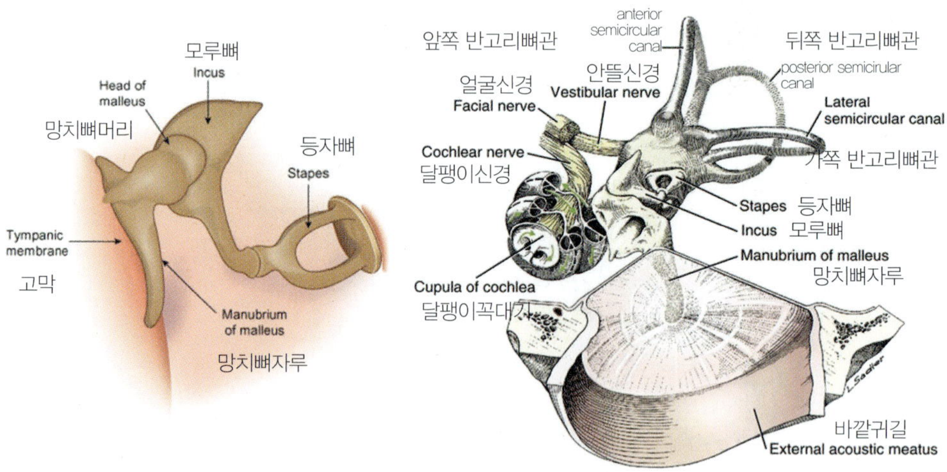

| 그림 2-11 | 귓속뼈(ear bone)

출처: 1 Anatomy of the Ear | Veterian Key
The Ear | Veterian Key

하고 관자뼈, 뒤통수뼈, 이마뼈와 접하며, 좌우 마루뼈가 연결되어 시상 능선(sagittal crest)을 형성한다.

- 관자뼈(temporal bone, 측두골): 머리뼈의 배측면을 구성하는 1쌍의 뼈로 바위(petrosal, 추체) 부분, 고실(tympanic) 부분, 비늘(squamous) 부분으로 구분한다. 위쪽으로는 마루뼈와 접하고, 아래쪽에는 고실융기(tympanic bulla)가 존재한다.
- 뒤통수뼈(occipital bone, 후두골): 머리뼈의 뒤쪽과 바닥을 형성하는 1개의 뼈이다. 큰구멍(foramen magnum, 대후두공)이 존재하여 뇌와 척수가 연결되는 통로로 사용되며, 머리뼈와 척추가 연결되는 부위(가쪽의 뒤통수뼈관절융기(occipital condyle) 및 고리뼈와 관절 형성)가 있다.
- 귓속뼈(ear bone): 고막과 타원창 사이의 가운데귀에 존재하며 고막에서 타원창으로 공기진동을 전달한다. 종류로는 망치뼈(malleus), 모루뼈(incus), 등자뼈(stapes)가 있다.

2) 아래턱뼈(mandibular bone)

좌우 1쌍의 뼈로 구성되며, 아래턱섬유연골결합(mandibular symphysis)으

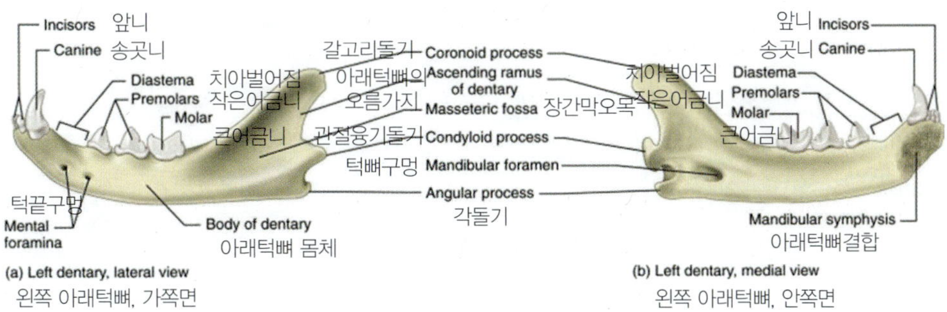

| 그림 2-12 | 아래턱뼈의 해부학적 구조
출처: Mandible – an overview | ScienceDirect Topics

로 연결되어 있다. 몸통(body), 가지(ramus)로 구분하며 몸통에는 이빨이 부착되는 이틀(alveoli)이 있다. 가지부위에는 관절돌기(condylar process)가 있어 관자뼈와 연결하여 턱관절(temporomandibular joint)을 형성하고, 갈고리돌기(coronoid process)는 턱근에 부착하며, 깨물근오목(masseteric fossa)에는 깨물근(masseteric muscle)이 부착된다.

3) 혀뼈(hyoid bone, 설골, 목뿔뼈)

혀뼈장치(hyoid apparatus, 설골장치)는 혀뼈[hyoid bone: 붓혀뼈(stylohyoid, 경상설골), 위혀뼈(epihyoid, 설상설골), 작은뿔혀뼈(ceratohyoid, 설골소각골), 바닥혀뼈(basihyoid, 기저설골), 방패혀뼈(thyrohyoid, 갑상설골)]와 다양한 연골[고실혀뼈연골(tympanohyoid cartilage, 고실설연골), 방패연골(thyroid cartilage), 모뿔연골(arytenoid cartilage, 피열연골), 종자연골(sesamoid cartilage), 모뿔사이연골(interarytenoid cartilage, 피열간연골), 반지연골(cricoid cartilage, 윤상연골)]로 구성되어 있으며, 머리뼈의 관자 부분과 연골성관절을 이루고 혀와 후두가 연결되어 음식물을 삼키는 것을 돕는다.

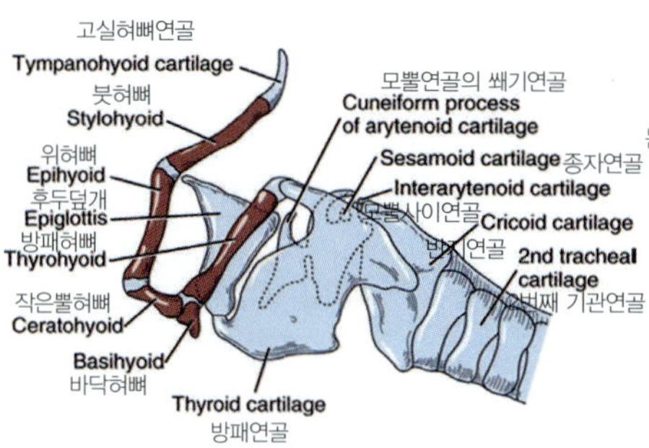

| 그림 2-13 | 혀뼈장치
(hyoid apparatus)
출처: he Respiratory System | Veterian Key

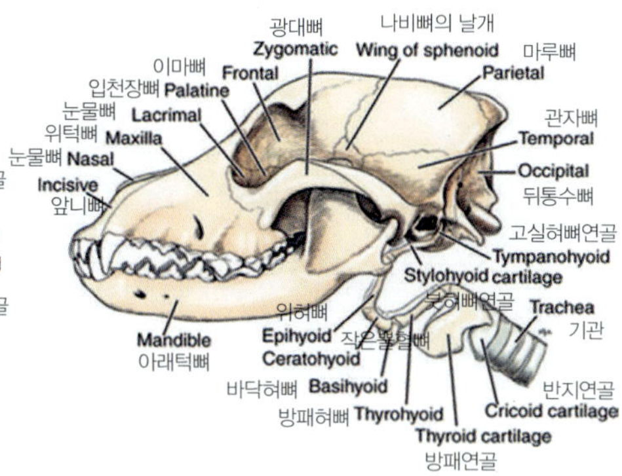

| 그림 2-14 | 머리뼈와 혀뼈장치의 결합 모습
(location of hyoid apparatus)
출처: Orbit | Veterian Key

4) 척추뼈(vertebral bone)

척추(vertebral column)는 목뼈(C, cervical bone, 경추), 가슴뼈(T, thoracic bone, 흉추), 허리뼈(L, lumbar bone, 요추), 엉치뼈(S, sacrum, 천추), 꼬리뼈(Cd, coccygeal/caudal bone, 미추)로 이루어지며, 부위별로 크기와 모양이 다양하다. 척추의 기본적인 형태는 척추몸통(vertebral body), 가로돌기(transverse process), 가시돌기(spinous process), 척추뼈구멍(vertebral foramen), 척추관(spinal canal), 척추궁(neural arch), 앞관절돌기(cranial articular process), 앞관절돌기면(cranial articular process facet), 뒤관절돌기(caudal articular process), 뒤관절돌기면(caudal articular process facet) 등이 있다.

- 척추몸통(vertebral body, 추체): 척추뼈에서 가장 큰 부분이며 원통형으로 앞부분은 볼록하고 뒷부분은 오목하다. 각 척추뼈가 연골관절(cartilaginous joint)을 형성하며 척추 사이에 척수사이원반(intervertebral disc)이 있어 충격으로부터 척추와 척수를 보호한다. 척추몸통은 각 돌기들이 부착될 수 있는 부위를 제공하며 각 척추몸통은 인대로 강하게 결합되어 있다.
  - 척수사이원반(intervertebral disc, 추간판)은 성긴섬유성결합조직인 섬유테(annulus fibrosus)로 둘러싸여 있으며, 중심에는 젤라틴 형태의 속질핵(nucleus pulposus)이 존재한다.
- 가로돌기(transverse process, 횡돌기): 척추몸통이나 척추뼈고리에서 측면으로 돌출된 1쌍의 긴 돌기이다. 가로돌기를 기준으로 위쪽을 등쪽(dorsal) 또는 축위(epaxial), 아래쪽을 배쪽(ventral) 또는 축아래(hypaxial)로 구분한다.

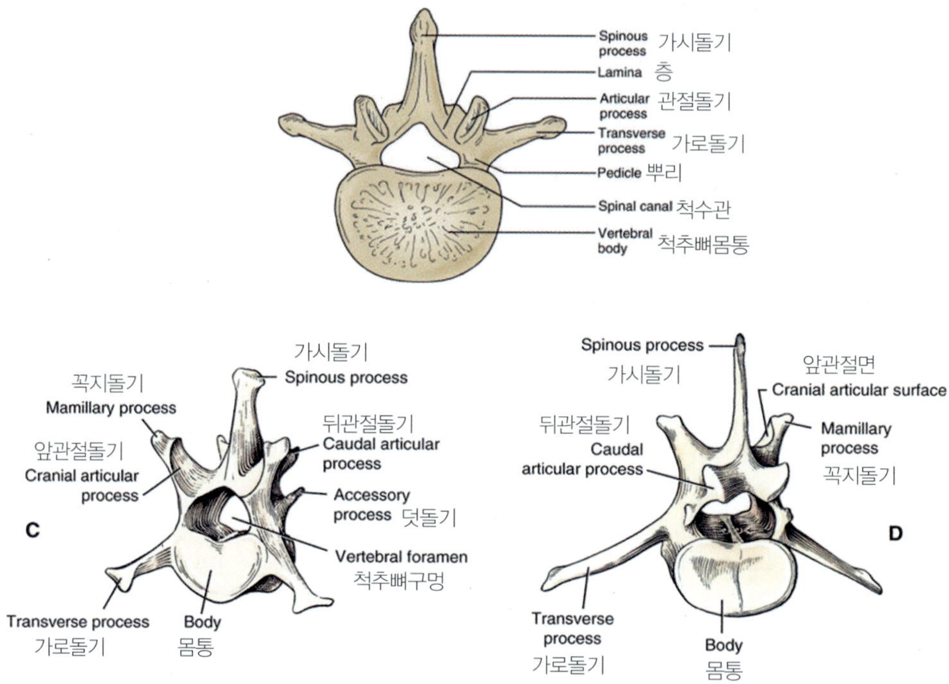

| 그림 2-15 | 척추뼈의 기본모형

출처: wikipedia—Canine Anatomy | Veterian Key

- 가시돌기(spinous process, 극돌기): 척추몸통의 윗부분(척추뼈고리의 윗부분)에서 돌출된 한 개의 긴 돌기이다.
- 척추뼈구멍(vertebral foramen): 척추몸통 위에 뿌리(pedicle)와 층(lamina)으로 구성된 척추뼈고리(vertebral/neural arch)가 위치하여 안쪽 빈 공간이 척수가 지나는 길이 된다. 각 척추뼈가 연결되면 척추구멍이 척추관(spinal canal)을 형성한다.
- 앞관절돌기/앞관절돌기면(cranial articular process/facet): 척추뼈고리(vertebral arch)의 위 앞쪽에 위치하여 앞 척추와 윤활관절(synovial joint)을 할 수 있는 면을 제공한다.

- 뒤관절돌기/뒤관절돌기면(caudal articular process/facet): 척추뼈고리(vertebral arch)의 위 뒤쪽에 위치하여 뒤 척추와의 윤활관절을 할 수 있는 면을 제공한다.
  - 척추몸통끼리의 관절결합은 연골관절이며, 앞과 뒤관절돌기의 결합은 윤활관절이다.
- 꼭지돌기(mamillary process, 유두돌기): 앞관절돌기의 끝에 돌출된 뼈돌기(apophysis)로 허리뼈에 주로 있다.
- 덧돌기(accessory process, 부돌기): 가로돌기의 뒷부분에 돌출된 뼈돌기로 허리뼈에 분포한다.

〈목뼈 cervical vertebra, 경추, 약어 C〉

개와 고양이의 목을 형성하는 뼈는 7개로 구성되어 있다. 1번 목뼈(고리뼈, C1, atlas)는 척추몸통이 퇴화되어 흔적으로만 남아 있으며, 가시돌기도 없다. 가로돌기가 발달하여 가로날개(wing of atlas)로 불린다. 앞부위는 뒤통수뼈(occipital bone)와 관절하여 고리뒤통수관절(atlantooccipital joint)을 형성하여 위아래 움직임('Yes' movement), 일부 측면기울임, 약간의 축회전을 할 수 있게 한다. 2번 목뼈(중쇠뼈, C2, axis)는 가시돌기가 발달하여 칼돌기 형태이며 이곳에 목덜미인대가 부착하여 1번 등뼈(T1)와 연결된다. 중쇠뼈 앞쪽에 치아돌기(dens or odontoid process)가 있어 고리뼈의 척추구멍에 연결(atlantoaxial joint)되어 좌우운동('No' movement)을 할 수 있게 한다. 3번째(C3)부터 7번째(C7) 목뼈는 일반

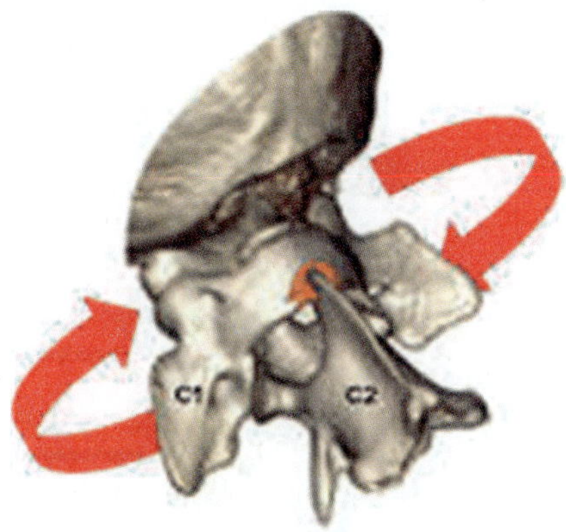

| 그림 2-16 | 고리중쇠관절 (atlantoaxial joint)
출처: Canine Atlantoaxial Instability – NDSR

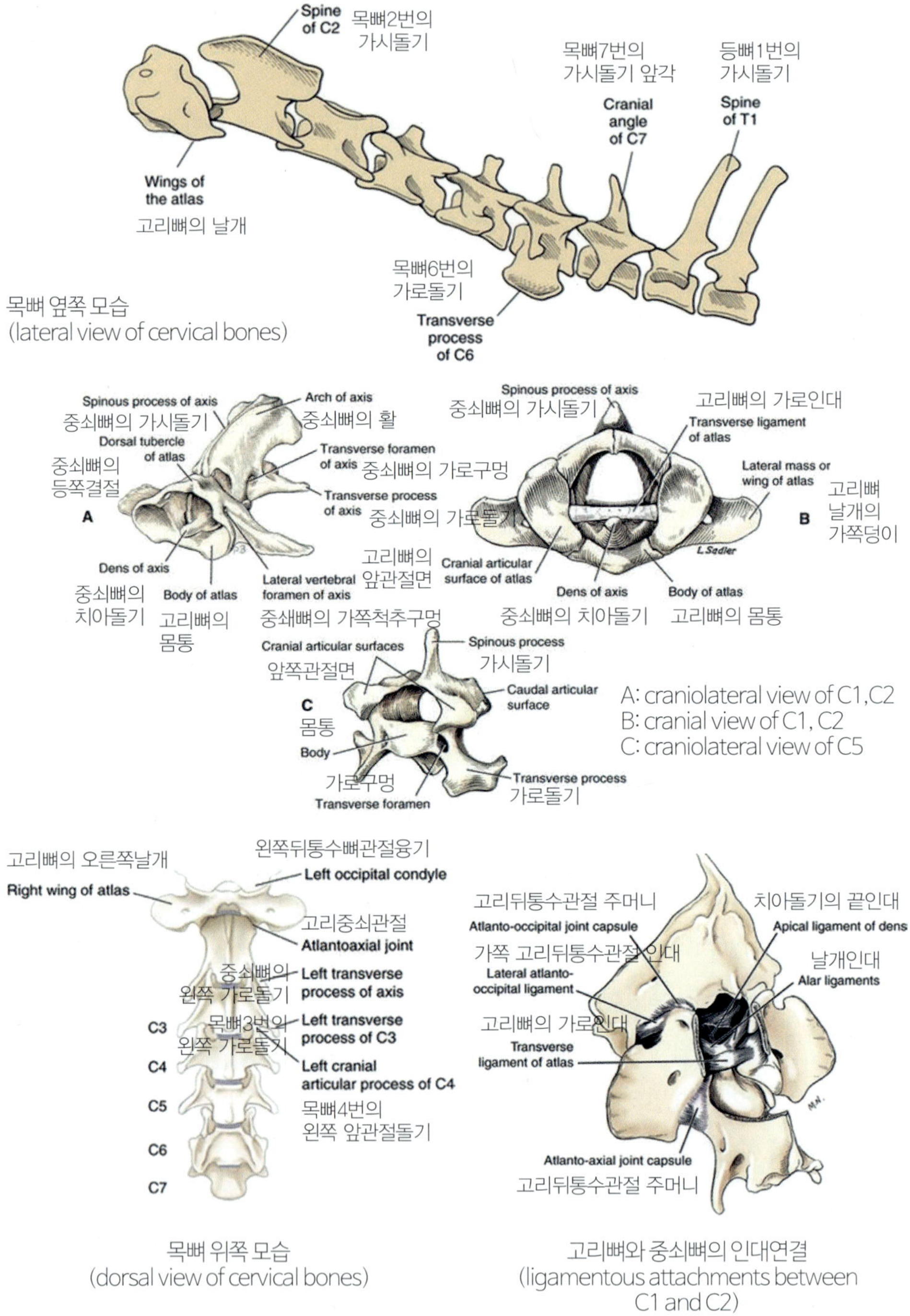

| 그림 2-17 | 목뼈 (cervical bone)

출처: Surgery of the Cervical Spine | Veterian Key
Canine Anatomy | Veterian Key

적인 척추모양을 따르며 뒤쪽으로 갈수록 가시돌기를 제외한 돌기들의 크기가 작아진다. 가시돌기는 뒤로 갈수록 길어진다.

〈등뼈 thoracic vertebra, 흉추, 약어 T〉

개와 고양이의 등을 형성하는 뼈는 13개로 이루어져 있다. 등뼈는 가시돌기가 발달되어 있으며 몸통이 짧다. 가시돌기는 뒤로 갈수록 꼬리쪽으로 기울어지며 높이가 낮아지나 T11에서는 수직으로 되며 T12부터 가시돌기의 기울기가

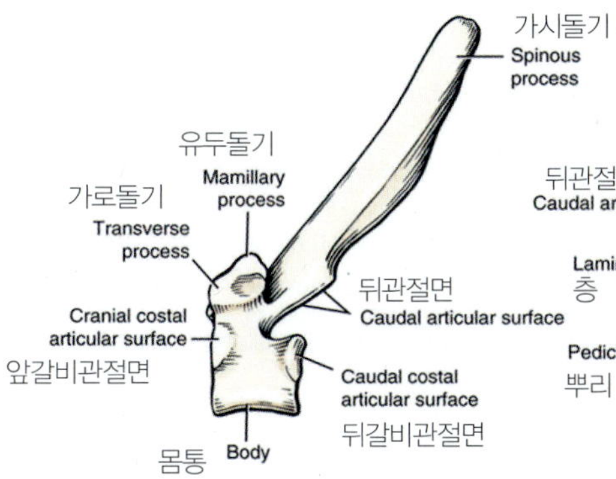

등뼈의 옆쪽 모습
(lateral view of thoracic bone)

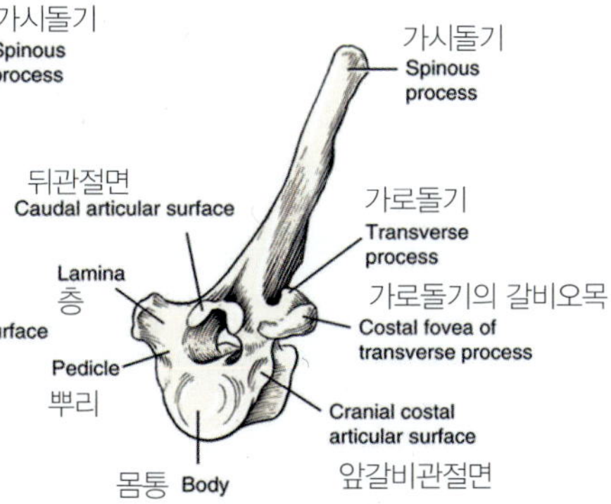

등뼈의 앞옆 모습
(carniolateral view of thoracic bone)

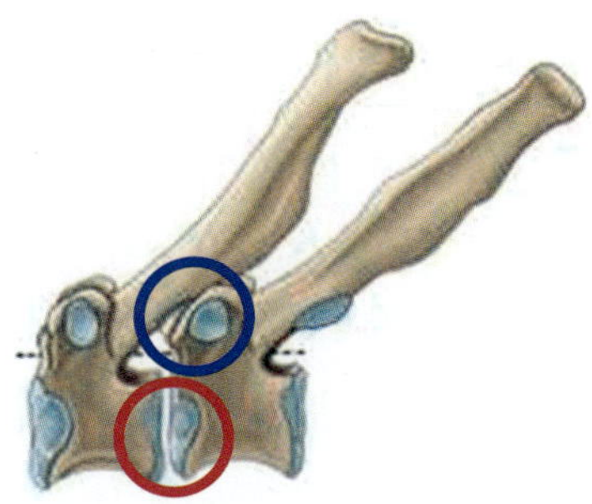

가로오목(transverse fovea, 푸른색)과
T-T 결합으로 형성된 갈비오목
(costal forvea, 붉은색)

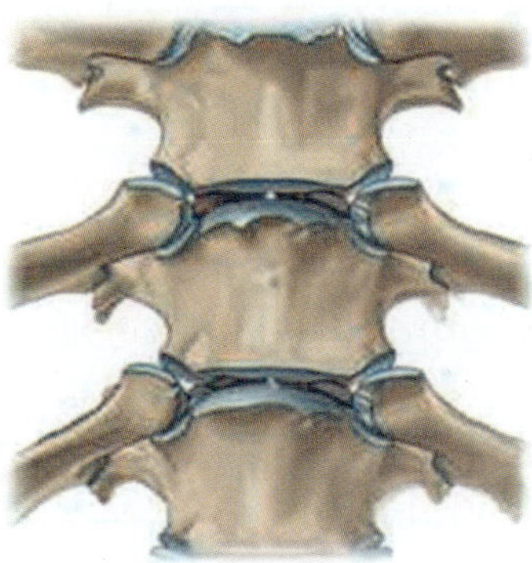

등뼈-갈비뼈 결합 배쪽 모습
(ventral view of Thoracic-rib joint)

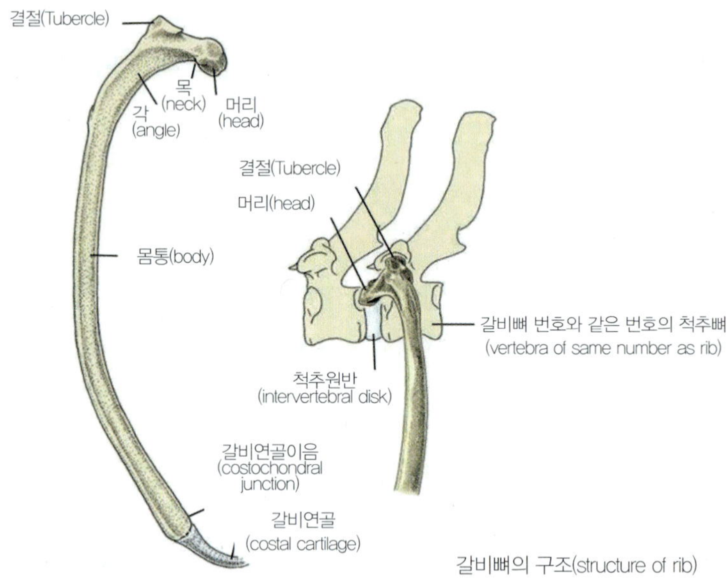

| 그림 2-18 | 등뼈(thoracic vertebrae); 등뼈와 갈비뼈(rib)의 관절결합
출처: Surgery of the Cervical Spine | Veterian Key
Cranial costal facet - vet-Anatomy - IMAIOS
Dyce, Keith M - Dyce, Sack, And Wensing's Textbook Of Veterinary Anatomy-Saunders (2017) p38

머리쪽으로 향하게 된다. 앞뒤 등뼈의 몸통결합으로 형성되는 갈비오목(costal fovea)을 통해 갈비뼈의 머리부분과 윤활관절을 형성하며, 가로돌기에 있는 가로오목(transverse fovea)를 통해 갈비뼈의 결절(tubercle)부분과 윤활관절을 형성한다.

〈허리뼈 lumbar vertebra, 요추, 약어 L〉

개와 고양이의 허리에는 7개의 허리뼈가 있다. 허리뼈는 몸통이 크게 발달하고 가로돌기가 발달하여 앞배쪽 방향으로 뻗어 있으며 이 부위에 허리근육이 부착한다. 가시돌기는 앞쪽으로 기울어져 있다.

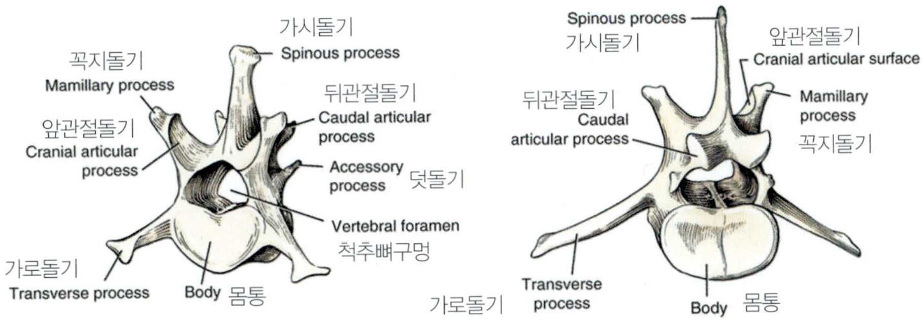

허리뼈의 앞옆 모습
(craniolateral view of lumbar bone)

허리뼈의 뒤옆 모습
(caudolateral view of lumbar bone)

| 그림 2-19 | 허리뼈(Lumbar vertebra)
출처: Canine Anatomy | Veterian Key

〈엉치뼈 sacrum, sacral vertebra, 천추, 약어S〉

개와 고양이의 엉치뼈는 3개의 뼈로 이루어져 있고, 성체가 되기 전에는 엉치뼈가 분리되어 있으며, 성체가 된 후에는 엉치뼈가 융합되어 1개의 뼈로 된다. 엉치뼈의 귀모양면(auricular surface, 이상면)과 엉덩뼈의 날개(ilicac wing, 장골익)와 섬유관절인 엉치엉덩관절(sacroiliac joint, 천장관절)을 형성한다. 융합된 관절이 몇 개의 뼈로 구성되었는지는 신경구멍(sacral foramen), 능선(sacral

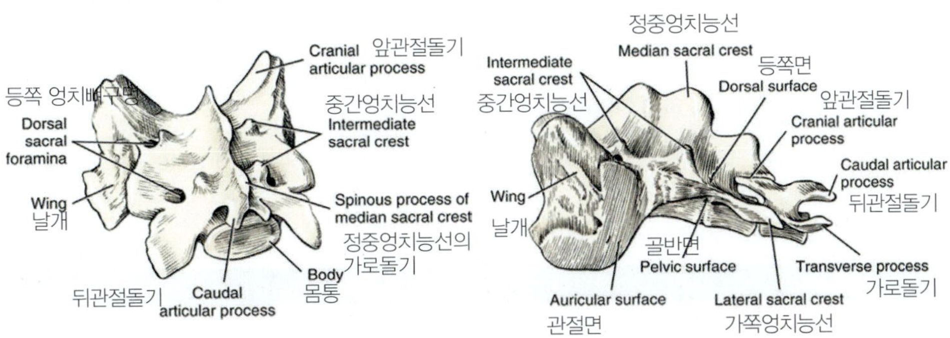

엉치뼈의 등쪽모습
(dorsal view of sacrum)

엉치뼈의 옆모습
(lateral view of sacrum)

| 그림 2-20 | 엉치뼈(Sacrum, sacral vertebra)
출처: Canine Anatomy | Veterian Key

crest)의 봉우리 개수로 알 수 있다. 신경구멍의 개수 +1(2개의 뼈가 결합하여 1개의 foramen 형성, 3개의 뼈가 2개의 foramen 형성), 능선(sacral crest, spinous process가 융합된 형태)에서 융기된 부분의 수가 융합된 뼈의 개수이다.

〈꼬리뼈 coccygeal or caudal vertebra, 미추, 약어Cd〉

꼬리의 모양과 길이에 따라 뼈의 개수가 달라진다. 꼬리뼈의 앞쪽은 허리뼈와 유사한 형태를 보이나 뒤쪽으로 갈수록 단순한 원형형태로 바뀐다.

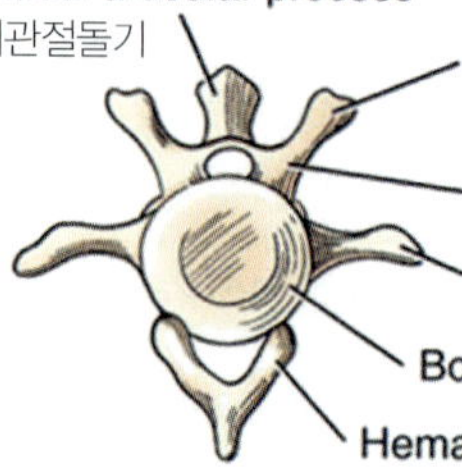

꼬리뼈의 뒷모습
(cranial view of Cd)

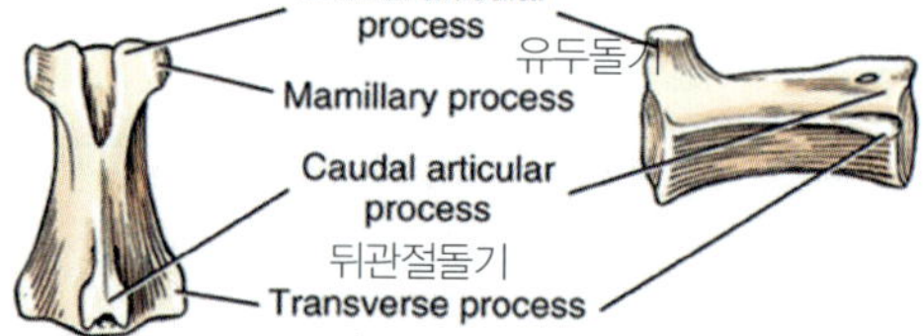

꼬리뼈의 위쪽과 옆모습
(dorsal and lateral view of Cd)

| 그림 2-21 | 꼬리뼈(coccygeal or caudal vertebra)
출처: Canine Anatomy | Veterian Key

〈갈비뼈와 복장뼈 ribs and sternum, 늑골과 흉골〉

개와 고양이의 갈비뼈는 13개의 쌍을 이루어 가슴우리(thoracic cage, 흉곽)

| 표 2-4 | 동물별 척주식(vertebral column)

동물종	척주식	동물종	척주식
사람(human)	$C_7T_{12}L_5S_5Cd_{4\text{-}5}$	소(bovine)	$C_7T_{13}L_6S_5Cd_{18\text{-}20}$
개/고양이(canine/feline)	$C_7T_{13}L_7S_3Cd_{18\sim23}$	양(ovine)	$C_7T_{13}L_{6\text{-}7}S_4Cd_{16\text{-}20}$
말(equine)	$C_7T_{18}L_6S_5Cd_{15\text{-}20}$	돼지(porcine)	$C_7T_{14\text{-}15}L_6S_4Cd_{20\text{-}23}$

를 형성하고, 내부장기보호의 역할을 한다. 갈비뼈는 뼈로 이루어진 부위(등쪽과 측면쪽)와 연골로 이루어진 부위(배쪽)가 있다. 뼈와 연골의 결합부위를 갈비연골이음(costochondral junction, 늑연골접합)이라 한다. 갈비뼈(뼈 부위)는 등뼈와 갈비척추관절(costovertebral joint, 늑추관절)을 형성하며, 갈비뼈(연골 부위)는 복장뼈와 갈비복장관절(costosternal joint, 흉늑관절)을 형성한다. 갈비척추관절은 앞의 등뼈에서 설명한 바와 같이 등뼈의 갈비오목과 갈비뼈의 머리부분이 결합하여 윤활관절을 형성하고, 등뼈의 가로돌기에 있는 가로오목과 갈비뼈의 결절이 윤활관절을 형성한다. 갈비복장관절은 갈비뼈의 연골부위와 복장뼈가 직접 결합하면 복장갈비뼈(sternal ribs, 참갈비뼈 true ribs)라고 부르며 첫번째 갈비뼈부터 9번째 갈비뼈가 해당된다. 연골이 복장뼈에 직접 닿지는 않으나 인근 연골에 연결된 갈비뼈를 무복장갈비뼈(asternal ribs, 거짓갈비뼈 false ribs)라고 부르며, 10번 갈비뼈부터 12번 갈비뼈가 해당되고, 갈비활(costal arch)를 형성한다. 연골이나 흉골에 연결되지 않은 갈비뼈를 뜬갈비뼈

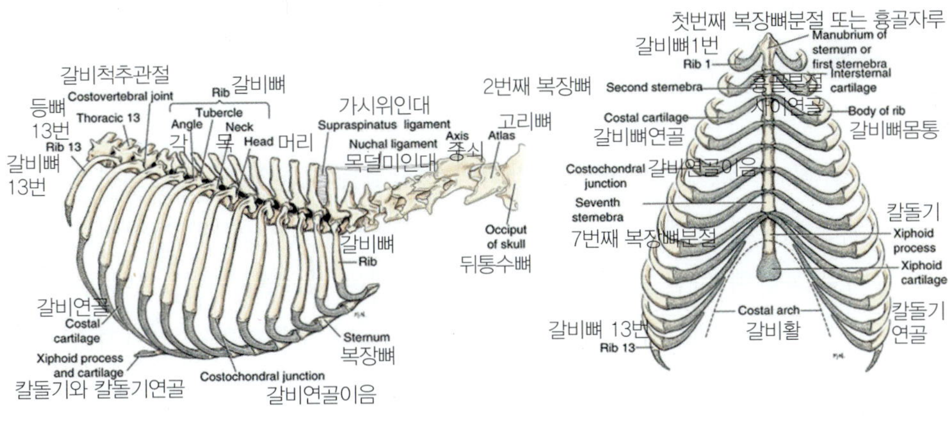

목뼈에서 등뼈까지의 뼈대모습
(axial skeleton cranial to the 13th thoracic vertebra)

갈비뼈와 복장뼈의 배쪽 모습
(ribs and sternum, ventral view)

| 그림 2-22 | 갈비뼈와 복장뼈(ribs and sternum)
출처: Canine Anatomy | Veterian Key

(R13, floating rib)라 부르며 마지막 13번째 갈비뼈가 해당된다.

복장뼈는 8개의 복장뼈분절로 이루어져 있으며, 첫번째 복장뼈를 복장뼈자루(manubrium, 흉골병)라고 부르고, 나머지 2~7번 복장뼈는 짧고 원통형태로 되어 있다. 마지막 복장뼈는 길고 납작한 형태로 칼돌기(xiphoid process, 검상돌기)라 불리며 칼돌기연골(xiphoid cartilage, 검상돌기연골)이 붙어 있다. 칼돌기연골이 백선의 부착부위이다. 복장뼈 사이에는 복장뼈사이연골(intersternal cartilage, 흉골간연골)이 있다.

5) 사지뼈_앞다리, 골반, 뒷다리

〈앞다리 forelimb, 전지〉

앞다리는 어깨뼈, 빗장뼈, 상완뼈, 노뼈, 자뼈, 앞발목뼈, 앞발목허리뼈, 앞발가락뼈로 구성되어 있다. 앞다리는 몸통과 직접 관절연결하지 않고, 근육에 의해 몸통(갈비뼈)에 부착한다.

- 빗장뼈(clavicle, 쇄골): 개와 고양이의 빗장뼈는 다른 뼈와 관절결합을 하지 않는 뼈로서 개에서는 퇴화되어 흔적기관으로 남아 있다. 빗장뼈는 어깨뼈와 복장뼈를 연결하는 역할이나, 개에서는 상완골두근에 작은 연골 또는 뼈 잔해형태로 남아 있어 어깨의 유연성과 운동범위가 넓어져 민첩성과 속도를 향상시킨다.
- 어깨뼈(scapula, 견갑골): 어깨뼈는 삼각형 모양의 크고 납작한 형태로 목과 갈비뼈가 만나는 부위의 몸통가쪽에 근육으로 연결되어 있다. 어깨뼈의 중심에는 가시가 있으며 가시의 먼쪽에는 어깨뼈봉우리(acromion)가 존재하고, 가시의 위쪽 넓은 부위을 가시위오목(supraspinous fossa), 가

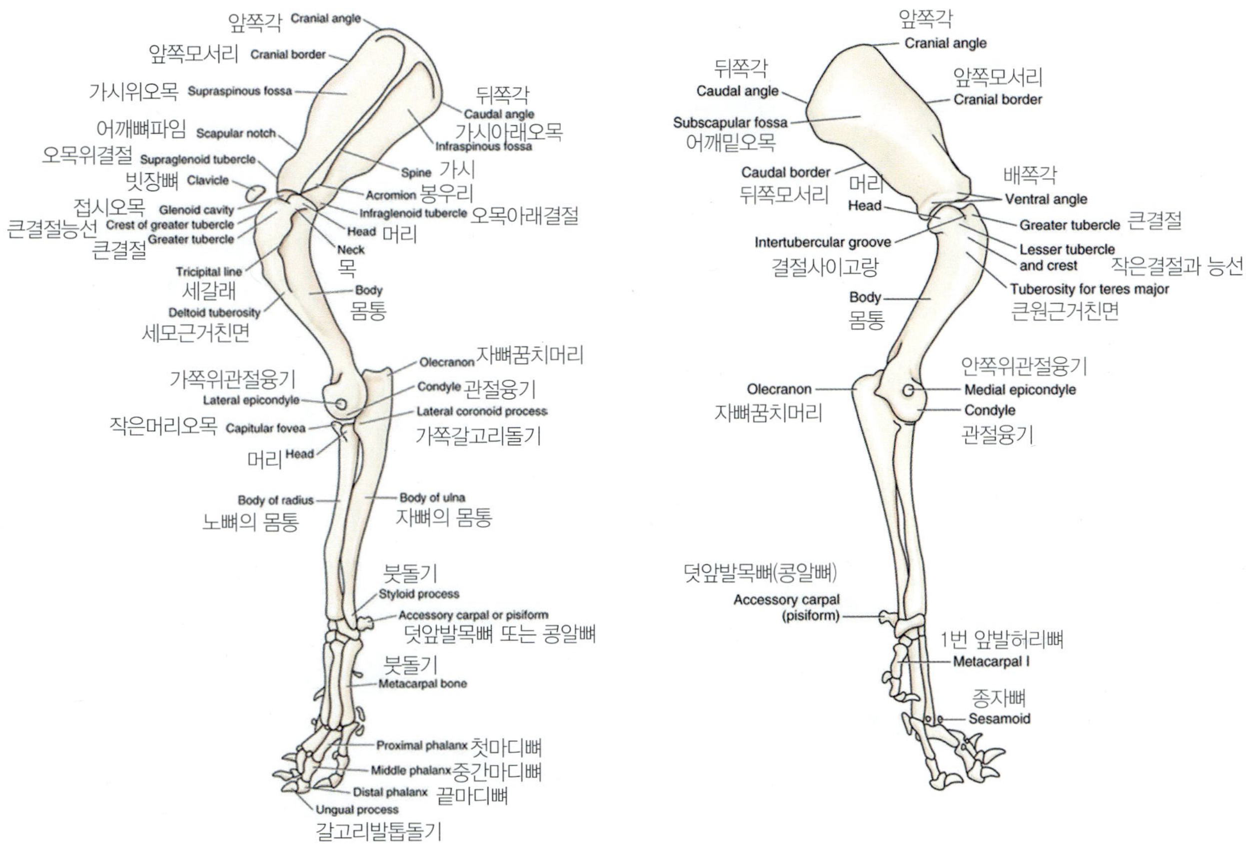

앞다리뼈의 바깥쪽 모습 (lateral view of forelimb) 앞다리뼈의 안쪽모습 (medial view of forelimb)

| 그림 2-23 | 앞다리 (forelimb)

출처: Canine Anatomy | Veterian Key

시의 아래쪽 넓은 부위를 가시아래오목(infraspinous fossa)이라고 한다. 어깨뼈의 먼쪽부위에는 얕게 패인 접시오목(glenoid cavity, 관절와)이 있어 상완뼈와 어깨관절(shoulder joint, 견관절)을 형성한다.

*얕게 패인 접시오목으로 인해 어깨탈구가 일어날 수 있다.

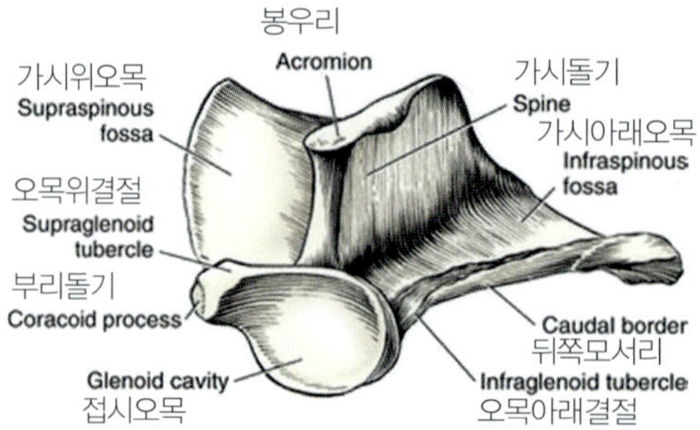

어깨뼈의 옆모습
(lateral view of scapula)

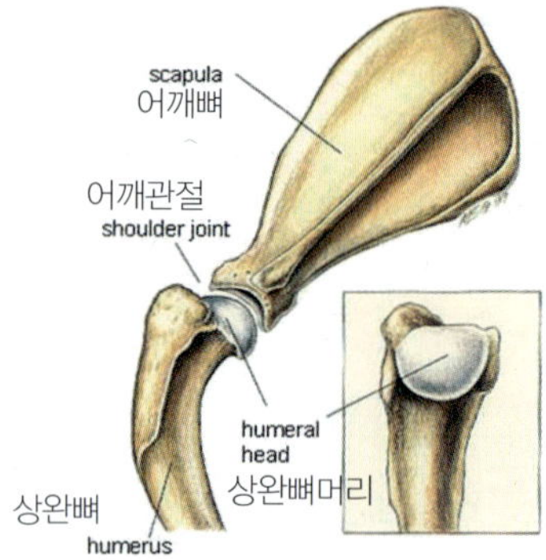

개의 어깨관절
(canine shoulder joint)

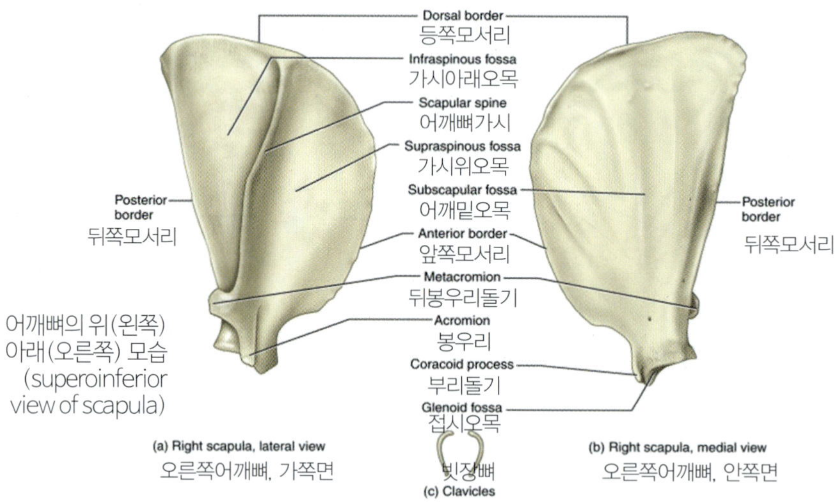

| 그림 2-24 | 어깨뼈(scapula)

출처: Scapula | Veterian Key
Scapula - an overview | ScienceDirect Topics
Shoulder Injuries in Agility Dogs | The Balanced Dog (the-balanced-dog.com)

- 상완뼈(humerus, 상완골): 앞다리를 구성하는 긴 뼈로서 어깨뼈와 어깨관절(shoulder joint)을 형성하고, 노뼈, 자뼈와 앞다리굽이관절(elbow joint, 주관절)을 형성한다. 상완뼈의 몸쪽으로 크고 둥근 융기된 머리부분이 있으며, 머리 바깥쪽에는 큰결절(great tubercle)이 있고, 안쪽에는 작은결절(lesser tubercle)이 있어 이 곳에 어깨관절을 지지하는 근육이 부착한다. 상완뼈의 먼쪽 끝에는 관절융기(condyle) 부위로, 작은머리(capitulum, 바깥에 위치), 도르래 (trochlea, 중간에 위치), 자뼈꿈치오목(olecranon fossa), 도드래위구멍(supratrochlear foramen), 안쪽/가쪽위관절융기(medial/lateral epicondyle)가 있다. 고양이에서는 도르래위구멍이 존재하지 않는다. 상완뼈의 머리부위와 관절융기부위의 축이 살짝 틀어져 있는 구조로 되어 있다. *나선형태의 골절이 발생할 수 있다.

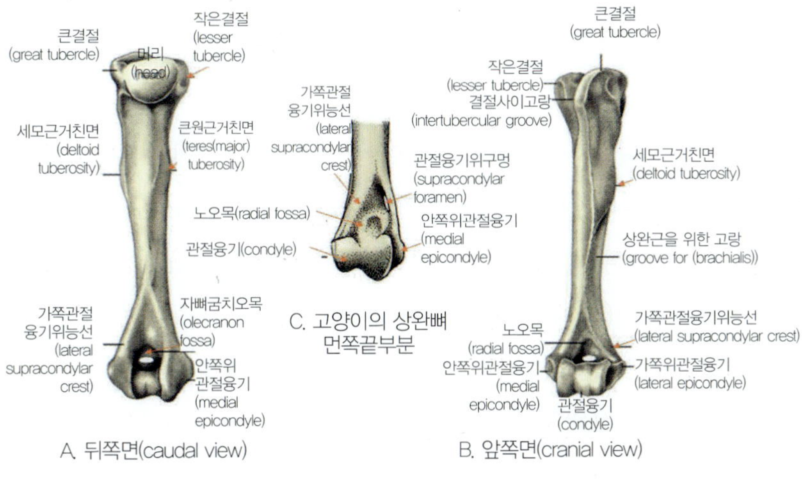

| 그림 2-25 | 상완뼈(humerus)
출처: textbook of veterinary anatomy. 4th ed. dyce, sack, wensing. saunders 2009 pp76

- 노뼈와 자뼈(radius & ulna, 요골과 척골): 노뼈와 자뼈가 결합하여 앞다리를

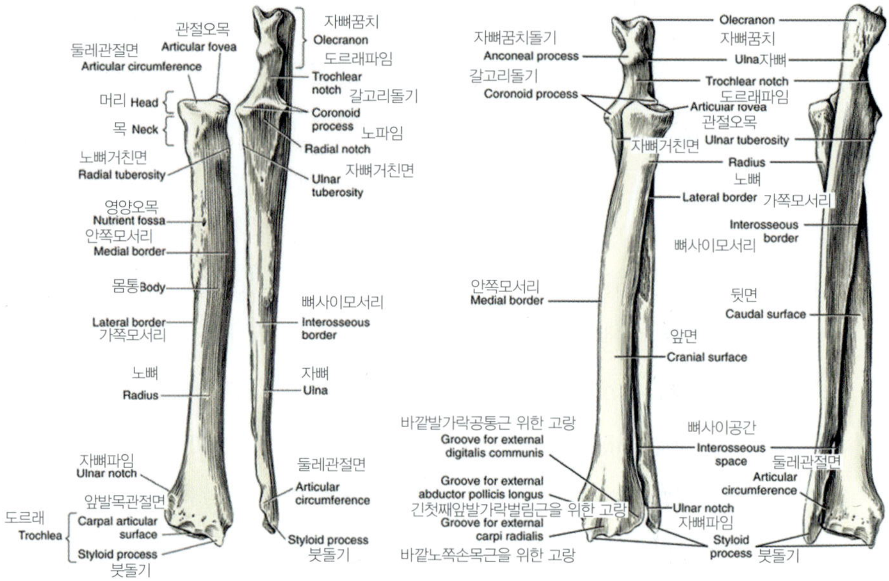

노뼈와 자뼈를 분리해서 본 모습
(separated view of raidus & ulna)

노뼈와 자뼈의 결합 모습
(connected view of radius & ulna)

| 그림 2-26 | 노뼈와 자뼈 (radius & ulna)
출처: Radius and Ulna | Veterian Key

구성한다. 노뼈는 자뼈보다 짧으며 몸쪽에는 관절오목(articular fovea)이 있고 먼쪽에는 안쪽붓돌기 (medial styloid process, 내측경상돌기)가 있다. 자뼈의 머리에는 자뼈굼치머리(olecranon, 주두)가 있어 앞다리굽이관절(elbow 관절의 확장각을 제한함)을 형성하고, 자뼈꿈치돌기(anconeal process, 첨자돌기)가 상완뼈의 자뼈꿈치오목(olecranon fossa), 도르래위구멍(supratrochlear foramen)과 관절연결되고, 자뼈의 도드래패임(trochlear notch, 활차절흔), 노뼈의 머리쪽 관절오목(articular fovea)과 상완뼈의 도르래와 관절연결하여 앞다리굽이관절(elbow joint)을 형성한다. 자뼈의 먼쪽은 가늘어져 가쪽붓돌기(lateral styloid process, 외측경상돌기)가 된다.

- 앞발목뼈(carpal bone, 수근골): 7개의 불규칙한 뼈들이 2줄로 나열되어 있

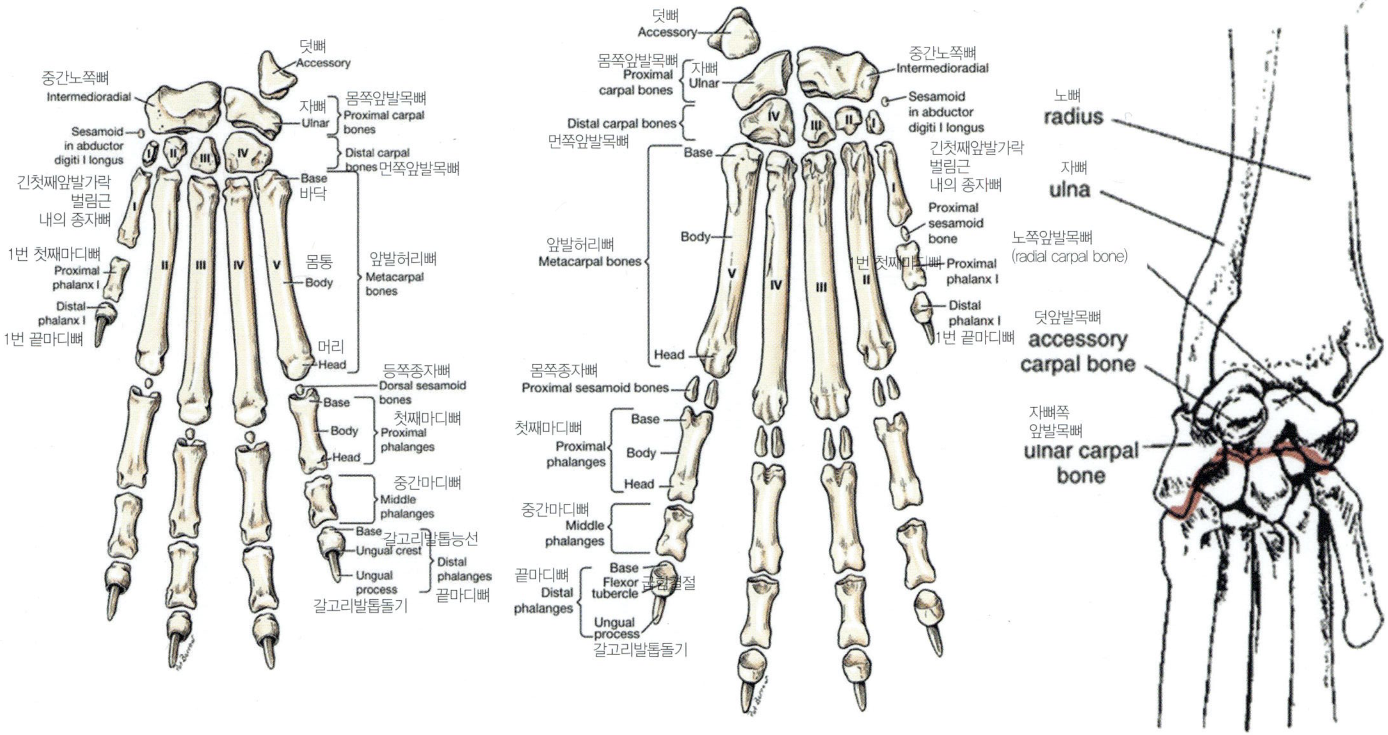

왼쪽 앞발의 등쪽 모습
(dorsal view of left palmar forepaw)

왼쪽 앞발의 배쪽 모습
(ventral view of left palmar forepaw)

앞발목관절 배쪽 모습

| 그림 2-27 | 앞발목뼈, 앞발허리뼈, 발가락뼈(carpus, metacarpus, phalanx)

출처: Canine Anatomy | Veterian Key
Fractures and Dislocations of the Carpus | Veterian Key

으며, 자뼈쪽앞발목뼈(ulna carpal bone), 노뼈쪽앞발목뼈(radial carpal bone), 콩알뼈(accessory carpal bone, pisiform bone)로 된 열과 내측 1번부터 4번까지의 앞발목뼈가 존재한다.

- 앞발목허리뼈(metacarpal bone, Metacarpus, 중수골): 다섯 개의 뼈로 구성되어 있으며 첫번째 앞발목허리뼈는 짧고, 체중지지의 역할을 하지 않으며, 며느리발톱(dewclaw)를 형성한다. 몸통쪽은 앞발목뼈와 관절연결하고, 먼쪽은 앞발가락뼈와 관절연결한다.
- 앞발가락뼈(digits, Phalanx, 지골): 앞발가락뼈는 첫마디뼈(proximal phalanx), 중간마디뼈(middle phalanx), 끝마디뼈(distal phalanx) 등 3개의 뼈로 구성되어 있다. 예외적으로 첫번째 발가락뼈는 첫마디뼈와 끝마디뼈 2개로만 구성되어 있다. 끝마디뼈는 갈고리발톱돌기(ungula process, 발굽돌기)가 되어 발톱을 구성하게 된다. 앞발허리뼈(metacarpal bone)와 첫마디앞발가락뼈(proximal phalanx)의 관절에는 종자뼈(sesamoid)가 등쪽에 1개, 배쪽에 2개씩 존재한다. 1번 앞발목허리발가락관절(metacarpophalangeal joint, 중수지절관절)에는 1개가 존재한다.
- 종자뼈: 힘줄 안에 박혀 있는 작은 뼈로서 앞발목허리발가락관절(metacarpophalangeal joint)과 뒷발허리발가락관절(metatarsophalangeal joint)에서 가장 흔하게 발견된다. 이 뼈들은 마찰을 줄이고 힘줄의 기계적 이점을 향상시킨다.

〈뒷다리 hind limb, 후지〉

뒷다리는 골반(pelvis), 엉덩뼈(ilium), 궁둥뼈(ischium), 두덩뼈(pubis), 넓적다리뼈(femur, 대퇴골), 무릎뼈(patella, 슬개골), 정강뼈(tibia, 경골), 종아리뼈(fibula, 비골), 뒷발목뼈(tarsus, tarsal bone, 족근골), 뒷발허리뼈(metatarsus, metatarsal bone, 중족골), 발가락뼈(phalanx, digits, 지골)로 구성되어 있으

며, 골반은 엉치뼈(sacrum, 천골)와 엉치엉덩관절(sacroiliac joint)을 형성하여 척추와 관절결합한다. 개의 뒷다리는 상당히 단단하고 근육질이다. 골반사지는 개 무게의 40-45%를 지탱하며 대부분의 운동에 중요한 추진력을 제공한다.

- 골반(pelvis, pelvic bone, Os coxae): 뒷다리이음뼈(pelvic girdle, 하지대)는 척추와 뒷다리를 연결하며 방광, 생식기, 소화기(대장)를 보호한다. 골반은 2개의 볼기뼈(ossa coxae, hip bone, 관골)가 두덩결합(pubic symphysis, 치골결합; 실제는 pubis와 ischium 부위가 반대편의 pubis, ischium과 결합)을 통해 붙어 있으며, 엉치뼈와 엉치엉덩관절(sacroiliac

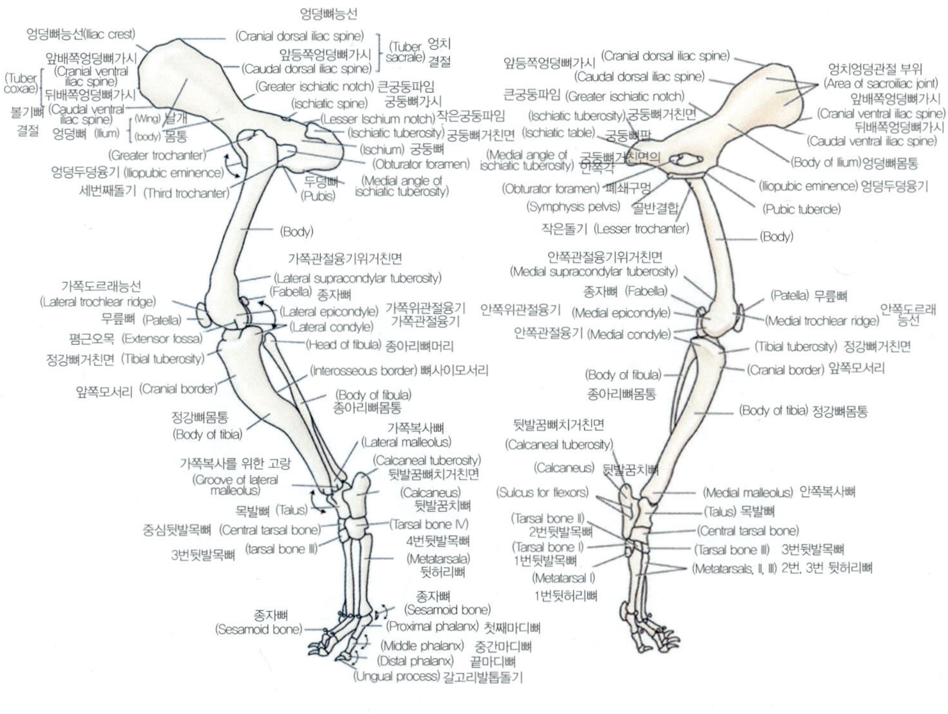

lateral view of hindlimb　　　　medial view of hindlimb

| 그림 2-28 | 뒷다리(hind limb)

출처: Canine Anatomy | Veterian Key

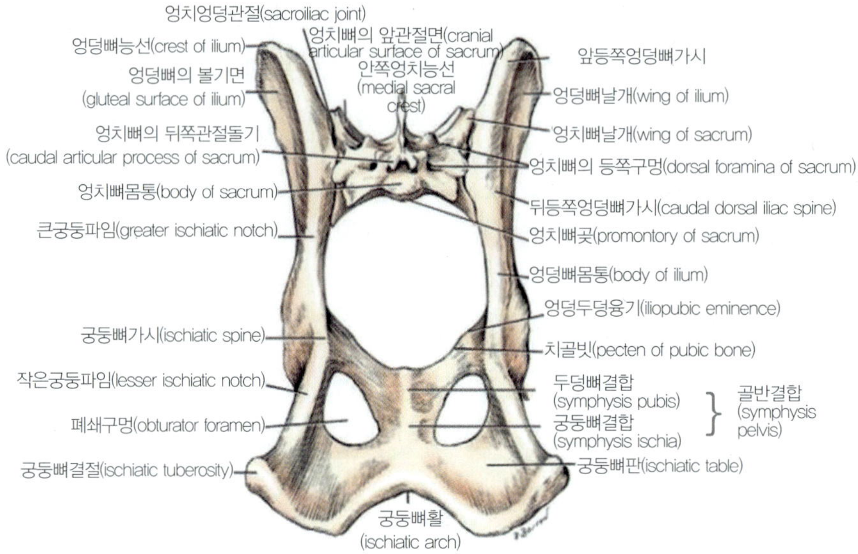

골반의 구조 및 엉치뼈와의 결합 모습

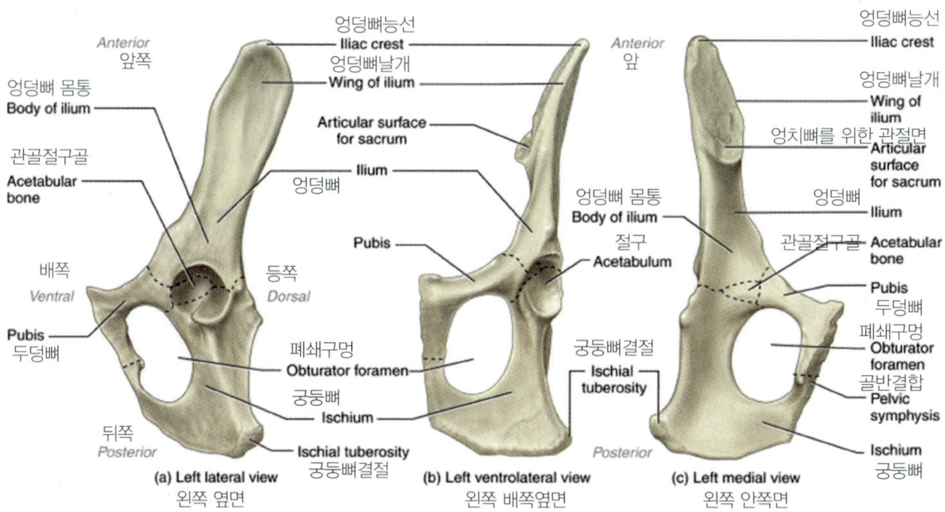

| 그림 2-29 | 골반(pelvis, pelvic bone, Os coxae)

출처: Canine Pelvic Anatomy (pinterest.com)
Pelvis – an overview | ScienceDirect Topics

joint)을 형성한다. 볼기뼈는 엉덩뼈(ilium, 장골), 궁둥뼈(ischium, 좌골), 두덩뼈(pubis, 치골), 절구뼈(acetabular bone, 비구골)가 결합하여 외측에 절구(acetabulum, 관골구)를 형성한다. 절구뼈는 넓적다리뼈의 머리와 엉덩관절(hip joint, 고관절)을 형성한다. 두덩뼈(pubis)와 궁둥뼈(ischium)가 결합하여 폐쇄구멍(obturator foramen)을 형성하며, 이 구멍은 중량을 줄이는 역할과 폐쇄신경(obturator n.)과 혈관(vessels)의 통로가 된다.

- 엉덩뼈(ilium, 장골): 볼기뼈에서 앞등쪽부위에 위치한 가장 큰 뼈이고 대부분의 척추동물(어류 제외)에서 보인다.
- 궁둥뼈(ischium, 좌골): 볼기뼈에서 뒤쪽에 위치하며, 앉을 때 사용하는 뼈이다. 두덩뼈와 함께 폐쇄구멍을 형성한다. 엉덩뼈와 궁둥뼈의 등쪽부위에는 큰궁둥패임과 작은궁둥패임이 있어 궁둥신경(sciatic n.)과 혈관이 지나가는 통로가 된다. 두덩뼈와 함께 두덩결합(pubis symphysis)을 형성한다.
- 두덩뼈(pubis, 치골): 볼기뼈에서 가장 작은 뼈이며 좌우 두덩뼈가 두덩결합을 한다. 골반의 앞배쪽에 위치해 있다. 궁둥뼈과 함께 폐쇄구멍을 형성한다.
  - 두덩결합(pubis symphysis)은 궁둥뼈결합(symphysis ischii)과 두덩뼈결합(symphysis pubis) 두 부분으로 구별할 수 있다.
- 넓적다리뼈(femur, 대퇴골): 가장 무거우면서 가장 긴 뼈인 넓적다리뼈(femur, 대퇴골)의 머리쪽은 볼기뼈의 절구오목(acetabular fossa, 관골구와)과 결합하여 엉덩관절(hip joint)을 형성한다. 머리쪽의 바깥부위에는 큰돌기(great trochanter)가 있고, 안쪽에는 작은돌기(lesser trochanter)가 있어 근육이 부착한다. 큰돌기와 작은돌기 사이에는 함몰된 돌기오목(trochanteric fossa, 전자와)이 존재한다. 먼쪽의 뒤쪽에는 2개의 관절융기(condyle)가 있으며 안쪽은 안쪽관절융기(medial condyle), 바깥은 가쪽관절융기(lateral condyle)고 하고, 관절융기의 중간은 융기

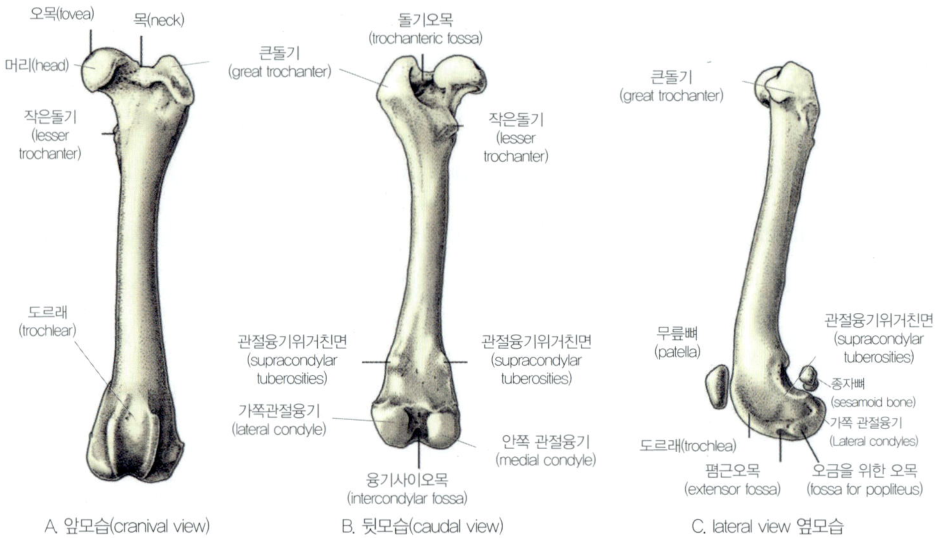

| 그림 2-30 | 넓적다리뼈(femur)
출처: textbook of veterinary anatomy. 4th ed. dyce, sack, wensing. saunders 2009 pp89 Coxofemoral Luxation | Veterian Key

사이파임(intercondylar notch, 과간절흔)이라고 한다. 먼쪽의 앞쪽에는 도르래(trochlea, 활차)가 있어 정강뼈, 종아리뼈와 함께 무릎관절(stifle joint, knee joint, 슬관절)을 형성하며 이 관절은 다리의 앞부분에 위치하고 흉부의 높이와 유사하다. 무릎뼈는 도르래(trochlear) 사이에 있는 도르래고랑(trochlear groove, 활차구)에 위치한다.

- 무릎뼈(patella, 슬개골): 무릎뼈는 신체에서 가장 큰 종자골이며, Patella 또는 Kneecap으로 불린다. 무릎뼈는 무릎의 앞쪽에 위치하여 무릎관절을 펴는 역할을 하고, 대퇴골의 힘줄에 더 큰 접촉면을 제공한다. 무릎관절의 뒷부분에는 장딴지근머리종자뼈(fabella, 비복근두종자골)가 안쪽과 가쪽관절융기(medial & lateral condyle) 각각의 위에서 관절결합하며 장딴지근의 머리쪽부위에 박혀 있다.
- 정강뼈(tibia, 경골), 종아리뼈(fibula, 비골): 정강뼈와 종아리뼈는 종아리를 구

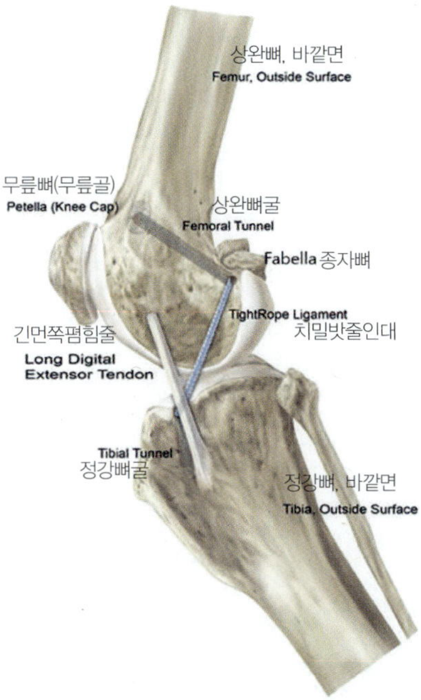

무릎뼈(patella)
장딴지근머리종자뼈(fabella)

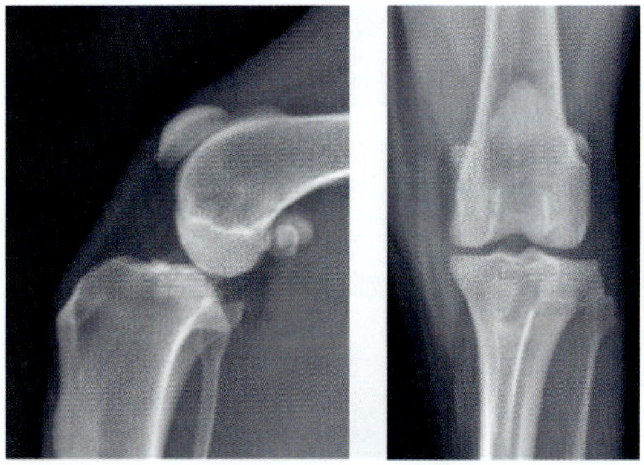

무릎관절 x-ray 사진

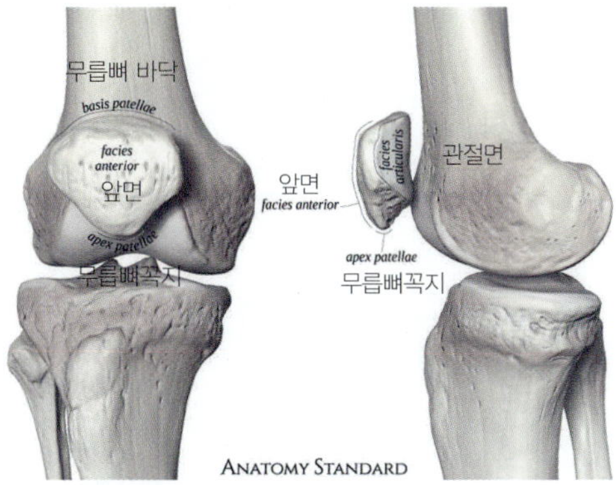

무릎관절 내 무릎뼈의 위치(앞, 옆)

| 그림 2-31 | 무릎뼈(patella)

출처: Cranial Cruciate Ligament Rupture in Rottweilers - Total Rottweiler Magazine
the stifle - SA 낱말 카드 | Quizlet
Patella (the Knee Cap) (anatomystandard.com)

성하는 뼈로서 정강뼈가 안쪽에 위치하고 종아리뼈가 가쪽에 위치한다.

- 정강뼈(tibia, 경골): 종아리(crus; 무릎~발가락 사이의 뼈와 연조직 포함)를 구성하는 주요 뼈로 안쪽의 정강뼈가 가쪽의 종아리뼈보다 폭이 넓다. 정강뼈의 머리 부분에는 안쪽과 가쪽정강융기(medial & lateral condyle, 내측 & 외측과), 융기사이융기(intercondylar eminence), 정강뼈결절(tibial tuberosity)이 모두 존재한다. 큰정강뼈결절에는 무릎뼈인대가 부

착한다. 먼쪽에는 안쪽과 가쪽복사뼈(medial & lateral malleolus, 내&외측과), 달팽이(cochlea, 와우)가 존재한다. 정강고원(tibial plateau)은 뒤쪽에서 앞쪽으로 기울어져 있으며, 정강뼈의 앞쪽에 정강뼈결절(tibial tuberosity, 경골조면)의 바깥측면에 있는 폄고랑(extensor groove, 신전구)은 셋째종아리근(fibularis tertius m., peroneus tertius, 제삼비골근)을 위한 통로를 제공한다. 정중선의 뒤쪽부위에 오금패임(poplliteal notch)이 있어 혈관이동경로를 제공한다. 정강뼈는 몸쪽, 골간능선(interosseous crest), 먼쪽부위에서 종아리뼈와 섬유관절결합을 한다. 정강뼈의 달팽이(cochlea)는 목말뼈(talus, 거골)의 도르래와 연결되어 발목

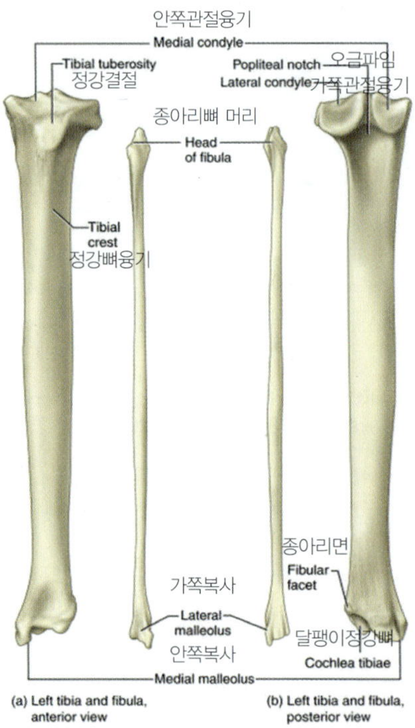

정강뼈와 종아리뼈의 (a)앞쪽 (b)뒤쪽 모습

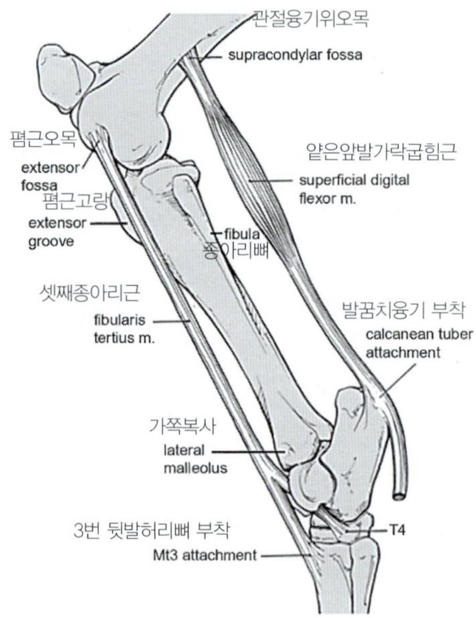

정강뼈의 무릎관절, 발목다리관절 모습

| 그림 2-32 | 정강뼈(tibia)와 종아리뼈(fibula)

출처: Tibia - an overview | ScienceDirect Topics
Part 3: Distal Pelvic Limb - Dissection Lab Guide for Ungulate Anatomy (umn.edu)

다리관절(talocrural joint, ankle joint, 족관절)를 형성한다.

- 종아리뼈(fibula, 비골): 정강뼈와 관절을 이루는 길고 가는 뼈로 근육부착부위로도 사용된다. 가느다란 뼈로서 신체를 지지하지 못한다. 종아리뼈의 먼쪽에 가쪽복사뼈(lateral malleolus)가 있으며, 가쪽복사뼈에는 고랑이 존재하여 짧은종아리근(peroneus brevis m.)의 힘줄이 통과할 수 있게 한다.
- 뒷발목뼈(tarsus, tarsal bone, 족근골, hock): 뒷발목(tarsus, 족근)은 7개의 뼈로 구성되어 있으며, 목말뼈(talus, 거골), 발꿈치뼈(calcaneus, 종골), 중심뒷발목뼈(central tarsal bone, 중심족근골), 뒷발목뼈(tarsal bone, 족근골) 1st~4th로 구성되어 있다.
- 목말뼈(talus, 거골): 정강뼈와 관절결합을 하고 눈에 띄는 능선을 가지고 있다. 발목관절(talocrural joint, 거퇴골관절)은 목말뼈의 도르래와 정강뼈의 달팽이고랑이 결합된 것이다. 발목관절은 시상면(sagittal plane)에서 약 25° 비틀려 있어 달릴 때 뒷다리가 앞다리의 바깥으로 지나갈 수 있게 한다.
- 뒷발꿈치뼈(calcaneus, 종골): 뒷발목뼈에서 가장 크고 뒷발꿈치힘줄의 삽입역할을 한다. 목말뼈, 정강뼈, 종아리뼈와 함께 발목관절(hock joint)을 형성한다. 뒷발꿈치뼈 거친면의 바닥안쪽은 목말받침돌기(sustentaculum tali, talar shelf, 거골지지대)가 있고, 목말뼈의 발바닥면과 겹쳐져 깊은발가락굽힘힘줄(deep digital flexor tendon, 심지굴건)을 지지하는 선반모양의 돌기이다. 목말받침돌기의 발바닥면에는 가쪽발가락굽힘근(flexor digitorum lateralis, 외측지굴건)의 힘줄을 위한 홈이 있다. *뒷발목관절(hock joint, ankle joint) = tibia, fibular + talus, calcaneus
- 중심뒷발목뼈(central tarsal bone, 중심족근골): 목말뼈와 뒷발목뼈 1~3번 사이에 위치한다.

- 뒷발목뼈(tarsal bone, 족근골): 4번은 크고, 뒷발목뼈는 뒷발꿈치뼈, 뒷발허리뼈와 관절연결한다.

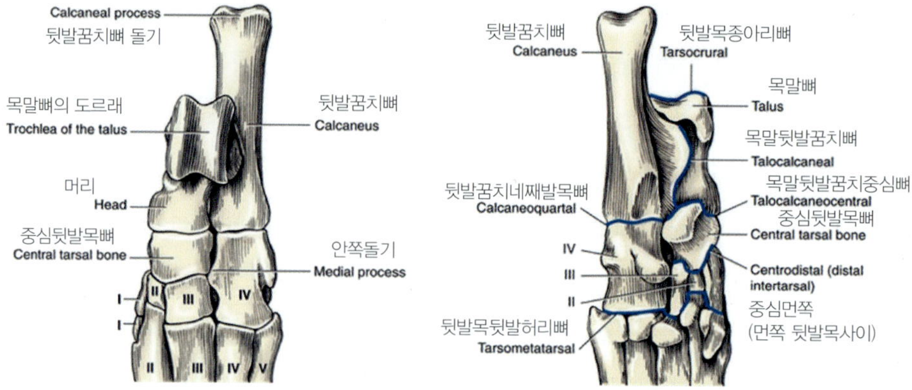

좌측 뒷발목뼈(left tarsus, dorsal aspect)　　뒷발목 관절(tarsal joints, plantar aspect)

| 그림 2-33 | 뒷발목뼈(tarsus, tarsal bone)
출처: Tarsus and Metatarsus | Veterian Key

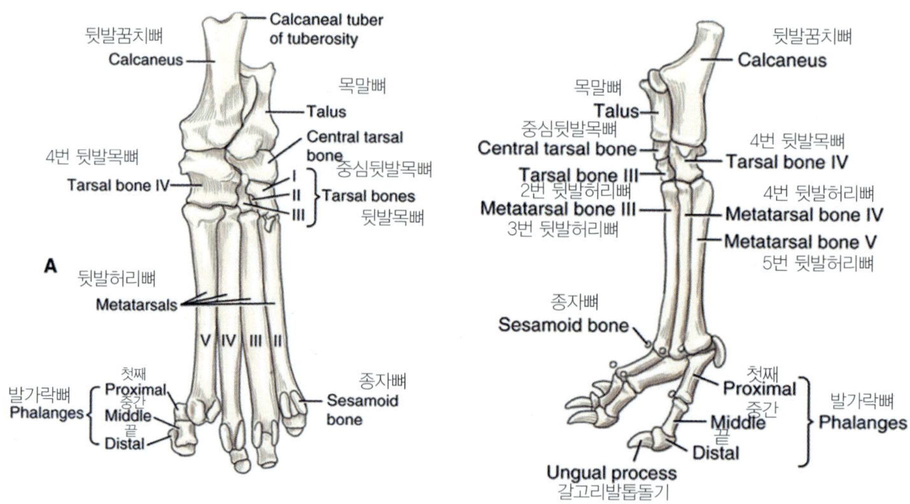

개 왼쪽 뒷발의 발바닥쪽 모습 (skeleton of the left plantar hindpaw of dog)　　개 뒷발의 왼쪽등쪽 모습 (skeleton of left dorsal hindpaw of dog)

| 그림 2-34 | 뒷발목뼈, 뒷발허리뼈, 발가락뼈(tarsus, metatarsus, phalanx)
출처: Canine Anatomy | Veterian Key

- 뒷발허리뼈(metatarsus, metatarsal bone 중족골): 앞발허리뼈와 유사하게 뒷발허리뼈는 5개의 뼈로 구성되어 있으며, 첫번째 뒷발목허리뼈는 짧고, 체중지지의 역할을 하지 않으며, 며느리발톱(dewclaw, 뒷발가락뼈)를 형성한다. *뒷다리의 첫번째 뒷발허리뼈와 뒷발가락뼈(며느리발톱)는 종종 퇴화하거나 결여되어 있다.
- 뒷발가락뼈(phalanx, digit, 지골): 앞발가락뼈와 유사하게 첫마디뼈(proximal phalanx, 근위지골, 기절골), 중간마디뼈(middle phalanx, 중지골, 중절골), 끝마디뼈(distal phalanx, 원위지골, 말절골)인 3개의 뼈로 구성되어 있다. 예외적으로 첫번째 발가락뼈는 첫마디뼈와 끝마디뼈 2개로만 구성되어 있다. 끝마디뼈는 갈고리발톱돌기(ungula process, 조돌기)가 되어 발톱을 구성하게 된다. 뒷발허리뼈(metatarsal bone, 중족골)와 첫마디뼈(proximal phalanx)의 관절에는 종자뼈가 등쪽에는 1개, 배쪽에는 2개씩 존재한다. 첫번째 뒷발허리발가락관절(metacarpophalangeal joint)에는 1개 존재한다. 종자뼈는 힘줄 안에 박혀 있는 작은 뼈로 앞발허리발가락관절(metacarpophalangeal joint)과 뒷발허리발가락관절(metatarsophalangeal joint)에서 가장 흔하게 발견된다. 이 뼈들은 마찰을 줄이고 힘줄의 기계적 이점을 향상시킨다.

6) 특수뼈, 내장뼈(splanchnic bone)

- 음경뼈(os penis): 다른 뼈와 연결되지 않고 음경 내에 존재하는 뼈로서, 많은 포유류(영장류, 설치류, 육식동물)에서 발견되나 인간에서는 발견되지 않는다. 음경뼈는 교미에 중요한 역할(발기에 도움)을 하는 것으로 여겨지며, 잠재적으로 교미 중 삽입, 압박 또는 요도의 폐쇄방지에 도움이 될 수 있다. 개에서는 발견되나 고양이에서는 일부 수컷고양이에서 노령으로

귀두(glans)에서 골화된 작은뼈이다. 고양이 음경의 가시 유무는 거세(음경에 가시 없음)와 잠복고환(음경에 가시 있음)을 구분하는 데 도움이 된다. 고양이 거세 시에는 음경가시가 퇴행하고 음경뼈는 퇴행하지 않는다.

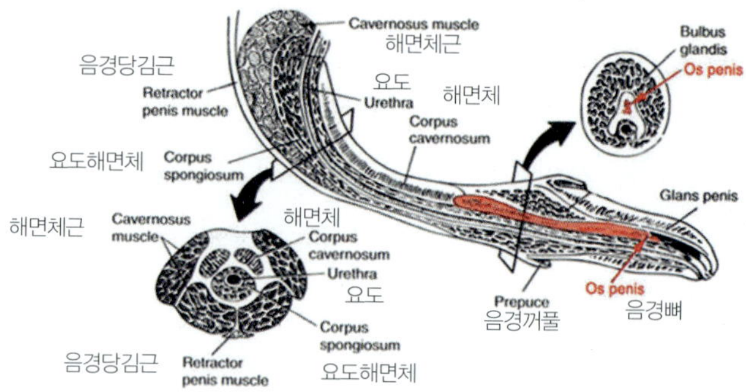

개의 음경뼈(os penis of dog)

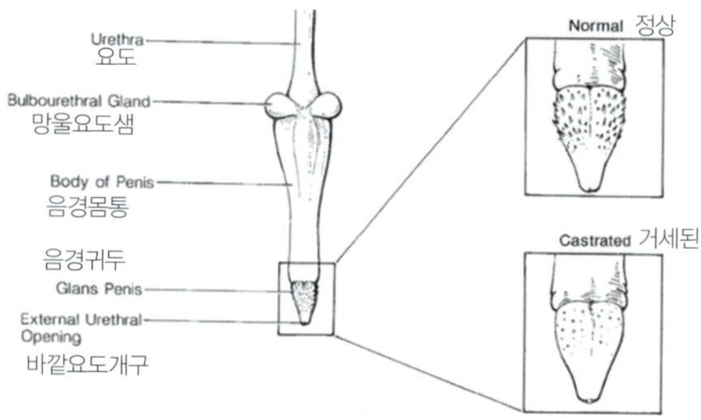

고양이 거세시 음경가시의 변화(change of penile spines in normal or castrated male cat)

| 그림 2-35 | 음경뼈 (os penis)

출처: https://veteriankey.com/penis-and-prepuce/
https://veteriankey.com/male-reproduction/

• 심장뼈(os cordis): 심장의 섬유골격에서 발견되는 작고 때로는 짝을 이루는 뼈로서 소, 양, 사슴과 같은 대형 포유류에서 흔하다. 정상적이라면 인간에게서는 발견되지 않는다. 심장뼈는 크기와 모양, 수가 다양하다. 심장

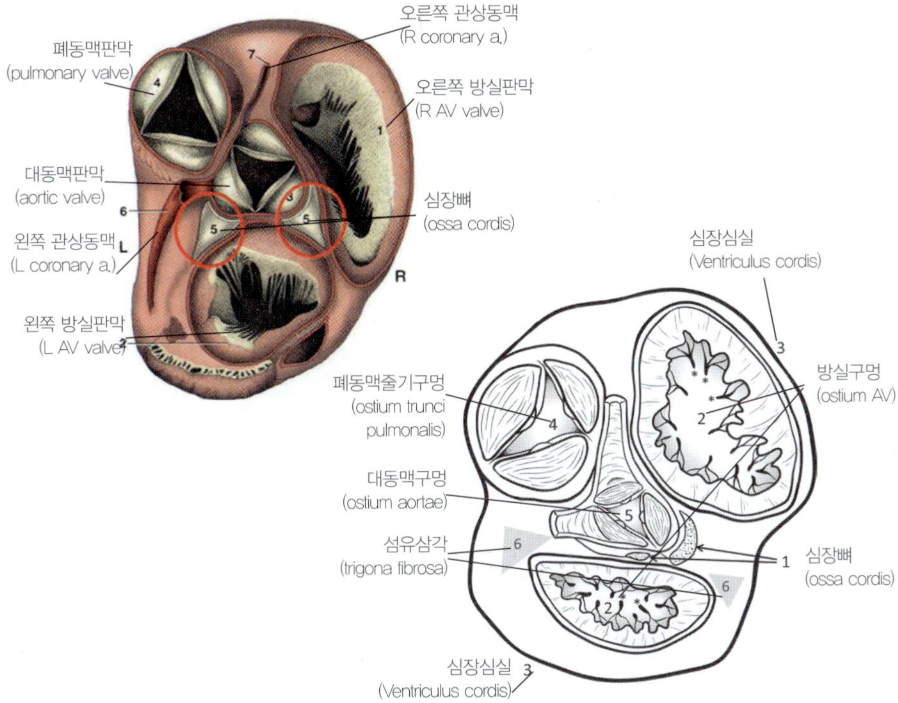

소 심장에서 심장뼈 위치 (figure of bovine heart)

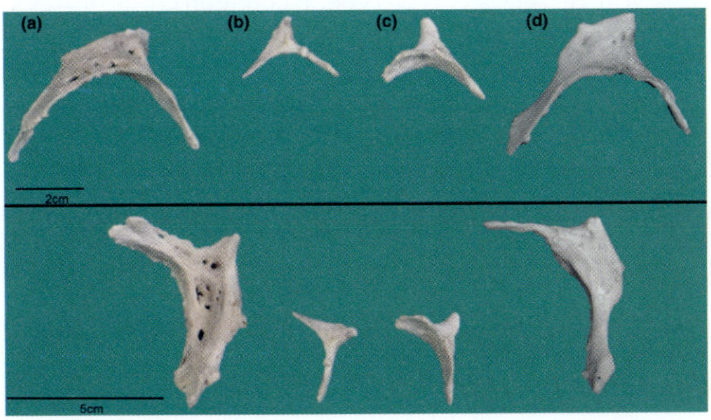

(a): dextrum (R. heart)

(b): sinistrum (L. heart)

다른 소의 심장뼈

(c): sinistrum

(d): dextrum

성체 소에서 심장뼈 모습 (picture of ossa cordis in adult bovine)

| 그림 2-36 | 심장뼈 (os cordis)

출처: Comparative Anatomy (Cardiovascular System) - YouTube
Anatomy, histology, development and functions of Ossa cordis: A review - Best - 2022 - Anatomia, Histologia, Embryologia - Wiley Online Library

의 구조적 지지와 심장수축을 돕고 잠재적으로 전기전도에 역할을 할 것으로 추정하고 있다.

- 기타 : 포유류에서는 귓속뼈(ear ossicles; malleus, incus, stapes, 이골), 혀뼈장치(hyoid apparatus, 설골장치)가 있다. 귓속뼈와 혀뼈장치는 다른 뼈와 관절을 하지 않는다.

3. 뼈의 형성

뼈는 중간엽(mesenchyme)에서 유래(힘줄, 인대도 중배엽 유래)하며, 조밀한 세포집합체인 둥지(nidus, 핵)를 형성하여 뼈발생세포(osteogenic cell, 골원세포)가 된다. 일부 뼈발생세포는 유사분열로 뼈모세포(osteoblast, 조골세포)가 되어 1차골화중심을 형성하여 섬유성단백질(type 1 collagen)을 분비함으로써 세포바깥바탕질(extracellular matrix, ECM, 세포외기질)을 형성하며, 혈류와 간질액으로부터 공급받은 칼슘을 ECM에 축적시킨다. 뼈모세포는 스스로 골소강을 둘러싸고 뼈세포(osteocyte, 골세포)로 재구성되어, 세포외기질을 계속 발달시켜 뼈잔기둥(trabeculae, 골소주)를 형성한다. 해면뼈는 일차뼈되기 중심의 어느 방향으로든 성장할 수 있으므로 골막을 침범하여 치밀뼈를 형성한다. 혈관은 뼈잔기둥 사이를 채우고 골수를 형성한다. 뼈의 형성과정은 뼈형성(ossification, 골화) 또는 뼈발생(osteogenesis, 뼈신생)이라고 하며, 골화중심에서 시작되어 뼈가 성장하고 발달한다. 뼈의 성장과정에 따른 뼈형성은 뼈조직이 직접 뼈를 생성하는 막내뼈되기(intramembranous ossification, direct ossification, 막골화)와 연골조직이 뼈로 변화하는 연골속뼈되기(endochondral ossification, indirect ossification, 연골골화)가 있다. 긴뼈에서는 막골화와 연골골화가 일어나며, 납작뼈와 머리뼈, 골절시에서는 막골화만 일어난다.

- 막내뼈되기(intramembranous ossification, 막골화): 2번째 골형성(secondary ossification)이 일어나는 부위는 뼈끝(epiphysis, 골단)이라 하고, 이곳의 연골세포가 비대해지고, 연골세포 사이의 뼈바탕질(bone matrix)이 석회화(calcification)된다. 골단동맥(epiphysial artery)이 뼈발생세포(osteogenic cell)와 함께 형성중인 공간(뼈파괴세포(osteoclast)가 뼈를 녹여 골수공간을 형성한 공간)으로 자라 들어간다. 연골속뼈되기와 막내뼈되기로 만들어진 뼈는 성장이 멈출 때까지 합쳐지지 않는다. 성장이 중단되면 골단판(epiphysial plate)이 골유합을 통해 뼈로 대체되어 방사선 촬영이나 절단뼈에서 골단선(epiphysial line)으로 보인다.
- 연골속뼈되기(endochondral ossification, 연골골화): 연골(유리질연골 포함)은 중간부분에 칼슘염이 침착되면서 석회화(calcification)가 되고, 혈관이 발생되어 들어오면서 연골은 흡수되고 뼈로 대체되는 뼈형성이 진행된다. 뼈형성 중심부위를 초기골화중심(primary ossification center)이라 하며 이 부분이 자란 것을 뼈몸통(diaphysis)이라 한다. 뼈발생이 진행되면 뼈몸통(diaphysis)에서 성장이 일어난다. 척추뼈, 갈비뼈, 사지, 머리뼈의 기저부가 연골속뼈되기 과정으로 골화가 된다. 연골속뼈되기는 연골막뼈되기와 연골속뼈되기로 구분한다.
  - 연골막뼈되기(perichondral ossification, 연골막골화): 뼈가 형성되고 석회화되는 것은 막내뼈되기와 유사하다. 연골주변의 연골층에 위치한 뼈발생세포가 뼈모세포(osteoblast)로 분화하여 뼈몸통 중간부분에서 뼈집(bony sheath), 뼈막고리(periosteal collar, 골막깃)를 형성하고 뼈끝단으로 뼈형성이 진행되어 연골주위가 뼈막이 된다. 뼈막은 연골을 석회화하고, 혈관이 석회화 연골에 침범하며, 연골파괴세

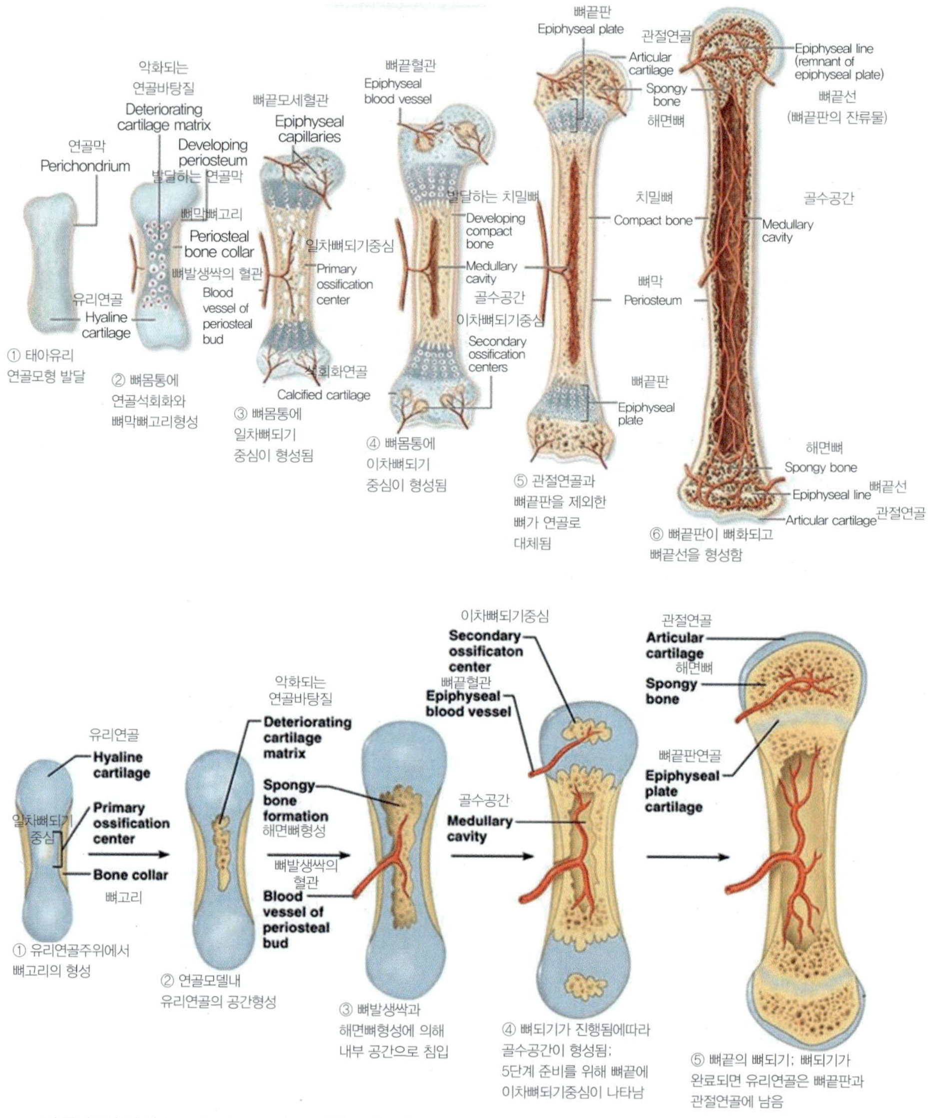

연골속뼈되기(endochonral ossification)

| 그림 2-37 | 뼈의 형성

출처: bone physiology and biology. springer. pp27-94 , Black, Cameron Russell Macgregor (2017) The use of translational models to assess potential novel strategies in bone tissue engineering. Doctoral Thesis, 325pp.

포(chondroclast)는 석회화된 연골을 제거(연골제거로 생긴 빈 공간은 결합조직과 모세혈관으로 채워짐)한다. 뼈모세포(osteoblast)는 혈관을 통해 속질공간에 도달하여 내부에서 스펀지형의 뼈조직을 형성한다. 이로써 적골수(red bone marrow)가 생성되며 조혈기관으로서 역할을 한다.

- 연골속뼈되기(endochondral ossification 연골내골화): 긴뼈의 뼈몸통(diaphysis)과 뼈끝단(epiphysis) 사이 몸통쪽과 먼쪽의 뼈몸통끝(metaphysis)에는 석회화된 연골이 있다. 이 뼈몸통끝을 뼈끝단 성장판이라 부른다. 이 성장판은 종방향 성장(키 성장)에 중요한 역할을 한다. 뼈막고리는 뼈를 둘러싸고 뼈형성 부위에서는 연골의 방사형 성장을 억제(위아래 성장으로 제한)한다. 연골세포의 유사분열과 반대로 종방향 성장의 기초를 형성한다. 뼈몸통끝 연골의 연골속뼈되기는 여러 부위에서 발생한다. 성장판에 인접한 연골세포는 유리질연골 전체에 널리 위치하며 분열하지 않는다. 이 구역에 인접한 뼈속질공간(medullary cavity, 골수강) 부위는 연골세포가 활발하게 분열하는 넓은 증식구역이다. 골주위고리의 기계적 영향으로 성숙연골세포 구역의 성숙연골세포가 명확한 열을 형성하게 된다. 연골세포가 퇴화하면서 수분흡수와 세포간물질의 석회화로 부피가 증가한다. 연골파괴세포는 석회화된 연골을 흡수하고, 세포사이기질이 미네랄로 포화되고 뼈화된다. 혈관이 침투하면서 뼈모세포도 연골흡수공간으로 들어가며 막내뼈되기로 새로운 골수를 생성한다.

• 딴곳뼈형성(heterotopic ossification, 이소골화): 골격 이외의 부위에 뼈조직이 형성되는 것으로 손상이나 수술 후에 발생할 수 있다.

〈연골 cartilage〉

연골은 무정형의 세포간물질인 글리코사미노글리칸(glycosaminoglycan; 콜라겐 섬유가 대표적인 구성성분임)으로 구성되어 있다. 연골은 친수성의 화학구조(글리코사미노글리칸이 물과 결합 가능)로 탄력성과 유연성이 높다. 연골에는 혈관과 신경이 없어 주변 결합조직, 활막 또는 연골밑뼈에 위치한 혈관에서 바탕질(matrix)을 통해 확산방식으로 영양분을 공급받는다. 연골은 내장된 섬유의 품질에 따라 유리연골(hyaline cartilage), 탄력연골(elastic cartilage), 섬유연골(fibrous cartilage)로 구분한다. 유리연골은 긴뼈의 관절끝, 갈비뼈끝, 후두일부, 기관에서 관찰된다. 탄력연골은 후두덮개, 귀의 내부 지지대를 형성한다. 섬유연골은 턱관절의 추간판, 반월판, 관절디스크를 형성한다. 노화시 연골은 칼슘염의 축적으로 골화될 수 있다. 예로, 고양이의 늑골연골이나 반월상 연골에서 뼈형성이 종종 발생한다.

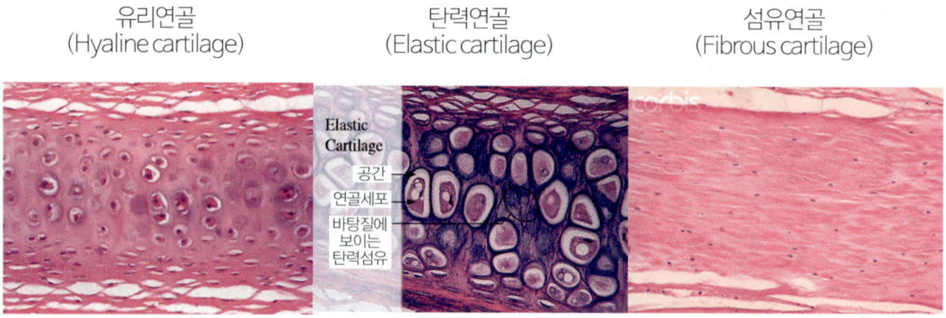

다양한 크기의 연골로 구성된 성숙한 유리연골조직
- 코, 후두부, 기관, 기관지

연골세포가 주로 분포하는 곳에 탄력섬유가 많이 분포함(유리연골+탄력섬유)
- 바깥귀길, 후두덮개

제1형 아교섬유가 많이 존재
- 척추사이원반, 무릎반달

| 그림 2-38 | 연골의 종류(type of cartilages)

출처: [조직학 이야기] 연골조직(Cartilage .. : 네이버블로그 (naver.com)

〈연골 형성 chondrogenesis〉

연골은 중간엽 결합조직에서 유래하며, 연골주위세포 중의 하나인 섬유모세포(fibroblast, 섬유아세포)가 연골모세포(chondroblast, 연골아세포)로 분화하여 물(70%), 콜라겐 또는 탄력 섬유, 글리코사미노글리칸을 포함하는 연골바탕질을 생성한다. 연골 주위 연골모세포의 증식으로 연골성장이 이뤄지며, 덧붙이성장(appositional growth, 부가성장)은 연골막에 위치하는 연골모세포가 연골세포로 분화하고 연골세포의 수 증가, 연골세포가 연골바탕질을 합성 및 분비하여 새로운 연골을 생성한다. 사이질성장(interstitial growth, 간질성장)은 연골바탕질 내 연골세포가 세포분열하여 딸세포수가 증가하여 연골 내부에서 바탕질물질을 형성한다.

4. 관절(joint) / 관절학(arthrology)

관절은 2개 이상의 뼈가 연결되어 이루어지는 구조를 말하며, 신체구조를 지지하고, 부드럽게 움직이게 하며, 움직임으로 인한 충격을 흡수하는 역할을 한다. 관절은 연골(cartilage), 관절주머니(joint capsule), 윤활막(synovial membrane), 인대(ligament), 힘줄(tendon), 근육(muscle) 등으로 구성된다. 관절은 가동성에 따라 윤활관절(synovial joint)과 비윤활관절(non-synovial joint)로 구분하며, 비윤활관절은 섬유관절(fibrous joint)과 연골관절(cartilaginous joint)로 구분한다. 윤활관절(synovial joint)은 뼈의 끝단에 연골이 덮여 있으며, 이 관절부위는 관절주머니(synoval capsule, 관절낭)로 덮여 있고, 안쪽에는 윤활막(synovial membrane)이 윤활액(synovial fluid)을 윤활공간(synovial cavity)으로 분비하여 윤활작용과 영양소공급의 기능을 하며, 관절주머니의 바깥에는 인대(ligament)가 둘러싸고 있고, 내부의 십자인대(cruciate ligament)는 강력한 관절결합을, 섬유연골성원반(fibrocartlaginous disc) 또는 관절반달(meniscus)는 운동반경을 넓게 하고 충격을 흡수한다.

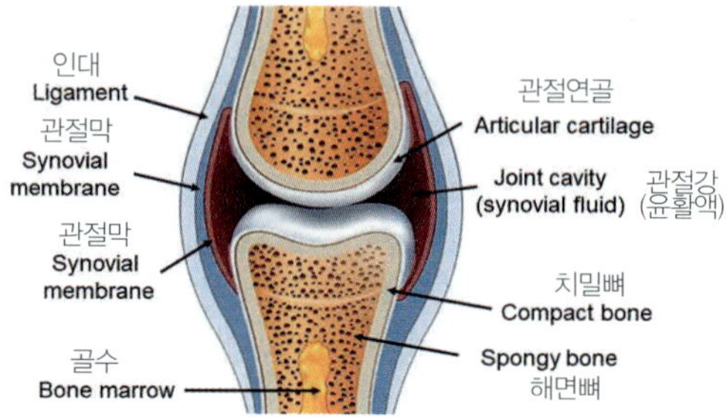

| 그림 2-39 | 관절의 구조(structure of joint)

출처: https://www.timtamperformance.com/blogs/main/joint-health-why-is-it-important

인대 (ligament)	섬유조직결합으로 뼈에 강하게 붙어 있어 관절이 탈구되는 것을 막는다. 인대에는 혈액공급이 적어 찢어질 때(염좌) 치유가 느리다.
유리연골 (hyaline cartilage)	뼈의 끝부분에서 관찰되는 부드럽고 단단한 구조이며 뼈끝을 보호하고 관절 움직임을 부드럽게 하며 윤활액 흡수도 한다.
섬유연골 (fibrous cartilage)	무릎관절의 반월상연골과 같이 부드러운 연골로서 신체를 지지하고 관절의 충격을 완화한다. 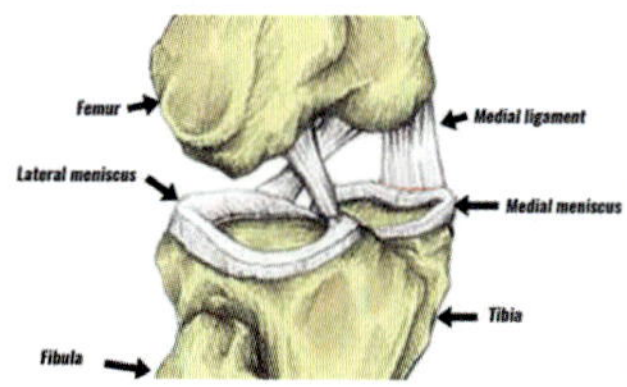
관절주머니 (synovial capsule)	윤활관절을 둘러싸고 있는 단단한 섬유조직구조이며 관절을 강화하고 관절막 내부를 보호한다.
윤활주머니 (bursa)	윤활주머니는 모든 윤활관절구조에서 발견되는 작은 액체 주머니이고, 힘줄과 뼈 사이에 위치하며 뼈 위의 힘줄이 미끄럽게 움직이게 한다. 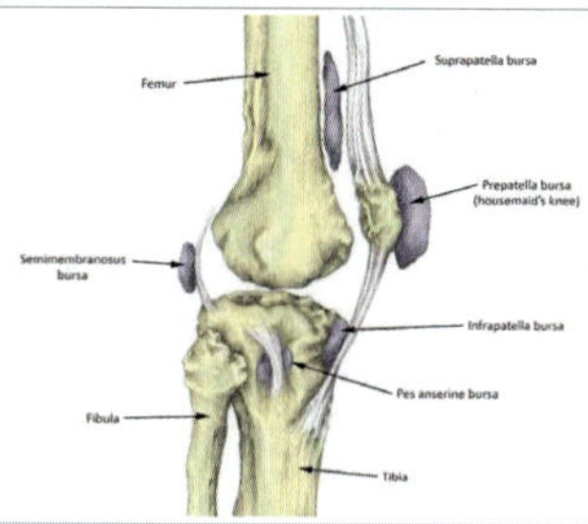

출처: https://www.sportsinjuryclinic.net/knee-pain/acute-knee-injuries
https://www.sportsinjuryclinic.net/anterior-knee-pain/infrapatellar-bursitis

섬유관절(fibrous joint)은 움직임이 없는 관절(synathrosis, 부동관절)로서 머리뼈(suture, 봉합), 치아–잇몸 관절, 노뼈–자뼈 관절이 대표적이다. 연골관절(cartilaginous joint)은 제한된 움직임이 가능하며, 연골결합(synchondrosis)과 섬유연골결합(symphysis)으로 나눌 수 있다. 연골결합은 유리질연골로 이루어진 긴뼈의 성장판(epiphyseal plates), 첫번째 흉골늑골관절(1st rib and sternum joint) 이 있으며, 섬유연결결합은 섬유질연골로 이루어진 두덩결합(pubic sym–physis, 치골결합), 척추사이원판(intervertebral disc, 추간판)이 대표적이다.

| 표 2-5 | 관절의 가동성에 따른 분류

구분	윤활관절 synovial joint	비윤활관절 non-synovial joint	
		섬유관절 fibrous joint	연골관절 cartilaginous joint
가동성	자유로운 움직임	움직임이 없음 (부동관절 synathrosis)	움직임이 없거나(synarthrosis) 거의 없음(amphiarthrosis)
부위	대부분의 관절	머리뼈, 치아-잇몸, 뼈사이인대 (ulna-radius)	(유리질연골) 긴 뼈의 성장판, 첫 번째 흉골늑골관절, (섬유질연골) 추간판, 두덩결합(pubic symphysis)
특징	관절낭 있음 자유로운 운동	관절낭 없음	관절낭 없음
	가동성 : 윤활관절 〉 연골관절 〉 섬유관절		

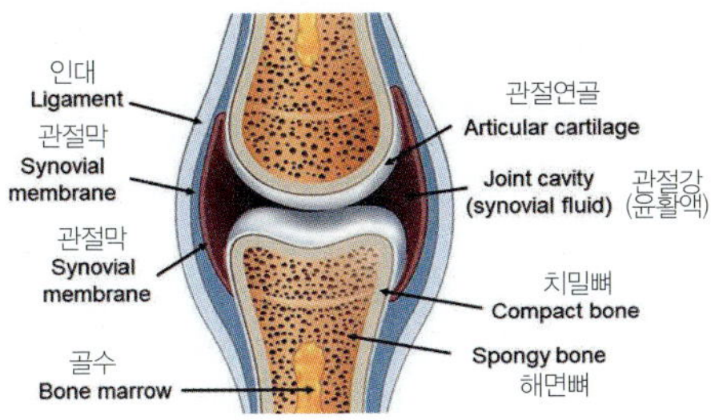

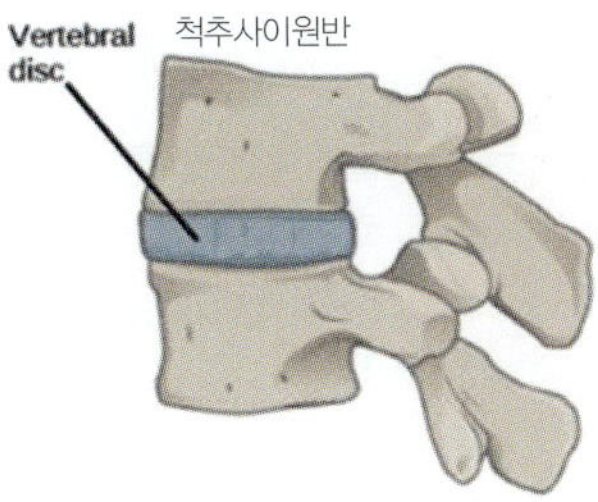

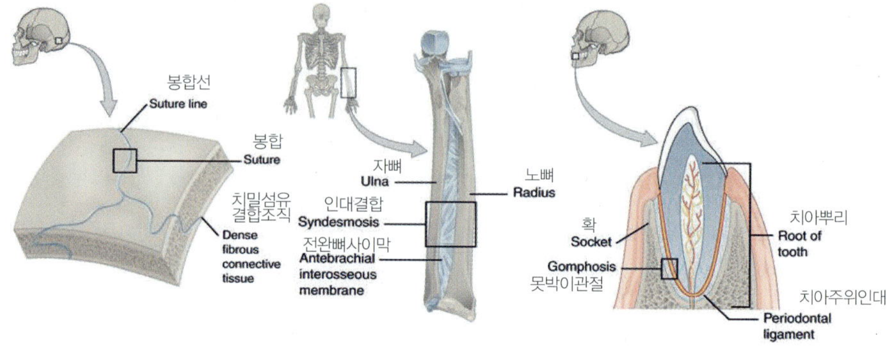

(a) 봉합(suture) (b) 인대결합(syndesmosis) (c) 못박이관절(gomphosis)

출처: https://www.sportsinjuryclinic.net/knee-pain/acute-knee-injuries
https://study.com/academy/lesson/fibrous-joints-structure-function-types.html
https://www.nursinghero.com/study-guides/boundless-ap/cartilaginous-joints

| 표 2-6 | 윤활관절의 움직이는 형태에 따른 분류

구분	설명	그림	관절부위
평면/미끄럼 관절 (plane/sliding joint)	관절면이 평평하거나 거의 평평하여 서로 미끄러지듯 움직임 -무축관절(non-axial joint)	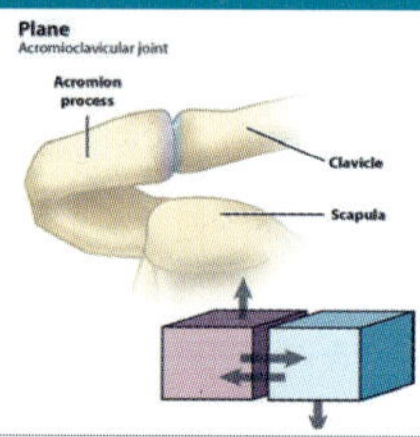	어깨빗장뼈 관절 (scapuloclavicular joint), 발목, 척추의 가로돌기 및 가시돌기
경첩관절 (hinge joint)	굽힘과 폄 -단축(single axis)	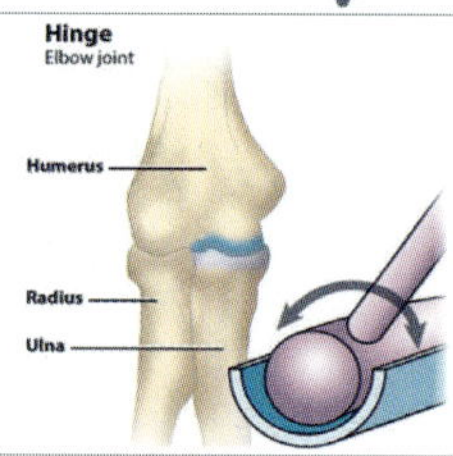	앞다리관절, 무릎관절, 앞다리뼈사이관절 (interphalangeal joints), 정강목말관절(tibiotalar joint)
중쇠/회전 관절 (pivot joint)	돌림축과 평행한 방향으로 운동발생 -단축(single axis)	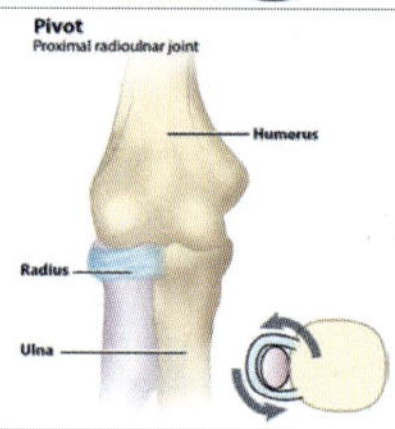	고리중쇠관절(C1-C2), 몸쪽노자뼈관절 (proximal radioulnar joint)

구분	설명	그림	관절부위
타원관절 (ellipsoid joint)	굽힘과 폄, 벌림과 모음 - 이축(biaxial joint)	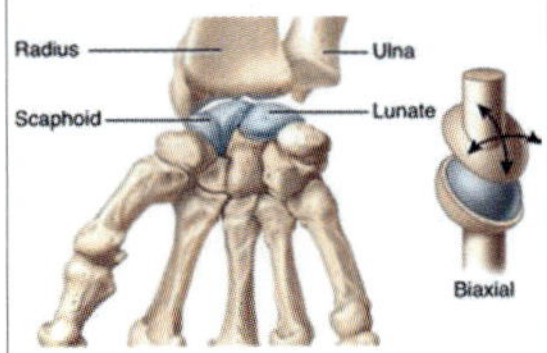	앞발목관절, 무릎관절, 앞발허리발가락관절(metacarpophalangeal joints), 뒷발허리발가락관절(metatarsophalangeal joint)
융기관절 (condyloid joint)	두 개의 뼈가 둥글고 볼록한 표면에서 관절을 이룸 - 굽힘과 폄, 좌우 움직임 - 회전은 안됨(절구공이 움직임)	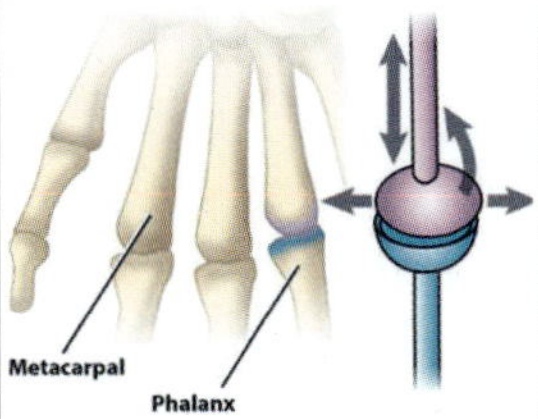	관자아래턱관절, 앞발목관절, 앞발허리발가락관절(metacarpophalangeal joint), 뒷발허리발가락관절(metatarsopalangeal joint)
안장관절 (saddle joint)	두 개의 뼈가 서로 오목하고 볼록하여 두 평면에서 움직일 수 있는 활공관절 굽힘과 폄, 벌림과 모음 -이축(biaxial joint)	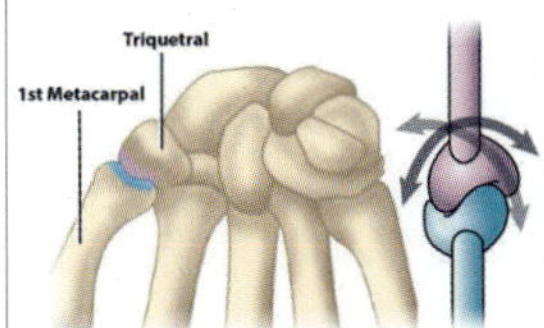	앞발목발허리뼈관절(carpometacarpal joint), 복장빗장뼈(sternoclavicular joint) 모루복사뼈관절(incudomalleolar joint(middle ear), 뒷발꿈치입방관절(calacaneocuboid joint, heel joint)
절구공이관절, 구형관절 (ball & socket/spheroid joint)	절구와 공이의 구조로 다양한 움직임이 가능 -뭇축/다축(multiaxial/mixed joint)	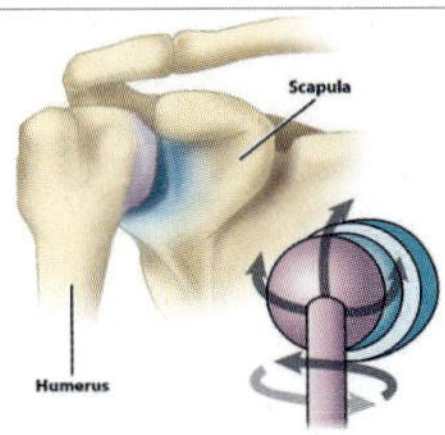	엉덩관절, 어깨관절

출처: https://med.libretexts.org/Bookshelves/Anatomy_and_Physiology/Human_Anatomy_%28Lange_et_al.%29/07%3A_Joints/7.03%3A_Synovial_Joints
https://www.slideshare.net/slideshow/wrist-i-carpometacarpalpptx-251678069/251678069

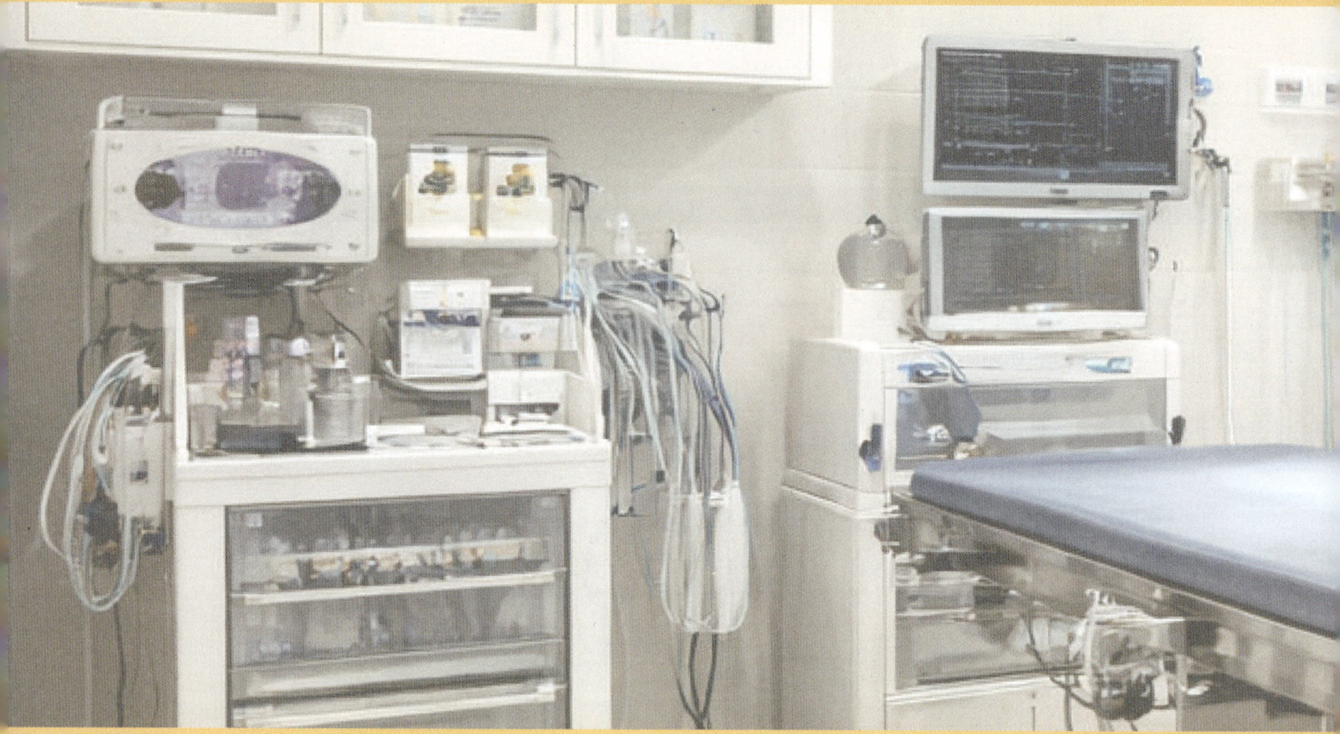

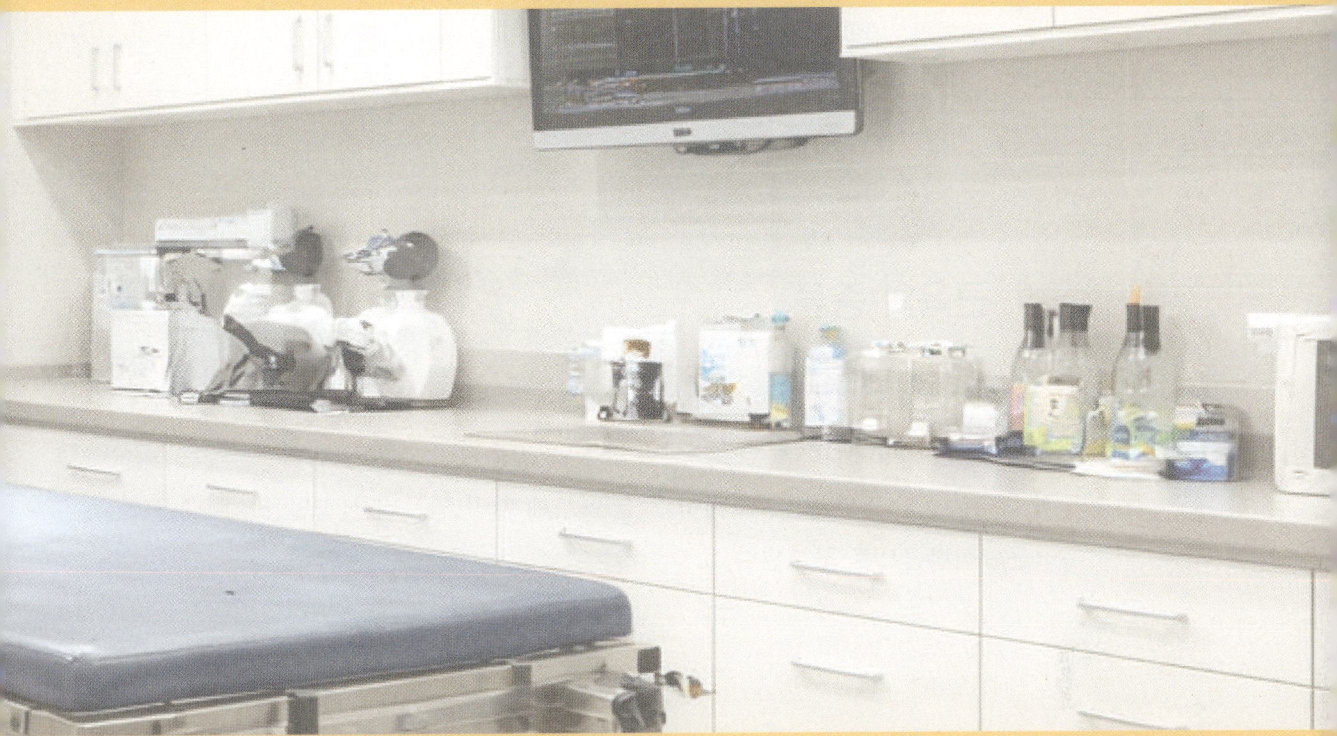

chapter 3

근육계

학습목표

1. 근육계통의 구조와 기능을 이해하고 설명할 수 있다.
2. 민무늬근, 뼈대근, 심장근의 구조적 특징과 기능적 차이를 비교·설명할 수 있다.
3. 근육수축의 기본구조(근원섬유마디, 액틴·미오신)와 수축기전을 단계별로 설명할 수 있다.
4. 근육의 형태와 이는곳(origin)·닿는곳(insertion)의 개념을 이해하고 실제 근육에 적용할 수 있다.
5. 머리, 몸통, 앞다리, 뒷다리 근육의 주요근육을 구분하고 설명할 수 있다.

1. 근육의 종류

동물의 몸속에는 다양한 근육이 존재하며, 이들은 움직임뿐만 아니라 호흡, 혈액순환, 소화, 배뇨, 분만 등 생명 유지에 필수적인 역할을 한다. 근육은 구조적 특징, 신경 지배 방식, 의지적 조절 여부에 따라 민무늬근(평활근), 뼈대근(골격근), 심장근으로 구분된다.

1) 민무늬근(평활근, smooth muscle)

민무늬근은 이름 그대로 가로무늬(striation)가 없는 매끄러운 근육으로, 현미경으로 보면 섬유가 방추형(spindle shape)이며 핵이 중앙에 하나 존재한다.

- **지배신경**: 자율신경계(교감신경, 부교감신경)에 의해 조절되므로 의지로 움직일 수 없는 불수의근이다.
- **위치**: 혈관벽, 소화관, 방광, 자궁, 기관지 등 내장의 벽을 이루며, 장기의 내용물을 밀어내거나 수축·이완을 반복하여 기능을 조절한다.
- **특징**
  - 수축속도는 느리지만 피로에 강하다.
  - 호르몬이나 신경전달물질, 국소 화학물질에도 반응한다.
- **예시**: 장 연동운동(peristalsis), 자궁수축, 방광배뇨 시 수축 등

2) 뼈대근(골격근, skeletal muscle)

뼈대근은 뼈에 붙어 몸의 자세를 유지하고 팔다리를 움직이게 하는 수의근으로, 의지에 따라 수축이 가능하다. 현미경상 가로무늬가 뚜렷하게 보인다.

- **지배신경**: 말초신경계의 체성신경(somatic nerve)에 의해 조절된다.
- **기능**: 신체의 능동적 움직임(보행, 자세 유지, 물건 잡기 등)과 열생성(체온유지)에 관여한다.
- **특징**: 수축속도가 빠르고 강한 힘을 낼 수 있다. 지속적인 활동에는 피로가 빠르게 누적된다. 정기적인 운동을 통해 근육량과 기능이 증가한다.
- **예시**: 사지근육(앞다리, 뒷다리), 목·몸통 근육, 씹기근육 등

3) 심장근(cardiac muscle)

심장근은 이름 그대로 심장벽을 이루는 근육으로, 구조적으로는 가로무늬근과 유사하지만 기능적으로는 자율신경계의 영향을 받는 불수의근이다.

- **형태**: 가지를 치는 구조로 서로 연결되어 있고, 각 세포는 개재판(intercalated disc)을 통해 강한 전기적·기계적 결합을 유지한다.
- **특징**
  - 규칙적이고 자동적인 수축을 지속하며 피로를 거의 느끼지 않는다.
  - 자극전도계(동방결절, 방실결절 등)를 통해 전체가 동시에 수축한다.
- **기능**: 혈액을 순환시키는 펌프 역할을 하며, 생명유지에 필수적이다.

2. 근육의 수축 기전

근육수축은 단순히 길이가 줄어드는 과정이 아니라, 미세한 단백질구조의 상호작용으로 일어나는 정교한 생리학적 과정이다. 이 과정을 이해하는 것은 해부학뿐만 아니라 생리학·약리학에서도 매우 중요하다.

1) 근육원섬유마디(sarcomere)와 필라멘트 구조

근육세포(근섬유, muscle fiber)는 여러 개의 근원섬유(myofibril)로 구성되며, 근원섬유는 다시 근육원섬유마디(근섬유분절, sarcomere)라는 반복단위로 이루어져 있다. 이 sarcomere가 근육수축의 기본단위이다.

- **액틴 필라멘트(actin filament)**: 얇고 가는 섬유.
- **미오신 필라멘트 (myosin filament)**: 굵고 짧은 섬유로, 중앙의 M선 부근에서 서로 마주본다.

이 두 필라멘트가 겹쳐 있는 부분이 A대(A band)이고, 액틴 필라멘트만 있는 부분이 I대(I band)이다. 중앙의 H대(H zone)는 수축시 점점 짧아진다.

2) 수축 과정(Sliding Filament Theory)

근육수축은 액틴과 미오신이 서로 미끄러지듯 이동하는 과정이다. 신경자극이 운동신경 말단에서 근섬유막으로 전달되면, 세포 내 칼슘(Ca^{2+})이 방출된다. 칼슘이 트로포닌(troponin)과 결합하면 트로포미오신(tropomyosin)이 이동하여 액틴의 결합부위가 노출된다. 미오신 머리가 ATP를 분해하여 에너지를 얻고, 액틴과 결합한 뒤 당기는 동작(power stroke)을 한다. 이 과정에서 필라멘트 자체의 길이는 변하지 않지만, 액틴이 미오신 사이로 끌려들어가면서 Sarcomere의 전체 길이가 줄어든다. 수축이 끝나면 칼슘이 다시 저장소(근소포체)로 이동하고, 근육은 이완한다.

수축 중 액틴·미오신의 길이는 변하지 않는다. 단지 서로의 위치관계가 변화하여 sarcomere 전체가 짧아진다. H대는 좁아지고 I대도 짧아진다.

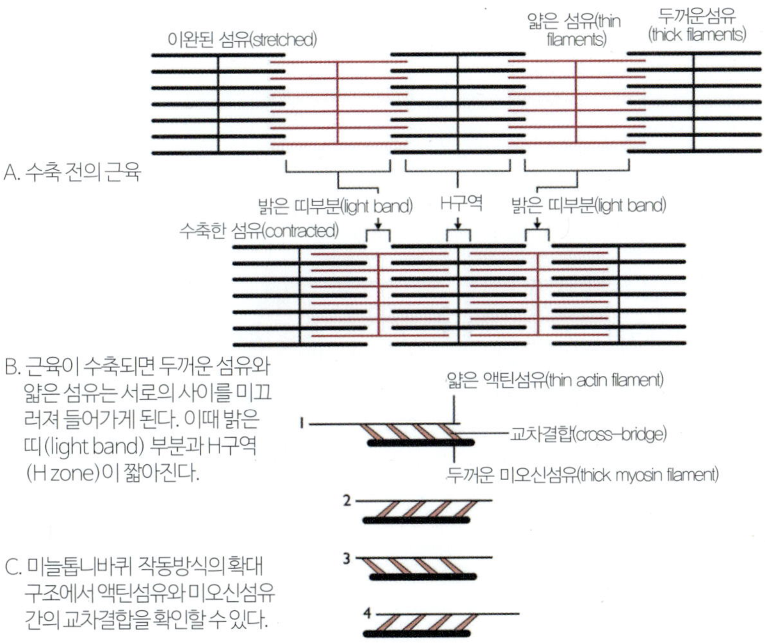

| 그림 3-1 | 가로무늬근의 액틴과 미오신에 의한 미늘톱니바퀴 작동방식(ratchet mechanism)
출처: INTRODUCTION TO VETERIANRY ANATOMY AND PHYSIOLOGY TEXTBOOK. 2nd EDITION

3. 근육의 기본형태

근육은 대부분 방추형(spindle-shaped) 구조를 가지고 있으며, 근육이 뼈에 부착되는 위치에 따라 기능과 명칭이 달라진다.

1) 방추근육

근육 중앙이 두껍고 양끝으로 갈수록 점점 가늘어지는 형태로, 힘을 효율적으로 전달하고 수축범위가 크다. 대부분의 사지근육이 이 형태를 가진다.

2) '이는곳'과 '닿는곳'

- **이는곳(origin)**: 근육이 시작되는 부위로, 일반적으로 몸쪽(proximal)이나 움직임이 적은 뼈에 부착된다.
- **닿는곳(insertion)**: 근육이 끝나는 부위로, 원위(distal)나 움직임이 큰 뼈에 부착된다. 근육이 수축하면 닿는곳이 이는곳 쪽으로 끌려오면서 관절운동이 일어난다.

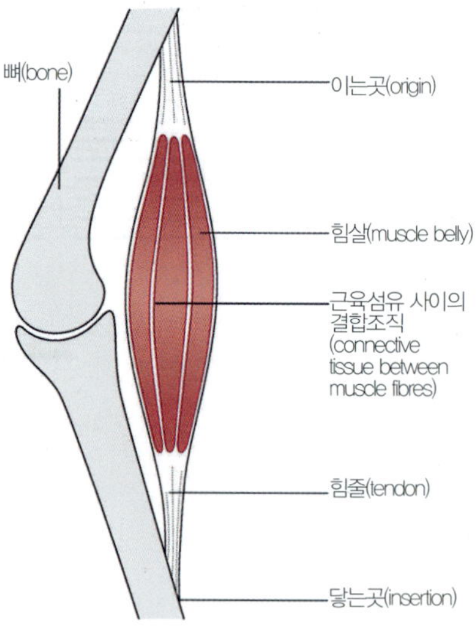

| 그림 3-2 | 근육의 기본구조

출처: INTRODUCTION TO VETERIANRY ANATOMY AND PHYSIOLOGY TEXTBOOK. 2nd EDITION

- **예시**: 상완두갈래근(biceps brachii m.)은 어깨뼈(이는곳)에서 시작하여 노뼈(닿는곳)에 닿으며, 수축시 앞다리굽이관절을 굽힌다.

> - **정리**: 근육계통의 기초를 이해하는 것은 이후 몸통·사지 근육의 위치와 작용을 배우는 데 필수적이다. 근육의 종류와 수축기전, 부착구조를 정확히 파악하면 각 근육의 기능과 동작원리를 더 쉽게 이해할 수 있다.

4. 근육의 명명법

1) 작용에 따른 근육의 명칭

- **굽힘근(flexor m.)**: 관절을 굽히는 근육
- **폄근(extensor m.)**: 관절을 펴는 근육
- **모음근(adductor m.)**: 수축하면 동점이 몸통축에 접근하게 되는 근육. 가쪽이 벌어진 다리를 정중면 쪽으로 움직이는 다리근육
- **벌림근(abductor m.)**: 동점을 몸통축에서 멀어지도록 하는 근육. 모음근과 반대작용을 한다.
- **엎침근(pronator m.)**: 관절축을 안쪽으로 돌리는 근육. 전완에서 자뼈의 긴축을 안쪽으로 돌려 앞발바닥이 뒤가쪽을 향하도록 하는 근육
- **뒤침근(supinator m.)**: 엎침근과 반대로 관절축을 가쪽으로 돌린다.

- 조임근(sphincter m.): 관 둘레를 좁혀주는 근육
- 확대근(dilator m.): 조임근과 반대로 관 둘레를 넓히는 근육
- 올림근(levator m.): 위쪽으로 끌어올리는 근육
- 내림근(depressor m.): 아래쪽으로 끌어당기는 근육
- 내밈근(protractor m.): 앞쪽으로 내미는 근육
- 당김근(retractor m.): 뒤쪽으로 잡아당기는 근육
- 긴장근(tensor m.): 근막을 팽팽하게 해주는 근육

2) 모양에 따른 근육명칭

- 긴근(longus m.): 예) 긴목근 longus coli m.
- 가장긴근(longissimus m.): 예) 허리가장긴근 longissimus lumborum m.
- 짧은근(brevis m.): 예) 짧은모음근 adductor brevis m.
- 넓은근(latissimus m.): 예) 넓은등근 latissimus dorsi m.
- 원근(teres m.): 예) 큰원근 teres major m.
- 둘레근(orbicularis m.): 예) 입둘레근 orbicularis m.
- 세모근(deltoid m.): 예) 세모근 deltoid m.
- 마름모근(rhomboid m.): 예) 목마름모근 rhomboid cervicis m.
- 등세모근(trapezius m.): 예) 등세모근 trapezius m.

3) 근육섬유와 힘줄 결합상태에 따른 근육명칭

- 방추근(fusiform m.): 방추형 근육으로 근육섬유 끝부분에 힘줄이 붙는다.
- 비스듬근(obique m.): 비스듬근은 근육섬유가 비스듬히 달려 힘줄에 붙는

근육으로 반깃모양근, 깃모양근, 뭇깃모양근이 이에 속한다.

- **두힘살근(digastric m.)**: 근육 중앙부분에서 힘줄이 있어 힘살을 2개 지는 근육으로 방추근 2개가 근육 끝부분에서 결합된 것이다.
- **뭇힘살근(polygastric m.)**: 힘줄 여러 개가 힘살 중앙부분에 간격을 두고 나눔힘줄을 이루고 있어 힘살이 여러 개로 나뉜 근육이다.

5. 머리근육

1) 얼굴표정근육

얼굴표정근육은 내재성 근육으로 눈꺼풀, 코, 입술, 귀와 볼을 움직이는 근육이다. 이 얼굴표정근육들은 7번 뇌신경인 얼굴신경의 지배를 받는다.

2) 저작근육

머리의 저작근육은 음식을 씹고 삼키는 과정에 관여한다.

(1) 깨물근(masseter m.)

- **이는곳**: 광대활(zygomatic arch)
- **닿는곳**: 아래턱뼈 가쪽의 깨물근오목(masseteric fossa)
- **작용**: 턱을 강하게 닫아 음식물을 분쇄한다.

(2) 관자근(temporal m.)

- **이는곳**: 머리뼈의 관자오목(temporal fossa)
- **닿는곳**: 아래턱뼈 갈고리돌기(coronoid process)
- **작용**: 깨물근과 함께 턱을 닫으며 강력한 교합력을 제공한다.

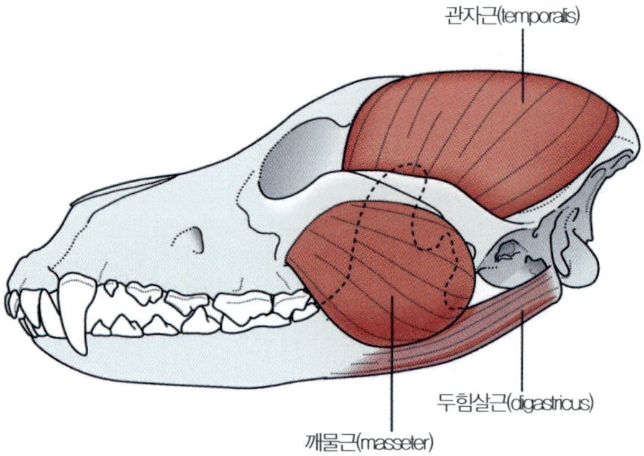

| 그림 3-3 | 씹을 때의 근육

출처: INTRODUCTION TO VETERIANRY ANATOMY AND PHYSIOLOGY TEXTBOOK. 2nd EDITION

(3) 안쪽 가쪽 날개근(medial & lateral pterygoids m.)

- **이는곳**: 머리뼈의 날개돌기
- **닿는곳**: 아래턱뼈 안쪽
- **작용**: 턱을 닫을 뿐만 아니라 좌우로 움직여 음식물을 잘게 부수는 데 도움을 준다.

(4) 두힘살근(digastricus m.)

- **이는곳**: 뒤통수뼈 목정맥구멍돌기(paracondylar process)

- **닿는곳**: 아래턱뼈 배쪽면
- **작용**: 턱을 여는 유일한 주요 근육으로, 입을 벌리는 역할을 한다.

3) 눈의 근육

안구바깥근(extraocular muscles)으로 불리기도 하는 눈의 외재성근육은 안와 속의 눈을 움직이는 데 관여하는 근육이다.

- **안구당김근(retractor bulbi m.)**: 시각신경을 감싸고 있는 원뿔모양의 근육으로 안구를 안와 속으로 당기는 역할을 한다.
- **곧은근(rectus m.)**: 등쪽, 배쪽, 안쪽, 가쪽의 네개의 근육으로 이루어져 있으며 공막에 닿는다. 등쪽곧은근은 안구를 위로 당기고, 배쪽곧은근은 안구를 아래로 당기며, 안쪽곧은근은 안구를 안쪽으로 당기고, 가쪽곧은근은 안구를 가쪽으로 당긴다.
- **빗근(oblique m.)**: 두 개의 빗근은 등쪽빗근과 배쪽빗근으로 이루어져 있으며, 안구를 시각축을 중심으로 회전시키는 역할을 한다.

6. 몸통근육

1) 축위근육(epaxial m.)

척추의 가로돌기 위쪽의 근육으로 엉덩갈비근과 가로가시근 등이 있다.

2) 축아래근육(hypaxial m.)

척추의 가로돌기 아래쪽의 근육으로 목과 척주 및 꼬리를 굽힐 수 있게 한다.

3) 가슴벽근육(muscles of the thoracic wall)

가슴벽근육은 호흡운동에서 중요한 역할을 한다. 흡기(들이쉬기)와 호기(내쉬기) 시 갈비뼈를 움직여 흉강의 부피를 조절하고, 폐가 원활히 팽창·수축하도록 돕는다.

(1) 바깥갈비사이근(external intercostal mm.)

- **이는곳**: 위쪽 갈비뼈 뒤모서리
- **닿는곳**: 아래쪽 갈비뼈 앞모서리
- **작용**: 들숨시 갈비뼈를 앞으로 당겨 흉강용적을 확장한다.

(2) 속갈비사이근(internal intercostal mm.)

- **이는곳**: 아래쪽 갈비뼈 앞모서리
- **닿는곳**: 위쪽 갈비뼈 뒤모서리
- **작용**: 날숨 시 갈비뼈를 뒤로 당겨 흉강 부피를 줄인다.

(3) 가로막(diaphragm)

가로막은 흉강과 복강을 나누는 돔 모양의 근육성 막으로, 호흡에서 중요한 주근육이다. 수축하면 아래쪽으로 내려가면서 흉강부피를 늘려 폐를 팽창시키고, 이완하면 다시 올라가 흉강을 줄인다.

- **구조**: 중앙부의 중심널힘줄(central tendon)과 이를 둘러싼 근육성 주변부로 구성된다.
- **작용**: 들숨시 흉강을 넓히고 복압을 높여 배압력유지에 기여한다.

| 표 3-1 | 가로막의 주요구멍과 통과 구조물

구멍	위치	통과 구조물
대동맥구멍(aortic hiatus)	오른다리와 왼다리 사이	대동맥, 홀정맥, 가슴림프관
식도구(esophageal hiatus)	대동맥구멍 아래쪽	식도, 미주신경
뒤대정맥구멍(caval foramen)	중심널힘줄 오른쪽	뒤대정맥

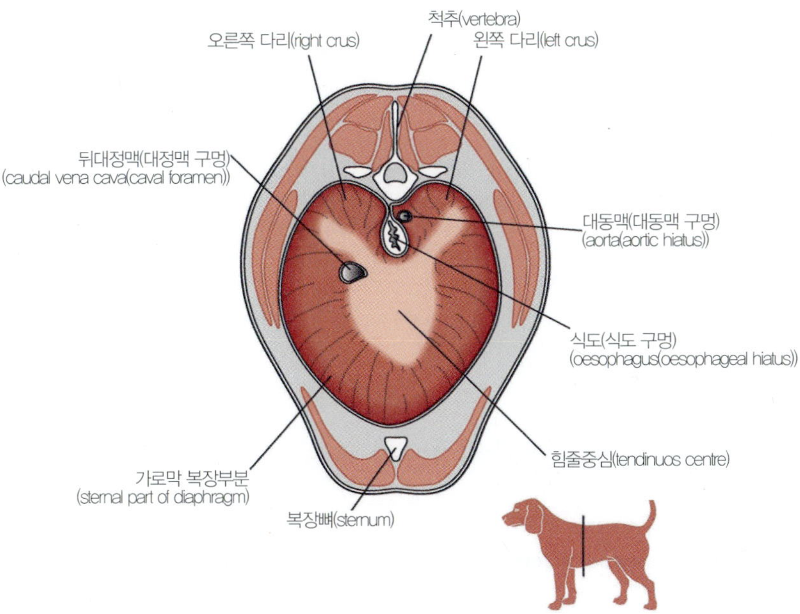

| 그림 3-4 | 가로막의 구조. 배 안에서 본 모습

출처: INTRODUCTION TO VETERIANRY ANATOMY AND PHYSIOLOGY TEXTBOOK. 2nd EDITION

4) 배벽근육(muscles of the abdominal wall)

배벽근육은 단순히 배를 감싸는 역할을 넘어, 내장을 지지하고 복압을 조절하며 자세유지에도 중요한 역할을 한다.

(1) 배바깥빗근(external abdominal oblique m.)

- **이는곳**: 갈비뼈 가쪽면
- **닿는곳**: 백선(linea alba), 샅인대, 두덩앞인대
- **작용**: 복압을 높이고 척추를 굽히거나 옆으로 구부린다.

(2) 배속빗근(internal abdominal oblique m.)

- **이는곳**: 허리뼈, 엉덩뼈
- **닿는곳**: 백선
- **작용**: 배바깥빗근과 협력하여 복강을 압박하고 내장을 지지한다.

(3) 배곧은근(rectus abdominis m.)

- **이는곳**: 복장뼈(xiphoid process)
- **닿는곳**: 두덩뼈(pubis)
- **작용**: 복압상승, 배뇨·배변·분만·호흡 보조작용을 한다.

(4) 배가로근(transverse abdominis m.)

- **이는곳**: 갈비뼈, 허리뼈
- **닿는곳**: 백선

- **작용**: 내장을 강하게 압박하고 갈비뼈를 당겨 복강을 안정화한다.

〈복벽 근육의 주요기능 정리〉

- 내장보호 및 지지
- 복강 내 압력조절 (배뇨, 배변, 분만, 구토시 필수)
- 척추안정 및 자세유지
- 호흡보조(강제호기시 복압상승)

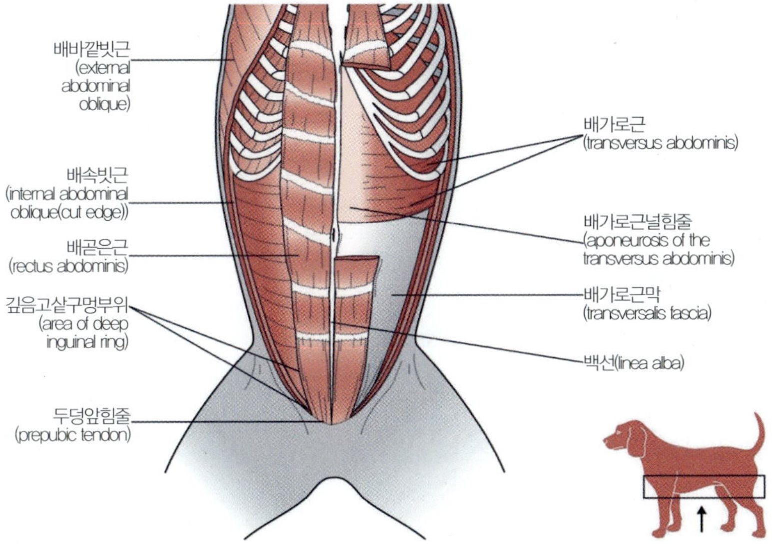

| 그림 3-5 | 배 부위의 근육과 백선

출처: INTRODUCTION TO VETERIANRY ANATOMY AND PHYSIOLOGY TEXTBOOK. 2nd EDITION

정리: 몸통 근육은 단순한 움직임을 넘어서 호흡, 소화, 배뇨, 분만, 체온 유지 등 다양한 생리적 기능에 필수적이다. 특히 가로막과 복벽근육은 내장 기관을 지탱하고 압력을 조절하여 항상성을 유지하는 데 핵심적인 역할을 한다. 동물보건사는 이러한 근육 구조와 작용을 이해하여, 수술 보조·체위 유지 등의 업무를 보다 정확히 수행할 수 있어야 한다.

7. 앞다리근육(muscles of the forelimb)

앞다리근육은 동물의 보행, 체중지지, 물건 잡기, 점프, 착지 등 다양한 움직임을 담당하며, 근육의 손상여부에 따라 일상기능에 큰 영향을 준다. 특히 개·고양이에게는 앞다리가 체중을 지탱하는 역할을 하므로 해부학적 구조와 작용을 정확히 이해하는 것이 중요하다.

1) 어깨와 몸통을 연결하는 근육

(1) 등세모근(trapezius m.)

- **이는곳**: 목 및 등부위의 인대와 피부
- **닿는곳**: 어깨뼈가시(spine of scapula)
- **작용**: 앞다리를 위로 끌어올리고 벌리는 역할

(2) 가슴근(pectoral mm.)

- **이는곳**: 갈비뼈와 복장뼈
- **닿는곳**: 상완뼈(upper humerus)
- **작용**: 앞다리를 몸통쪽으로 모아 체중지지에 도움을 준다.

(3) 넓은등근(latissimus dorsi m.)

- **이는곳**: 등과 허리부위의 결합조직
- **닿는곳**: 상완뼈

- **작용**: 어깨를 굽히고 앞다리를 뒤쪽으로 끌어당긴다.

(4) 상완머리근(brachiocephalic m.)

- **이는곳**: 빗장나눔힘줄
- **닿는곳**: 상완뼈
- **작용**: 앞다리를 들어올리고 어깨관절을 펴며, 목과 머리를 위로 들거나 옆으로 굽힌다.

(5) 어깨가로돌기근(omotransverse m.)

상완머리근과 등세모근 사이에 있는 납작한 근육으로 목에서 어깨로 뻗어 있다.

(6) 마름모근(rhomboid m.)

등세모근 밑에 놓여 있으며 목덜미에서 어깨 위와 어깨 뒤쪽에 이른다.

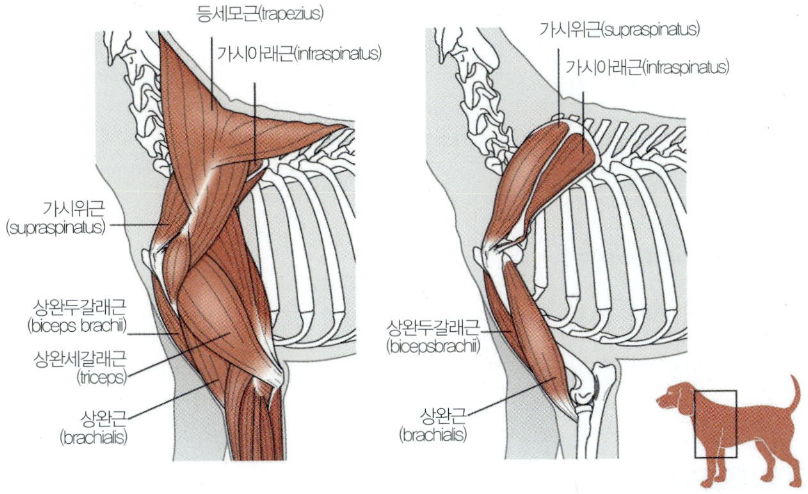

| 그림 3-6 | 앞다리 상부의 근육

출처: INTRODUCTION TO VETERINARY ANATOMY AND PHYSIOLOGY TEXTBOOK. 2nd EDITION

(7) 배쪽톱니근(ventral serrate m.)

목 가쪽에서 가슴벽 가쪽 앞쪽 절반에 걸쳐 부채꼴모양으로 넓게 펴져 있는 근육으로, 앞다리 안쪽에서 앞다리를 몸통에 이어주고, 다리가 서서 고정되었을 때는 몸통을 달아매는 중요한 근육이다.

2) 어깨관절을 움직이는 근육

(1) 가시위근(supraspinatus m.)

- **이는곳**: 어깨뼈 가시위오목(supraspinous fossa)
- **닿는곳**: 상완뼈의 큰결절(greater tubercle)
- **작용**: 어깨관절을 펴고 관절의 안정성을 유지한다.

(2) 가시아래근(infraspinatus m.)

- **이는곳**: 어깨뼈 가시아래오목(infraspinous fossa)
- **닿는곳**: 상완뼈 큰결절
- **작용**: 어깨관절을 굽히고 앞다리를 벌린다.

(3) 작은 원근(teres minor m.)

어깨 뒤쪽에서 상완뼈를 향하여 뻗어 있으며 그 대부분이 가시아래근에 의하여 덮여 있고, 상완뼈에 이르는 먼쪽 끝부분은 어깨세모근으로 덮여 있다.

(4) 어깨세모근(deltoid m.)

어깨뼈 가쪽면에서 어깨뼈가시부터 상완뼈 몸쪽 1/3지점의 사이를 이어주는 납작한 근육이다.

3) 어깨뼈와 어깨관절 안쪽근육

(1) 큰원근(teres major m.)

어깨밑근 뒤쪽에서 어깨뼈 뒤모서리 아래쪽으로 달려 넓은등근과 함께 상완뼈에 이르는 납작한 근육이다.

(2) 어깨밑근(subscapular m.)

어깨뼈 안쪽면 어깨밑오목을 메우고 있는 납작하고 넓은 근육이며 어깨관절을 넘어 상완뼈에 이른다.

4) 어깨뼈와 어깨관절 앞쪽과 뒤쪽근육

(1) 상완세갈래근(triceps brachii m.)

- **이는곳**: 어깨뼈 뒤쪽 및 상완뼈 뒤쪽
- **닿는곳**: 자뼈꿈치머리(olecranon)
- **작용**: 팔꿈치를 펴는 작용(신전). 체중지탱과 점프동작에서 핵심적이다.

(2) 상완두갈래근(biceps brachii m.)

- **이는곳**: 어깨뼈 오목위결절(supraglenoid tubercle)
- **닿는곳**: 노뼈거친면, 자뼈몸쪽끝 안쪽
- **작용**: 어깨를 펴고 팔꿈치를 굽힌다.

(3) 상완근(brachialis m.)

- **이는곳**: 상완뼈
- **닿는곳**: 노뼈 및 자뼈
- **작용**: 팔꿈치를 굽히는 작용을 보조한다.

(4) 앞다리굽이근(anconeus m.)

자뼈꿈치 가쪽에 있는 자뼈꿈치오목을 메우고 있는 작은 근육이다.

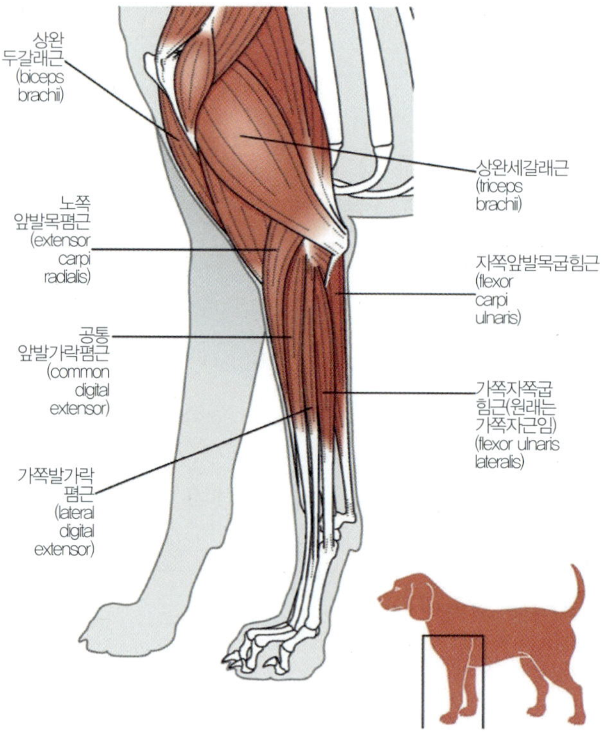

| 그림 3-7 | 앞다리 하부의 근육

출처: INTRODUCTION TO VETERIANRY ANATOMY AND PHYSIOLOGY TEXTBOOK. 2nd EDITION

5) 전완과 발의 근육

(1) 폄근군(extensors)

- 노쪽앞발목폄근(extensor carpi radialis m.): 앞발목을 펴고 보행시 충격을 흡수한다.
- 자쪽앞발목폄근(extensor carpi ulnaris m.): 앞발목을 굽히고 벌린다.
- 온발가락폄근(common digital extensor m.): 발가락과 앞발목을 펴는 역할.
- 가쪽발가락폄근(lateral digital extensor m.): 셋째~다섯째 발가락의 폄 보조.

(2) 굽힘근군(flexors)

- 노쪽앞발목굽힘근(flexor carpi radialis m.): 앞발목을 굽힌다.
- 자쪽앞발목굽힘근(flexor carpi ulnaris m.): 굽힘 및 내전작용.
- 얕은·깊은발가락굽힘근(superficial & deep digital flexor mm.): 발가락을 굽혀 땅을 딛는 데 필요하다.

전완·수근부 근육손상은 보행 시 발이 끌리는 'knuckling' 증상을 유발할 수 있으며, 이는 신경손상과 감별이 필요하다.

8. 뒷다리근육(muscles of the hindlimb)

뒷다리근육은 추진력과 체중지탱, 점프 및 착지에 핵심적인 역할을 한다. 또한 배변자세, 교미자세 등 다양한 행동에도 직접적으로 관여한다.

1) 골반가쪽근육

(1) 넙다리막긴장근(tensor fasciae latae m.)

볼기근에 속하지 않으나 볼기뼈에서 일어나고 엉덩관절에 작용하는 근육이다. 넓적다리 앞가쪽 피부 밑에 볼기뼈결절과 무릎뼈 사이를 메우는 넓적하고 세모꼴인 근육으로, 볼기뼈결절 근처에서 종아리 쪽으로 뻗어 있다.

(2) 얕은볼기근(superficial gluteal m.)

넓적다리뼈 큰돌기등가쪽 궁둥부위 표층에 있는 근육으로 신경분포를 보았을 때 사람의 큰볼기근에 해당하며 육식동물에서만 따로 독립되어 있는 근육이다.

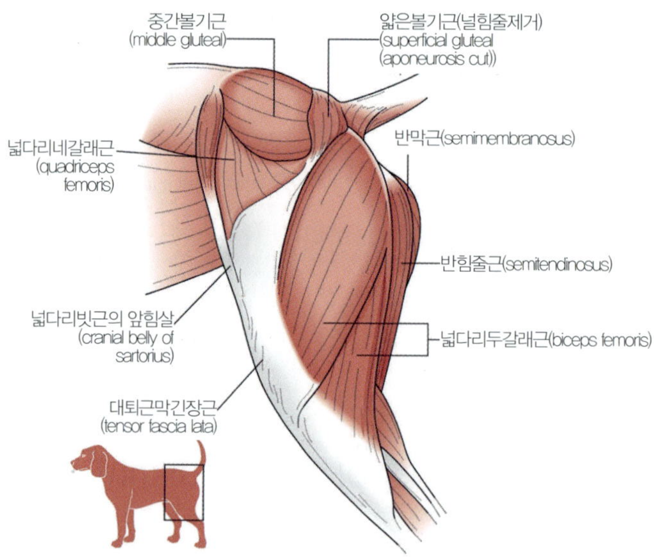

| 그림 3-8 | 왼쪽 뒷다리 상부의 얇은 근육
출처: INTRODUCTION TO VETERIANRY ANATOMY AND PHYSIOLOGY TEXTBOOK. 2nd EDITION

(3) 중간볼기근(middle gluteal m.)

얕은볼기근 밑에 놓여 있는 매우 잘 발달된, 엉덩관절을 펴는 가장 강력한 근육으로서 얕은층과 깊은층으로 구분하기도 한다.

(4) 깊은볼기근(deep gluteal m.)

중간볼기근에 덮여 있는 근육이다.

2) 넙다리뒤쪽근육(hamstring group)

(1) 넙다리두갈래근(biceps femoris m.)

- **작용**: 체중이 실리지 않을 때 엉덩관절을 펴고 무릎을 굽히며, 체중이 실릴 때는 엉덩·무릎·발목을 펴서 추진력을 만든다.

(2) 반힘줄근(semitendinosus m.)

- **작용**: 엉덩·무릎·발목을 펴며, 체중이 실리지 않을 때 뒷다리를 뒤로 끌어 당긴다.

(3) 반막근(semimembranosus m.)

- **작용**: 엉덩관절을 펴고 체중이 실릴 때 추진력을 만든다.

좌골신경이 이 근육군에 밀접하게 지나가므로 주사나 외상 시 주의가 필요하다.

3) 넙다리앞쪽근육(quadriceps group)

(1) 넙다리네갈래근(quadriceps femoris m.)

- **구성**: 넓적다리곧은근, 가쪽·안쪽·중간 넓은근
- **작용**: 무릎을 펴고, 넓적다리곧은근은 엉덩관절을 굽힌다.

4) 넙다리안쪽근육

(1) 넓적다리빗근(satorius m.)

넓적다리 안쪽면 앞모서리를 달리는 근육으로 폭이 좁고 납작한 가죽 띠 모양의 근육이다. 피부 밑에 있으며 골반에서 종아리부위로 길게 뻗어 있어서 넓적

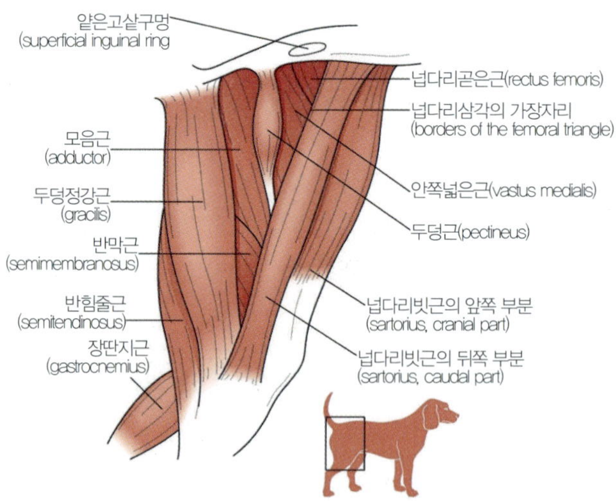

| 그림 3-9 | 왼쪽 뒷다리 상부의 안쪽 근육

출처: INTRODUCTION TO VETERIANRY ANATOMY AND PHYSIOLOGY TEXTBOOK. 2nd EDITION

다리 앞모서리 윤곽을 이룬다.

(2) 모음근(adductor m.)

넓적다리를 모으고 뒤로 당긴다.

(3) 두덩정강근(gracilis m.)

뒷다리를 모으는 작용을 한다

고관절 탈구 후 다리를 모으지 못하거나 벌린 상태가 지속되는 경우, 이 근육군의 손상가능성을 고려한다.

5) 뒷다리하부근육

(1) 장딴지근(gastrocnemius m.)

- **작용**: 무릎을 굽히고 발목을 펴서 추진력을 생성한다.

(2) 뒷발꿈치힘줄(Achilles tendon)

뒷다리 뒤쪽을 달려 뒷발꿈의 끝으로 내려가는 크고 강한 힘을 가진 힘줄로 장딴지근, 넙다리두갈래근, 반힘줄근의 힘줄을 포함하고 있으며 뒷발꿈치뼈에 닿는다. 뒷발꿈치 끝부분을 지나 발가락에 닿는 얕은발가락굽힘근의 힘줄 일부도 뒷발꿈치 힘줄에 포함되어 뒷발꿈치뼈에 닿는다.

(2) 앞정강근 (Cranial tibial m.)

- **작용**: 발목 굽힘과 뒷발 회전

(3) 3개의 발가락폄근

긴발가락폄근(long digital extensor m.)

- **작용**: 무릎 폄, 발가락 폄, 발목 굽힘

(4) 2개의 발가락굽힘근

얕은·깊은 발가락굽힘근(superficial & deep digital flexor mm.)

- **작용**: 발가락 굽힘과 발목 폄

정리: 앞다리와 뒷다리근육은 단순히 사지를 움직이는 데 그치지 않고 보행·균형 유지, 체중지지·추진력생성에 핵심적인 역할을 한다. 각 근육의 기시·정지와 작용을 구조적으로 이해하면, 신경손상·근육파열·골절 등에서 나타나는 임상증상을 해석하고 치료보조를 할 수 있다.

| 표 3-2 | 근육계통 - 핵심 정리표

구분	주요 내용	핵심 포인트
근육의 종류	- 민무늬근: 불수의근, 자율신경 지배, 내장벽 구성, 느리지만 지속 수축 - 뼈대근: 수의근, 체성신경 지배, 골격에 부착, 빠르고 강한 수축 - 심장근: 불수의근, 가로무늬 있음, 자동수축, 개재판으로 연결	- 수의근 vs 불수의근 비교 - 기능과 지배신경 구분
근육수축 기전	- 액틴 · 미오신 필라멘트의 슬라이딩 이론 - Ca^{2+} → 트로포닌 결합 → 트로포미오신 이동 → 교차결합 → 파워스트로크 - H대와 I대는 줄어들지만 필라멘트 길이는 변화 없음	- 사코미어 구조 (Z선, A대, I대, H대) - 수축단계 순서
근육 기본형태	- 방추근: 길고 가늘며 수축범위 큼 - 이는곳(origin): 고정된 부착점 - 닿는곳(insertion): 움직이는 부착점 - 기타형태: 평행근, 깃근, 원형근 등	- 이는곳-닿는곳 방향 - 근육형태별 특징
몸통근육	- 씹기근육: 깨물근 · 관자근 · 날개근(턱 닫기), 두힘살근(턱 열기) - 가슴벽근육: 바깥 · 속갈비사이근(호흡 조절) - 가로막: 호흡 주근육, 3개 구멍 통과 구조물 숙지 - 배벽근육: 복압 유지 · 내장 지지 · 자세 유지	- 가로막 구멍: 대동맥 · 식도 · 뒤대정맥 - 씹기근육 작용방향
앞다리 근육	- 어깨~몸통: 등세모근(거상), 가슴근(모음), 넓은등근(당김), 상완머리근(거상 · 목운동) - 어깨관절: 가시위근(폄), 가시아래근(굽힘) - 팔꿈치: 삼두근(폄), 이두근 · 상완근(굽힘) - 전완 · 발: 폄근군(폄), 굽힘근군(굽힘)	- 팔꿈치 폄: 삼두근 - 팔꿈치 굽힘: 이두근, 상완근
뒷다리 근육	- 볼기근: 얕은 · 중간 · 깊은 볼기근(엉덩관절 폄 · 외전) - 햄스트링: 두갈래근 · 반힘줄근 · 반막근(폄 · 굽힘) - 네갈래근: 무릎 폄, 넓적다리곧은근(엉덩관절 굽힘) - 모음근군: 다리 모음 - 장딴지근: 무릎 굽힘, 발목 폄 - 전완 · 발가락근육: 보행과 추진력 조절	- 무릎 폄: 네갈래근 - 추진력생성: 햄스트링, 장딴지근
생리적 기능	- 호흡: 가로막, 갈비사이근 - 소화: 민무늬근, 씹기근육 - 배뇨 · 배변: 복근, 민무늬근 - 운동 · 보행: 뼈대근 전반	- 기능-근육 연결짓기

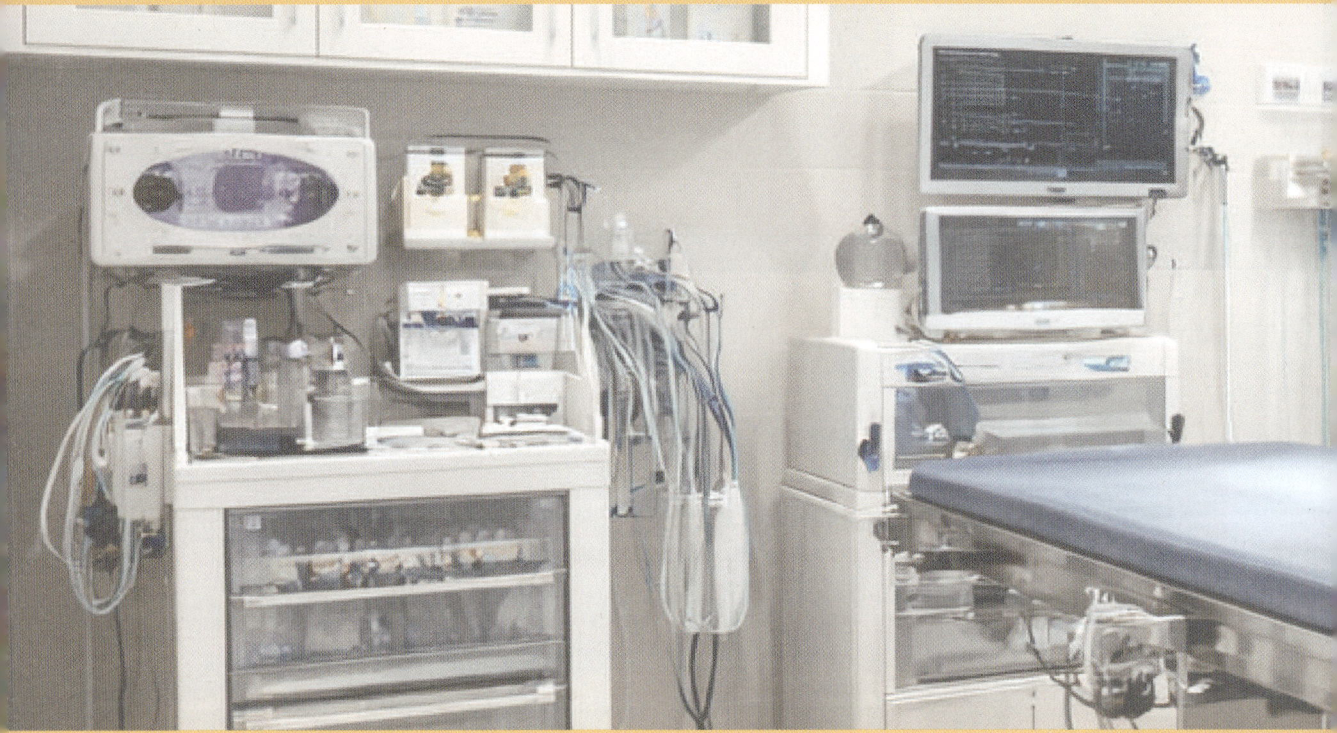

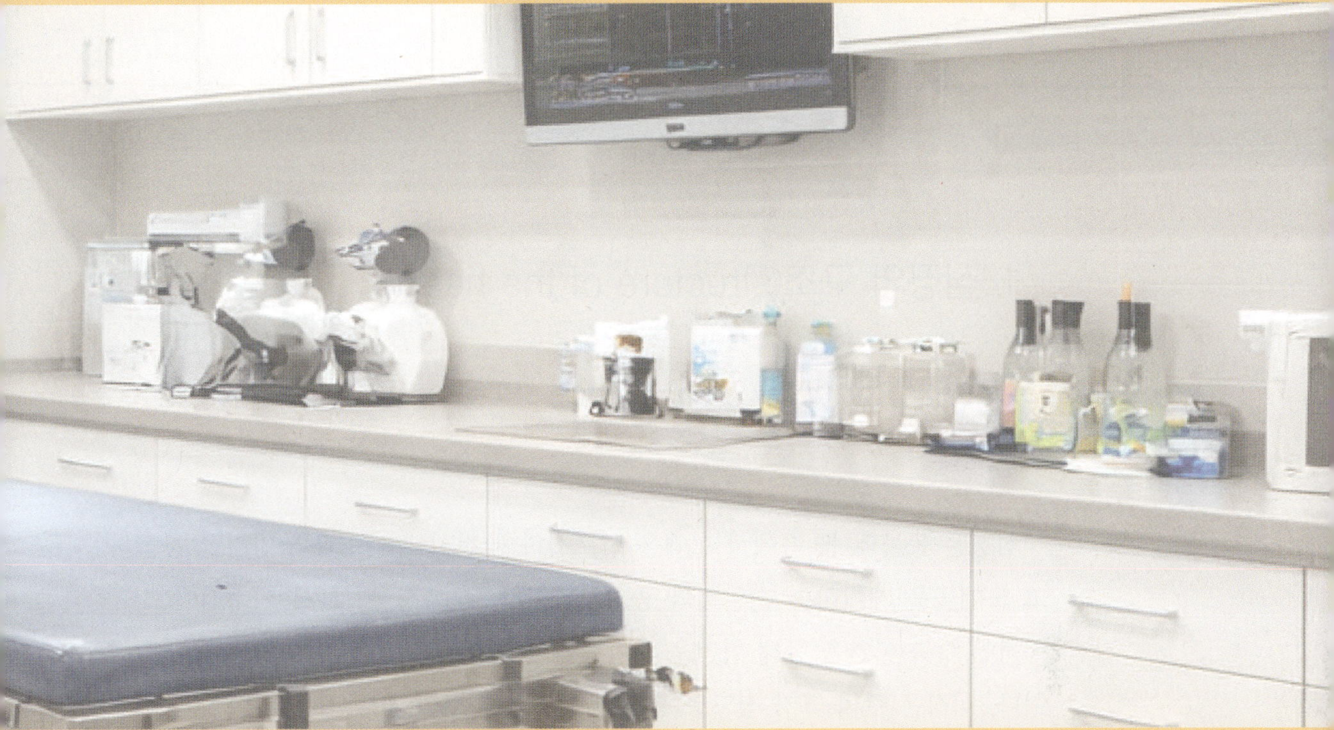

chapter 4

순환기계

학습목표

1. 심장의 해부학적 구조(방, 판막, 주요 혈관)를 설명하고, 각 부분의 기능을 이해할 수 있다.
2. 심장의 수축·이완 순서에 따른 혈류흐름을 단계별로 설명할 수 있다.
3. 심장전도계 구성요소(SA node, AV node, His속, Purkinje 섬유)를 구분하고, 심전도 각 파형(P, QRS, T)과 연결하여 설명할 수 있다.
4. 동맥·정맥·모세혈관의 구조적 특징과 기능차이를 비교하고, 몸순환(systemic)과 허파순환(pulmonary)의 경로 및 역할을 구분할 수 있다.
5. 문맥순환과 태아순환의 특수구조(정맥관, 타원구멍, 동맥관)를 설명하고, 대표적 심혈관질환과 그 기전을 임상적 의미와 연결하여 설명할 수 있다.

1. 심장의 구조(structure of the heart)

1) 심장의 개요

심장은 동물의 몸 속에서 혈액을 펌프질하여 전신에 산소와 영양분을 공급하고 노폐물을 제거하는 순환계의 중심기관이다. 근육성장기로서 지속적이고 규칙적인 수축·이완을 통해 혈액을 순환시키며, 신체항상성을 유지하는 데 필수적이다. 심장은 주먹 크기 정도로 흉강(thoracic cavity) 내 종격동(mediastinum)에 위치하며, 좌우 폐 사이, 흉골 뒤쪽, 횡격막 위쪽에 놓인다. 대부분의 동물에서 심장의 약 2/3는 몸의 왼쪽에 치우쳐 있다. 심장은 심장막(pericardium)이라는 이중막에 싸여 있는데, 이는 심장을 보호하고 위치를 고정하며 과도한 팽창을 방지한다. 심장막은 두 층으로 구성된다.

- **섬유심장막(fibrous pericardium)**: 바깥층으로 강하고 질긴 결합조직.
- **장측심장막(visceral pericardium) / 심외막(epicardium)**: 심장 표면을 덮고 있으며 심장 자체와 밀착되어 있다. 그 안에는 심낭액(pericardial fluid)이 소량 존재하여 심장이 수축·이완할 때 마찰을 줄여준다.

2) 심장의 벽구조

심장은 세 층으로 이루어진 벽구조를 가진다.

- **심외막(epicardium)**: 심장표면을 덮는 가장 바깥층, 지방과 결합조직이 포

함되어 있다.

- **심근(myocardium)**: 심장의 대부분을 이루는 근육층으로, 심장근육세포(cardiac muscle fiber)로 구성된다. 수축작용을 직접 담당하는 기능적 중심이다.
- **심내막(endocardium)**: 심장 내부를 덮는 얇은 내피세포층으로 혈액과 직접 접촉하며, 혈전형성을 방지한다.

심근은 자율적으로 수축할 수 있는 능력을 가지고 있으며, 다른 골격근과 달리 피로에 매우 강하고 평생 동안 지속적으로 작동한다.

3) 심장의 방과 판막구조

포유류의 심장은 2심방(atria)과 2심실(ventricles), 총 네 개의 방으로 나뉜다.

- **오른심방(right atrium)**: 몸 전체에서 돌아온 정맥혈(탈산소혈액)을 받아들인다.
- **오른심실(right ventricle)**: 폐로 혈액을 보내 산소화시키는 역할을 한다.
- **왼심방(left atrium)**: 폐에서 돌아온 산소가 풍부한 혈액을 받아들인다.
- **왼심실(left ventricle)**: 산소화된 혈액을 전신으로 내보낸다.

| 표 4-1 | 방실판막(AV vlave)

판막 이름	위치	구조	기능
삼첨판 (tricuspid valve)	오른심방 → 오른심실	3개의 판막	심방수축시 열려 혈액이동, 심실수축시 역류방지
이첨판 (bicuspid/mitral valve)	왼심방 → 왼심실	2개의 판막	심방수축시 열려 혈액이동, 심실수축시 역류방지

심방과 심실 사이에는 방실판막(AV valve)이 있어 혈액이 한 방향으로 흐르도록 조절한다. 이첨판은 스님 모자와 닮았다 하여 승모판(mitral valve)이라 부르며, 좌심방–좌심실 사이에서 혈액흐름을 조절한다. 심실과 혈관 사이에는 반달판(semilunar valve)이라 불리는 판막이 있다.

- **폐동맥판막(pulmonary valve)**: 오른심실 → 폐동맥
- **대동맥판막(aortic valve)**: 왼심실 → 대동맥

반달판은 3개의 반달 모양 첨판(cusps)으로 구성되어 있으며, 심실 수축시 열리고 이완시 닫혀 혈액역류를 방지한다.

4) 판막지지구조 – 꼭지근과 힘줄끈

심실벽에는 돌출된 꼭지근(papillary muscle)이 존재하며, 이 근육은 얇은 섬

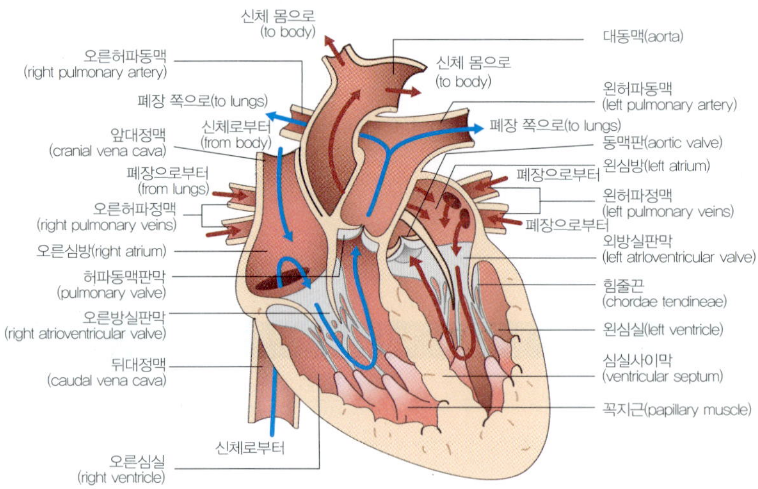

| 그림 4-1 | 심장구조와 혈액의 흐름방향

유질구조인 힘줄끈(chordae tendineae)을 통해 판막과 연결된다. 심실이 수축할 때 이 구조는 판막이 심방쪽으로 밀려올라가는 것을 방지하여 판막이가 거꾸로 뒤집히지 않게 한다. 이 기능이 손상되면 판막역류(예: 승모판역류증)가 발생할 수 있다.

5) 혈류의 흐름 정리

혈액의 흐름은 항상 저산소혈액 → 폐 → 산소화 → 전신의 순서를 따른다.

- 전신조직 → 위대정맥·아래대정맥 → 오른심방
- 오른심방 수축 → 삼첨판 열림 → 오른심실
- 오른심실 수축 → 폐동맥판막 열림 → 폐동맥 → 폐 (가스교환)
- 폐에서 산소화된 혈액 → 폐정맥 → 왼심방
- 왼심방 수축 → 이첨판(승모판) 열림 → 왼심실
- 왼심실 수축 → 대동맥판막 열림 → 대동맥 → 전신

심방 수축시 방실판막이 열리고, 심실 수축시 반달판이 열린다. 판막은 혈액이 역류하지 않도록 하는 일방통행 밸브 역할을 한다.

6) 좌·우심실의 구조적 차이와 기능

좌심실과 우심실은 기능과 혈압 조건이 다르기 때문에 구조적으로 차이를 보인다.

- **좌심실**: 전신으로 혈액을 내보내야 하므로 벽이 매우 두껍고 강한 수축력

을 가진다.

- **우심실**: 폐까지의 거리만 펌프질하면 되므로 벽이 상대적으로 얇고 압력이 낮다.

이 차이로 인해 임상적으로 좌심부전과 우심부전의 증상도 다르게 나타난다.

- **좌심부전 → 폐정맥울혈 → 폐수종**
- **우심부전 → 정맥울혈 → 복수·흉수**

7) 임상적 연관

- **판막질환**: 삼첨판·승모판 역류나 협착은 심잡음(heart murmur)을 일으키며, 진단시 심초음파가 중요하다.
- **심내막염**: 내피손상으로 혈전형성 및 전신색전 가능성.
- **심낭삼출**: 심낭에 액체가 차서 심장팽창을 방해하는 상태(심장탬포나드).

정리: 심장은 네 개의 방과 네 개의 주요 판막으로 구성된 펌프 기관으로, 판막·근육·전도계의 정교한 협동 작용을 통해 전신에 혈액을 순환시킨다. 구조를 정확히 이해하는 것은 심혈관계 질환의 원인과 증상을 해석하고, 임상에서의 진단·치료를 이해하는 데 매우 중요하다.

2. 심장전도계(conduction system of the heart)

1) 전도계의 개요

심장은 자율신경계(교감신경·부교감신경)의 영향을 받지만, 신경자극이 없어도 스스로 전기자극을 생성하고 전달하여 규칙적으로 박동하는 능력(자동능, automaticity)을 가지고 있다. 이 자동능을 만들어내고 전도시키는 특수한 심장 근육세포들의 집합을 전도계(conduction system)라고 하며, 이 시스템 덕분에 심장은 평생 동안 멈추지 않고 수축과 이완을 반복할 수 있다. 전도계의 기능은 크게 두 가지다.

- **박동 생성(pacemaker function)**: 심장수축을 시작하는 전기자극을 만든다.
- **자극 전도(conduction)**: 생성된 자극을 심장 전체로 빠르고 정확하게 전달한다.

2) 전도계의 구성과 자극전달경로

심장의 전기적 자극은 일정한 경로를 따라 흐르며, 각 단계에서 특정기능을 수행한다. 전도계는 다음과 같은 구조를 가진다.

(1) 굴심방결절(sinoatrial node, SA node)

- **위치**: 오른심방의 뒤쪽 벽, 앞대정맥(superior vena cava) 입구 근처

- **구조**: 변형된 심장근육세포 집합체
- **기능**: 심장의 주박동조율기(pacemaker)로서 자발적으로 활동전위를 생성한다.
- **특징**: 분당 약 60~100회의 자극을 발생시켜 정상심박수를 유지한다.
- **임상** : SA node 이상시 심장박동이 느려지는 동성서맥(sinus brady-cardia)이나 부정맥이 발생할 수 있다.

자극 시작 → 양쪽 심방으로 전도되어 심방수축(atrial systole)을 유도한다.

(2) 방실결절(atrioventricular node, AV node)

- **위치**: 오른심방 아래쪽, 심실사이막(interatrial septum) 근처
- **기능**: SA node에서 전달된 자극을 잠시 지연(delay)시켜 심방이 완전히 수축된 후 심실이 수축하도록 조절한다.
- **특징**: 지연시간은 약 0.1초이며, 이 지연이 없다면 심방과 심실이 동시에 수축하여 효율적인 혈액충전이 어려워진다.
- **임상** : AV node에 손상이 생기면 심방과 심실간 자극전달이 차단되는 방실차단(AV block)이 발생한다.

(3) 히스속(bundle of his)

- **위치**: AV node에서 시작하여 심실사이막(interventricular septum) 내로 내려감
- **기능**: 전기자극을 빠르게 심실쪽으로 전달하는 특수 근육섬유다발이다.
- **특징**: 자극전도속도가 빠르며, AV node 이후 자극전도지연이 거의 없다.

(4) 좌우 다발가지(Right &Left Bundle Branches)

- **구조**: 히스속이 분리되어 오른심실과 왼심실쪽으로 향하는 두 개의 가지
- **기능**: 자극을 각 심실로 효율적으로 전달한다.
- **임상** : 한쪽 다발이 손상되면 심실수축이 비대칭적으로 발생하는 다발차단(bundle branch block)이 나타날 수 있다.

(5) 푸르킨예 섬유(purkinje fibers)

- **위치**: 심실벽 전체로 퍼져 있는 미세한 전도섬유
- **기능**: 심실 근육세포에 자극을 전달하여 심실수축(ventricular systole)을 유발한다.
- **특징**: 빠른 속도로 자극을 전달해 심실 전체가 거의 동시에 수축하게 한다.
- **임상** : 푸르킨예 섬유이상은 심실부정맥이나 심실세동(ventricular fibrillation)을 유발할 수 있다.

3) 전도순서 요약

전기자극의 흐름을 다음 순서로 기억하면 이해가 쉽다.

- 굴심방결절(SA node)
  - → 심방근육(심방수축)
  - → 방실결절(AV node, 자극지연)
  - → 히스속(bundle of his)
  - → 좌우 다발가지(bundle branches)

→ 푸르킨예 섬유(purkinje fibers)

→ 심실근육(심실수축)

심방이 먼저 수축하고, 이후 심실이 수축해야 한다. 이 순서가 유지되어야 심실 내 혈액충전과 펌프기능이 효율적으로 이뤄진다.

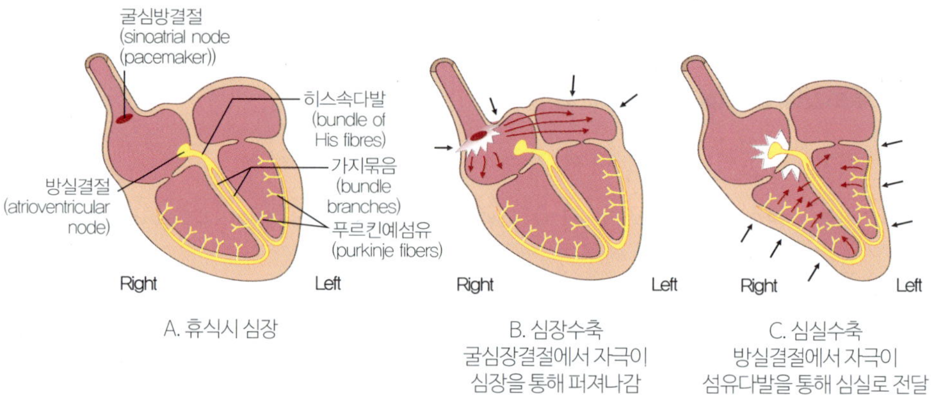

| 그림 4-2 | 심장의 전도기전

4) 심전도(electrocardiogram, ECG)와 전도계

전기자극의 흐름은 심전도(ECG)에서 파형으로 나타나며, 각 파형은 전도계의 특정단계와 연관된다.

- **임상** : 심전도에서 PR 간격이 길어지면 AV 전도지연(1도 방실차단), QRS가 넓어지면 다발차단 등의 전도계이상을 의심할 수 있다.

| 표 4-2 | 심전도파형의 의미와 단계

파형	의미	전도계 단계
P파 (P wave)	심방탈분극 → 심방수축	SA node → 심방근육
PR 간격	방실결절에서의 자극지연	AV node
QRS 복합파	심실탈분극 → 심실수축	히스속 → 다발가지 → 푸르킨예 섬유
T파 (T wave)	심실재분극 → 이완	심실회복단계

5) 자율신경계의 조절

비록 전도계가 자동으로 작동하지만, 심장박동수와 수축력은 자율신경계의 영향을 받는다.

- **교감신경(sympathetic)**: SA node의 박동빈도를 높이고, AV node 전도를 빠르게 하여 심박수와 수축력을 증가시킨다. → 운동, 스트레스 상황에서 활발히 작용
- **부교감신경(parasympathetic, 미주신경)**: SA node 박동빈도를 감소시키고 AV node 전도를 늦춰 심박수를 낮춘다. → 휴식시 활성화
- **예**: 개가 흥분하거나 겁을 먹었을 때 심장이 빨리 뛰는 이유는 교감신경의 활성 때문이다.

6) 임상적 연관

- **SA node 이상**: 부정맥, 서맥, 동성정지(sinus arrest)
- **AV node 손상**: 전도차단 → 심방수축과 심실수축이 불일치

- **푸르킨예 손상**: 심실수축 지연, 심실세동
- **자율신경 이상**: 빈맥, 서맥조절 실패

정리: 심장전도계는 자동으로 전기신호를 생성하고, 일정한 경로를 따라 자극을 전달하여 심장이 규칙적으로 박동하게 한다. 이 과정의 정확한 이해는 심전도판독, 부정맥진단, 심장질환의 기전을 해석하는 데 필수적이다.유지 등 다양한 생리적 기능에 필수적이다. 특히 가로막과 복벽근육은 내장기관을 지탱하고 압력을 조절하여 항상성을 유지하는 데 핵심적인 역할을 한다. 동물보건사는 이러한 근육구조와 작용을 이해하여, 수술보조·체위유지 등의 업무를 보다 정확히 수행할 수 있어야 한다.

3. 순환(circulation)

순환계(circulatory system)는 심장에서 펌프질된 혈액을 전신의 조직과 기관으로 보내고 다시 심장으로 되돌아오게 하는 시스템이다. 혈액은 산소와 영양분을 운반하고 노폐물을 제거하며 체온조절·면역·호르몬전달 등 다양한 생리기능에 관여한다. 포유류의 순환계는 크게 혈관계, 심장을 통한 혈류흐름(대순환·폐순환), 간문맥순환, 태아순환으로 나뉜다.

1) 혈관구조와 기능

혈관은 심장에서 시작하여 온몸으로 퍼져나가고 다시 심장으로 돌아오는 복잡한 통로이며, 크게 동맥(artery), 모세혈관(capillary), 정맥(vein)의 세 종류로 나뉜다. 각각의 구조적 특징과 기능은 서로 다르다.

(1) 동맥(artery)

- **기능**: 심장에서 나온 혈액을 말초조직으로 운반한다.
- **구조**: 혈압이 높기 때문에 벽이 두껍고 탄력성이 크다. 세 층으로 구성된다.
- **속막(tunica intima)**: 가장 안쪽층으로, 혈액과 접촉하는 내피세포(endothelium)로 이루어져 있다. 혈액의 흐름을 매끄럽게 하고 혈전형성을 방지한다.
- **중간막(tunica media)**: 가장 두꺼운 층으로, 민무늬근과 탄력섬유로 이루어져 있으며 혈관직경을 조절하여 혈압과 혈류량을 조절한다.
- **바깥막(tunica adventitia)**: 결합조직으로 이루어져 외부구조물과 연결된다.
- **세동맥(arteriole)**: 직경이 매우 작아진 말단동맥으로, 말초혈류저항과 혈압조절의 핵심역할을 한다.
- **임상**: 동맥의 탄력성 저하는 고혈압, 동맥경화증, 혈전증의 원인이 될 수 있다.

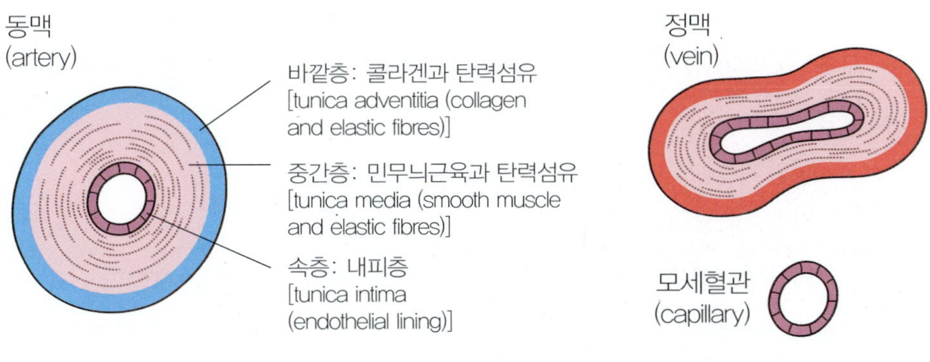

| 그림 4-3 | 혈관의 구조

(2) 모세혈관(capillary)

- **기능**: 조직과 혈액 사이의 물질교환이 일어나는 주된 장소.
- **구조**: 한 층의 내피세포로만 이루어져 있어 벽이 매우 얇고 투과성이 높다.
- **특징**: 혈류속도가 느려지므로 산소·영양분이 조직으로 확산되고, 이산화탄소·노폐물이 혈액으로 들어온다.
- **모세혈관의 특수 구조**
  - 연속모세혈관(continuous capillary): 대부분의 조직에서 발견, 물질교환이 조절됨
  - 창모세혈관(fenestrated capillary): 소화기·신장 등에 존재, 투과성이 높아 빠른 물질이동 가능
  - 불연속모세혈관(sinusoidal capillary): 간·비장·골수 등에서 관찰, 대분자이동 가능
- **임상**: 모세혈관의 투과성 증가시 부종(edema)이나 염증반응이 나타날 수 있다.

(3) 정맥(vein)

- **기능**: 말초조직에서 심장으로 혈액을 되돌려보낸다.
- **구조**: 동맥과 같은 3층 구조이지만 전체적으로 벽이 얇고 탄력성이 적다.
- **특징**
  - 혈압이 낮기 때문에 벽이 쉽게 눌리고 형태가 변한다.
  - 정맥 내 혈액량이 감소하면 쉽게 수축된다.
  - 역류방지를 위한 정맥판막(venous valve)이 곳곳에 존재한다.
- **세정맥(venule)**: 모세혈관에서 시작하여 합쳐지면서 점차 큰 정맥으로 연결된다.

- **임상**: 정맥판막 기능이상시 하지정맥류나 혈액정체가 발생할 수 있다.

2) 심장을 통한 혈액순환경로

포유류의 혈액순환은 이중순환(double circulation) 구조를 가진다. 즉, 혈액은 한 번 순환할 때 심장을 두 번 거친다. 이중순환은 다음 두 가지로 구분된다.

(1) 몸순환(systemic circulation)

몸순환은 심장에서 산소화된 혈액을 전신으로 보내고, 조직에서 이산화탄소와 노폐물을 받아 다시 심장으로 되돌아오는 순환이다.

- **순서**
  - 왼심실 → 대동맥 → 동맥 → 세동맥 → 모세혈관(조직)
  - 조직에서 산소·영양분 공급, 이산화탄소·노폐물 수거
  - 세정맥 → 정맥 → 위·아래 대정맥 → 오른심방
- **특징**: 몸순환은 높은 압력과 장거리를 담당해야 하므로, 좌심실과 대동맥의 압력이 매우 높다.

(2) 허파순환(pulmonary circulation)

허파순환은 혈액을 폐로 보내 산소화시키고 다시 심장으로 돌려보내는 순환이다.

- **순서**
  - 오른심실 → 폐동맥 → 폐모세혈관(폐포 주변)
  - 산소를 받아들이고 이산화탄소를 방출(가스교환)

- 폐정맥 → 왼심방

- **특징**: 허파순환은 짧고 저압의 순환이며, 폐포-모세혈관에서 가스교환이 효율적으로 일어난다.

3) 간문맥순환(hepatic portal circulation)

간문맥계(hepatic portal system)는 소화기에서 흡수된 영양물질을 간으로 직접 운반하는 특별한 순환구조이다. 이는 전신으로 흡수되기 전에 간에서 독성 물질을 해독하고 영양을 저장·가공하기 위함이다.

(1) 순환 경로

- 소화관 → 모세혈관 → 간문맥(hepatic portal vein)
- 간 → 간모세혈관(굴모세혈관, sinusoid) → 영양분대사·해독
- 간정맥(hepatic vein) → 뒤대정맥(inferior vena cava) → 오른심방

(2) 간문맥의 기능

- 포도당 → 글리코겐 저장
- 독성 물질 → 해독
- 단백질·지질대사 조절
- 면역세포를 통한 병원체 제거

(3) 혈액공급의 이중구조

간은 두 가지 경로로 혈액을 공급받는다.

- **간동맥(hepatic artery)**: 산소가 풍부한 혈액(전신순환에서 유입)
- **간문맥(hepatic portal vein)**: 소화기에서 온 영양 풍부한 정맥혈
- **임상**: 간문맥고혈압(portal hypertension)은 복수, 식도정맥류, 비장비대 등을 유발한다.

간기능 저하 시 약물대사능력이 떨어지고 독성물질 축적위험이 커진다.

정리: 혈관은 구조와 기능에 따라 동맥·모세혈관·정맥으로 나뉜다. 몸순환은 전신으로 혈액을 공급하고, 허파순환은 폐에서 가스교환을 담당한다. 간문맥계는 소화기에서 흡수된 영양을 간으로 전달하여 해독과 대사를 담당하는 특수순환구조이다.

4. 태아순환(fetal circulation)

1) 태아순환의 개요

태아의 순환계는 성체의 순환계와 구조와 기능에서 뚜렷한 차이를 보인다. 성체는 폐에서 산소를 공급받고 간에서 대사를 수행하지만, 태아는 폐와 간기능이 미숙하여 이 기능을 대부분 태반(placenta)과 모체에 의존한다. 따라서 태아의 순환계는 산소화와 영양공급경로를 최적화하기 위해 여러 특수구조를 갖추고 있으며, 이 구조들은 출생 직후 호흡과 혈류패턴변화에 따라 닫히거나 퇴화

한다.

2) 태반을 통한 물질교환

태아는 폐를 사용하지 않기 때문에 산소와 영양분을 태반에서 모체혈액과의 교환을 통해 받게 된다. 태반은 자궁벽의 혈관과 태아의 융모막혈관이 가까이 위치하여 산소·이산화탄소, 영양분·노폐물 교환이 확산(diffusion) 방식으로 일어난다.

- **모체 → 태아**: 산소, 포도당, 아미노산, 비타민, 항체
- **태아 → 모체**: 이산화탄소, 요소, 대사노폐물

태반은 일종의 '외부폐'와 '외부간' 역할을 하며 태아생존에 필수적이다.

3) 태아순환의 주요 혈류경로

태아의 혈액은 성체와 달리 몇 가지 지름길(shunt) 구조를 통해 폐와 간을 우회한다. 이로써 산소와 영양을 효율적으로 전신으로 전달할 수 있다.

(1) 배꼽혈관(umbilical vessels)

- **배꼽동맥(umbilical arteries)**: 대동맥말단에서 분지되어 태아의 탈산소혈액과 노폐물을 태반으로 운반한다.
- **배꼽정맥(umbilical vein)**: 태반에서 산소와 영양을 공급받은 혈액을 태아로 운반한다.

배꼽동맥은 두 개, 배꼽정맥은 하나이며, 출생 후 각각 배꼽동맥인대와 배꼽정맥인대로 변한다.

(2) 정맥관(ductus venosus)

- **위치**: 배꼽정맥 → 간 → 뒤대정맥을 연결하는 통로
- **기능**: 산소가 풍부한 혈액이 간을 거치지 않고 곧바로 뒤대정맥으로 유입되어 심장으로 향하도록 한다.
- **의의**: 혈액이 간에서 느려지지 않고 빠르게 심장으로 도달하도록 하여, 뇌·심장 등 중요한 기관에 산소를 빠르게 공급한다.
- **출생 후 변화**: 닫히고 낫인대(ligamentum venosum)로 남는다.

(3) 타원구멍(foramen ovale)

- **위치**: 오른심방과 왼심방 사이의 벽(심방중격, interatrial septum)에 존재하는 구멍
- **기능**: 오른심방으로 들어온 산소가 풍부한 혈액의 대부분을 폐를 거치지 않고 왼심방으로 바로 이동시키는 지름길이다.
- **의의**: 기능하지 않는 폐를 우회하여 혈액을 전신으로 효율적으로 보낸다.
- **출생 후 변화**: 폐가 팽창하고 좌심방압력이 높아지면서 닫히고 타원와(fossa ovalis)가 된다.

타원구멍이 완전히 닫히지 않으면 개존타원구멍(PFO, patent foramen ovale)이 발생하여 성체에서도 우좌단락(shunt)이 남을 수 있다.

(4) 동맥관(ductus arteriosus)

- **위치**: 폐동맥과 대동맥 사이 연결통로

- **기능**: 폐동맥을 통해 나온 혈액이 폐를 통과하지 않고 대동맥으로 바로 들어가도록 한다.
- **의의**: 폐순환을 거치지 않고 혈액을 전신으로 효율적으로 보낸다.
- **출생 후 변화**: 폐가 팽창하여 폐혈관 저항이 낮아지면 혈류방향이 바뀌고 동맥관이 닫히면서 동맥관인대(ligamentum arteriosum)로 변한다.

동맥관이 닫히지 않고 남아 있으면 동맥관 개존증(PDA)이라 하며, 소형견에서 흔히 발견되는 선천성 심장질환이다.

| 표 4-3 | 출생 전·후 순환 비교

항목	태아순환	출생 후 순환
산소공급	태반에서 공급	폐에서 공급
주요 가스교환 기관	태반	폐
간대사	대부분 우회(정맥관)	간에서 직접 수행
심방간 연결	타원구멍 존재	출생 후 폐팽창 → 닫힘
폐동맥-대동맥 연결	동맥관 존재	폐혈류증가 → 닫힘

4) 출생 전·후 혈류변화 비교

출생 직후 첫호흡으로 폐가 팽창하면 폐혈관저항이 감소하고 폐혈류가 증가한다. 이로 인해 좌심방압력이 상승하여 타원구멍이 닫히고, 동맥관도 수축하여 닫히게 된다. 또한 탯줄이 절단되면 배꼽혈관과 정맥관의 혈류도 중단된다.

5) 임상적 의의

태아순환의 특수구조는 출생 후 정상적으로 닫히지 않으면 다양한 선천성심장질환으로 이어질 수 있다.

- PDA(patent ductus arteriosus): 동맥관이 닫히지 않아 폐혈류과다, 좌심부전 발생
- PFO(patent foramen ovale): 타원구멍이 완전히 폐쇄되지 않아 산소공급장애
- Ductus Venosus Shunt: 혈류가 간을 우회하여 대사장애 발생 가능

수의학임상에서는 신생자검진에서 심잡음청진, 심초음파검사 등을 통해 이러한 구조물의 폐쇄여부를 반드시 확인한다.

정리: 태아순환계는 태반에 의존하여 산소와 영양을 공급받기 위해 여러 지름길 구조(정맥관, 타원구멍, 동맥관)를 가진다. 출생과 함께 호흡이 시작되면 이 구조들은 기능을 상실하고 닫히며, 성체와 같은 순환구조로 전환된다. 이러한 변화과정의 이해는 신생동물의 심혈관계질환 진단과 관리에 필수적인 기초지식이다.

| 표 4-4 | 순환기계통 - 핵심정리표

주제	핵심 포인트
심장구조	심장은 2심방 2심실 구조, 4개의 주요 판막(삼첨 · 이첨 · 폐동맥 · 대동맥 판막)으로 혈류방향 유지. 꼭지근과 힘줄끈이 판막역류 방지역할 수행.
심장전도계	SA node → AV node → 히스속 → 좌우 다발가지 → 푸르킨예 섬유 순으로 자극전달. AV node에서 지연이 발생해 심방-심실 수축순서를 조절함.
심전도(ECG)	P파: 심방수축 / QRS: 심실수축 / T파: 심실이완. 전도계이상 시 각 파형이상으로 나타남.
혈관구조	동맥: 두꺼운 벽, 고압 / 정맥: 얇고 판막 존재, 저압 / 모세혈관: 단층 내피세포, 물질교환 장소
이중순환	몸순환: 좌심실 → 전신 → 우심방 / 허파순환: 우심실 → 폐 → 좌심방
간문맥순환	소화기에서 흡수된 영양이 간문맥을 통해 간으로 직접 운반되어 대사 · 해독 후 전신으로 이동
태아순환	태반을 통해 산소 · 영양공급. 정맥관(간 우회), 타원구멍(심방 우회), 동맥관(폐 우회) 존재. 출생 후 각각 닫혀 인대로 변함.

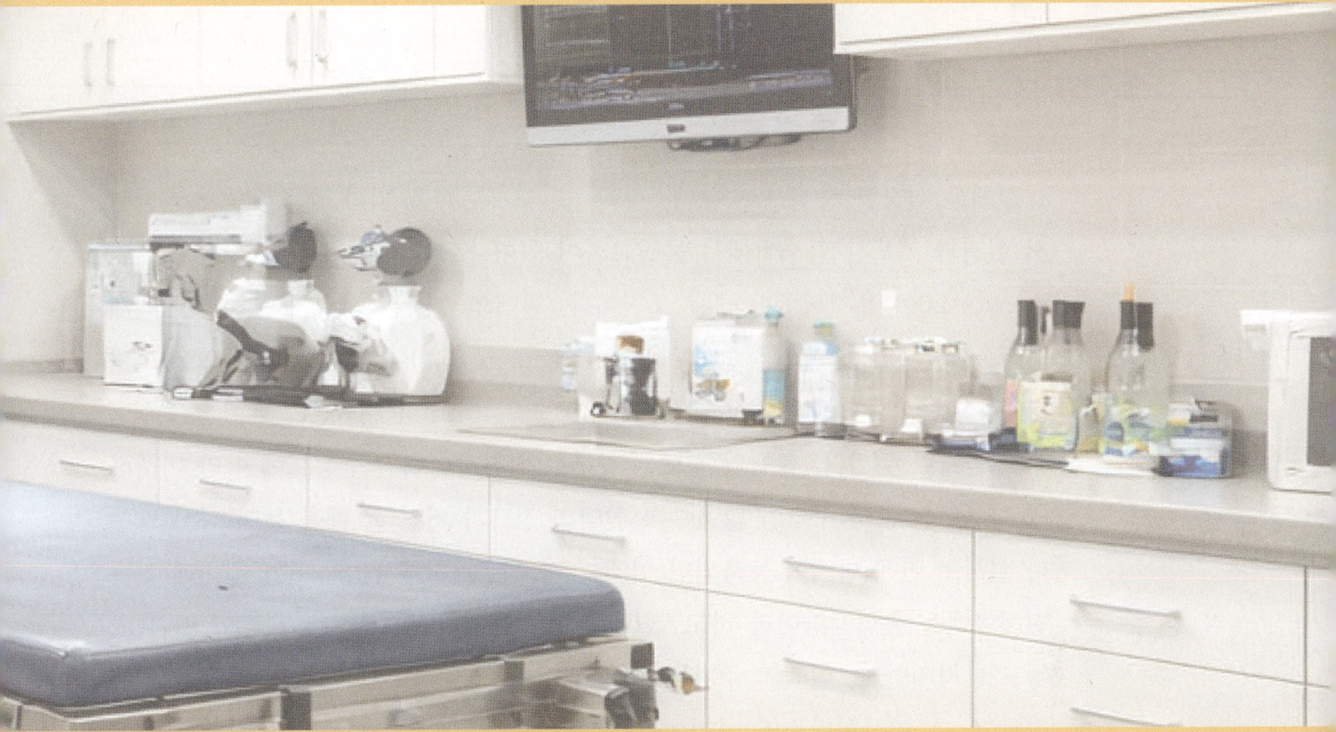

chapter 5

림프계

학습목표

1. 혈액의 성상 및 주요기능에 대해 이해한다.
2. 혈액의 조성성분인 혈장, 혈구의 특징과 기능을 이해한다.
3. 림프계통의 구성과 위치 및 역할에 대해 이해한다.

혈액은 심장을 중심으로 동맥, 정맥, 및 모세혈관을 따라 체조직을 순환하면서 혈관과 세포간질 사이에서 물질교환이 일어나도록 하여 체내의 항상성(homeostasis)이 유지되도록 하는 조직이다. 혈액의 성상은 적색의 불투명한 액체로서, 적혈구의 혈색소(헤모글로빈 hemoglobin, Hb)에 의해 붉은색으로 보인다. 정상동물의 혈액의 경우 pH7.4(7.36 ~ 7.45)이며, 비중은 1.040 ~ 1.060으로 물보다 무겁다. 혈액의 점도는 혈구수와 혈장단백질의 농도에 따라 비례하여 나타나는데, 혈구수가 많을수록 혈액의 점도가 커진다. 예를 들어 심한 탈수나 설사로 인해 혈액이 농축되면 혈액의 점도는 커지게 된다. 또한 체내에 있는 전체혈액을 총혈액량이라 하고, 혈액량(blood volume, BV)은 체중의 8~10% 정도를 차지한다. 혈액의 주기능은 ① 체내의 모든 세포에 산소와 영양소를 운반하고, ② 이산화탄소와 여러 대사노폐물을 폐, 콩팥, 간 등으로 전달하여 배설하고, ③ 체액, 체온, pH, 및 호흡 등의 조절을 담당하며, ④ 혈액응고작용 및 ⑤ 감염으로부터 방어작용을 담당하는 것이다.

1. 혈액의 조성

혈액은 액체성분인 혈장(plasma)과 세포성분인 혈구로 구성되어 있으며, 혈구에는 적혈구(erythrocyte 또는 red blood cell, RBC), 백혈구(leukocyte 또는 white blood cell, WBC) 및 혈소판(thrombocyte 또는 platelet)이 있다. 혈액을 원심분리하게 되면 가장 무거운 적혈구가 제일 아래에 침전하게 되고, 중간층은 백혈구와 혈소판이 위치하는데 이 얇은 흰색층을 버피코트(buffy coat)라고 하며, 가장 상부층은 혈장이다. 적혈구는 전체혈액의 약 44%를 차지하며,

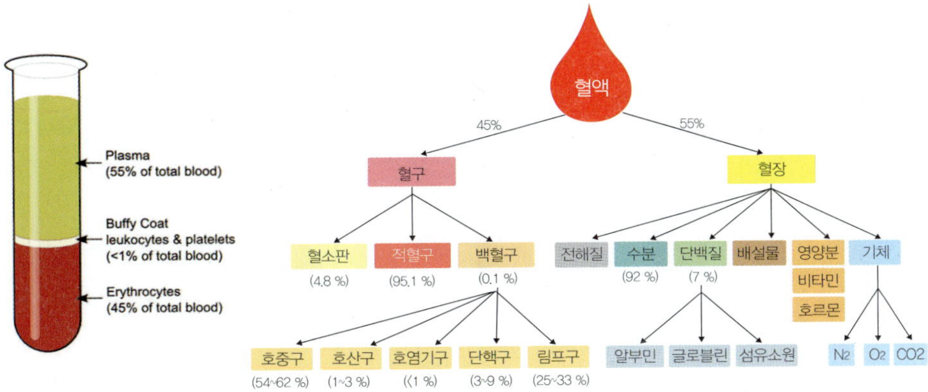

| 그림 5-1 | 혈액의 조성
출처: https://www.shutterstock.com/ko/image-vector/infographic-hematocrit-blood-analysis-conducted-glass-1830181055)

혈장은 약 55%, 백혈구와 혈소판은 약 1% 정도를 차지한다. 혈액이 혈관 밖으로 나오게 되면 혈장 중의 섬유소원(fibrinogen)이 섬유소(fibrin)로 전환되어 혈구와 엉켜지게 되면서 혈병(blood clot)이 되는데, 이렇게 잠시 방치하면 혈청(serum)을 얻을 수 있게 된다.

1) 혈장(plasma)

혈액의 액체성분으로, 약 90%가 수분이며 나머지 10%는 단백질, 전해질, 호르몬, 효소, 항원, 및 항체 등으로 구성된다. 그 중 단백질은 약 7% 정도를 차지하고 있는데 대표적인 혈장단백질(plasma proteins)은 알부민(albumin), 피브리노겐(fibrinogen) 및 면역글로불린(immunoglobulins) 등이 있다. 알부민은 혈장단백질의 약 60%를 차지하며, 혈액의 삼투압을 유지한다. 또한 이온, 지방산, 아미노산, 빌리루빈 등 여러 물질을 운반하는 역할을 한다. 피브리노겐은 혈액응고과정에 필수적인 단백질이며, 면역글로불린은 면역작용에 중요한 역할을

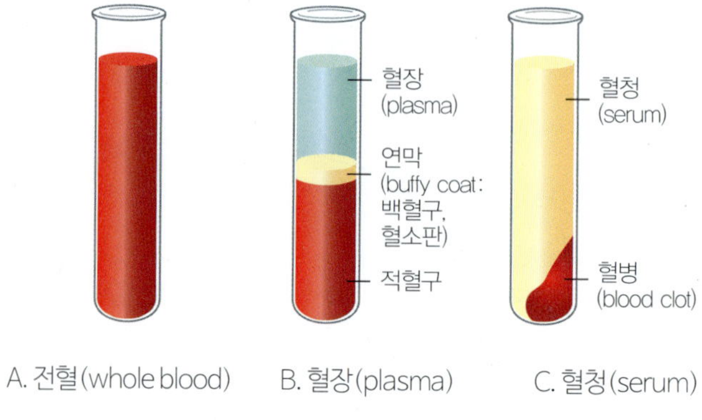

| 그림 5-2 | 혈장과 혈청의 차이

담당한다. 면역글로불린은 다섯 종류(IgG, IgA, IgE, IgM, IgD)로 구분되는데, IgG가 정상동물의 혈액 중에 가장 많은 면역글로불린이다. 또한 혈액삼투압의 대부분은 혈장 내의 전해질에 의지하는데 주로 나트륨(sodium), 염화물(chloride)이 담당하며, 그 외 전해질에는 칼륨(potassium), 칼슘(calcium), 마그네슘(magnesium), 중탄산염(bicarbonate) 등이 있다.

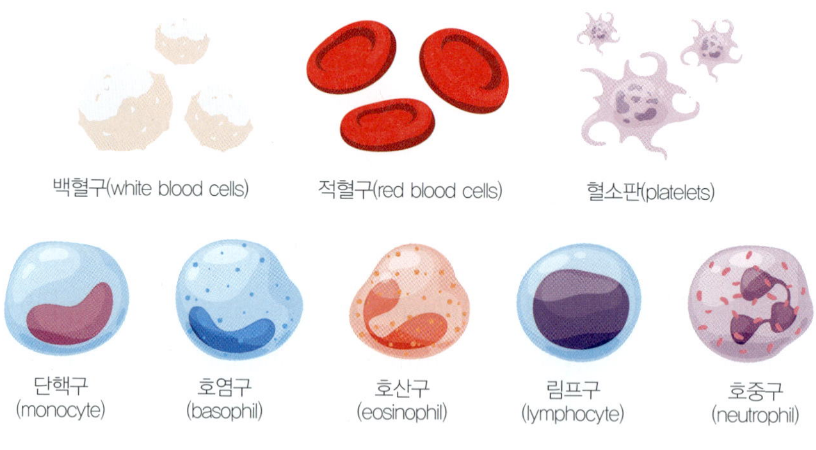

| 그림 5-3 | 혈액 세포
출처: https://www.shutterstock.com/ko/image-vector/blood-cells-circulatory-system-components-red-2284125773

2) 혈액세포(blood cells)

(1) 적혈구(erythrocytes)

포유류의 성숙적혈구는 양쪽이 오목한 원반형태로 핵은 없으며, 크기는 동물마다 다르지만, 대개 직경이 7.5~8.0μm이며, 개의 적혈구의 크기는 7.0μm이다(그림 5-4). 적혈구의 수는 혈액 $1mm^3$(μL) 중의 수를 백만단위로 표시하는데, 개의 경우 μL당 600~800만 개로 혈구세포 중 가장 많은 수를 차지한다. 또한 성숙한 적혈구는 몸전체에 산소와 이산화탄소를 운반하는 중요한 역할을 담당하고 있으며, 가운데가 오목한 원반형태는 표면적을 넓혀서 가스교환효율을 극대화시키며, 적혈구의 표면적이 클수록 혈액의 기체교환능력은 높아진다.

적혈구의 성분은 수분이 약 65% 정도이며, 고형물이 약 35%이고, 고형물의 95%는 혈색소가 차지한다. 혈색소(hemoglobin, Hb)는 혈액이 붉은색으로 보이게 하며, 철을 갖는 헴(heme)과 단백질인 글로빈(globin)으로 구성되어 있다.

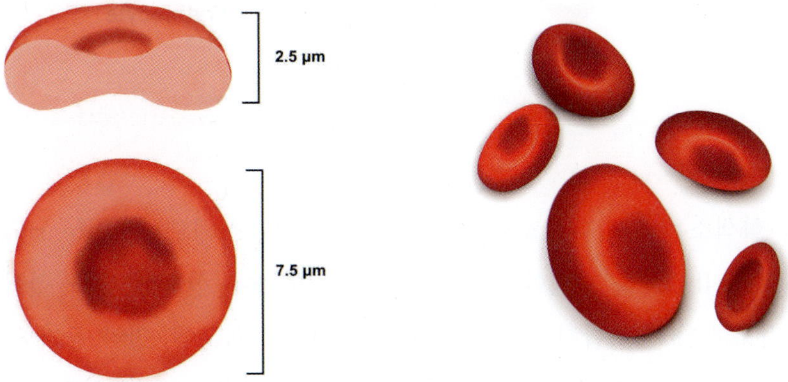

| 그림 5-4 | 적혈구의 모양
출처: https://blog.naver.com/lheebok/222306541409
https://www.shutterstock.com/ko/image-vector/erythrocytes-rbc-vector-illustration-isolated-on-1300795534

즉, 헤모글로빈의 분자는 2개의 α사슬과 2개의 β사슬이 4차 구조를 이루는 단백질로, 각 사슬에 철분자(Fe^{2+})를 지닌 heme 그룹이 있어서, 최대 4개의 산소와 결합할 수 있게 된다(그림 5-5). 따라서 헴(heme)분자의 철에 산소가 결합하여 산화혈색소(oxyhemoglobin, HbO_2)가 되면 혈류를 따라 이동하여 산소분압이 낮은 말초조직으로 가서 산소를 주고 환원혈색소(reduced hemoglobin)로 되는 과정을 통해 산소공급을 하게 되는 것이다. 이 반응은 $Hb + O_2 \leftrightarrow HbO_2$로 나타낼 수 있다. 만약 체내에 철(Fe)이 부족할 경우 헤모글로빈의 기능이 상실되어 빈혈(anemia)이 유발될 수 있다.

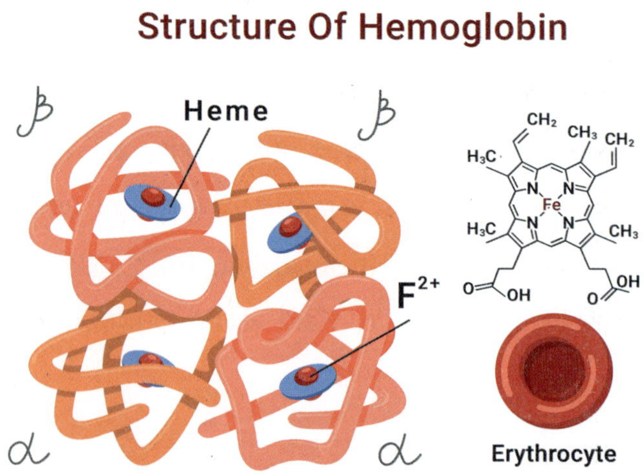

| 그림 5-5 | 헤모글로빈의 구조
출처: https://www.shutterstock.com/ko/image-vector/hemoglobin-molecule-structure-medical-education-scheme-2311253643

또한 혈색소는 일산화탄소와 결합하여 일산화탄소헤모글로빈(carboxyhemoglobin, HbCO)을 형성할 수 있다. 혈색소의 경우 산소에 대한 결합력보다 일산화탄소에 대한 결합력이 약 200배 정도 강하기 때문에, 만약 공기중의 일산화탄소함량이 0.1%정도 되면 혈액중헤모글로빈의 절반은 일산화탄소헤모글로빈(HbCO)이 되어 조직으로 공급되는 산소량이 급격하게 감소하게 된다.

적혈구의 생성은 적혈구조혈인자(에리트로포이에틴, erythropoietin)에 의해서 조절되는데, 이 호르몬은 조직내산소량이 부족할 때 콩팥에서 분비된다. 포유류의 적혈구는 태생기에는 난황낭, 림프절, 비장, 간에서 생성되고, 출생 후에는 골수(bone marrow)에서 생성된다. 골수 내의 조혈모세포(hematopoietic stem cell)에서 분화된 전적혈구모세포(proerythroblast)의 세포분열과정과 성숙과정을 거쳐 혈색소를 얻은 후 그물적혈구(망상적혈구, reticulocytes)가 되는데, 그물적혈구는 미성숙적혈구로 대개 정상 적혈구 수의 1~3% 정도 들어 있다. 이후 핵이 소실된 후 성숙적혈구가 되면 순환혈액으로 방출된다. 다만, 철

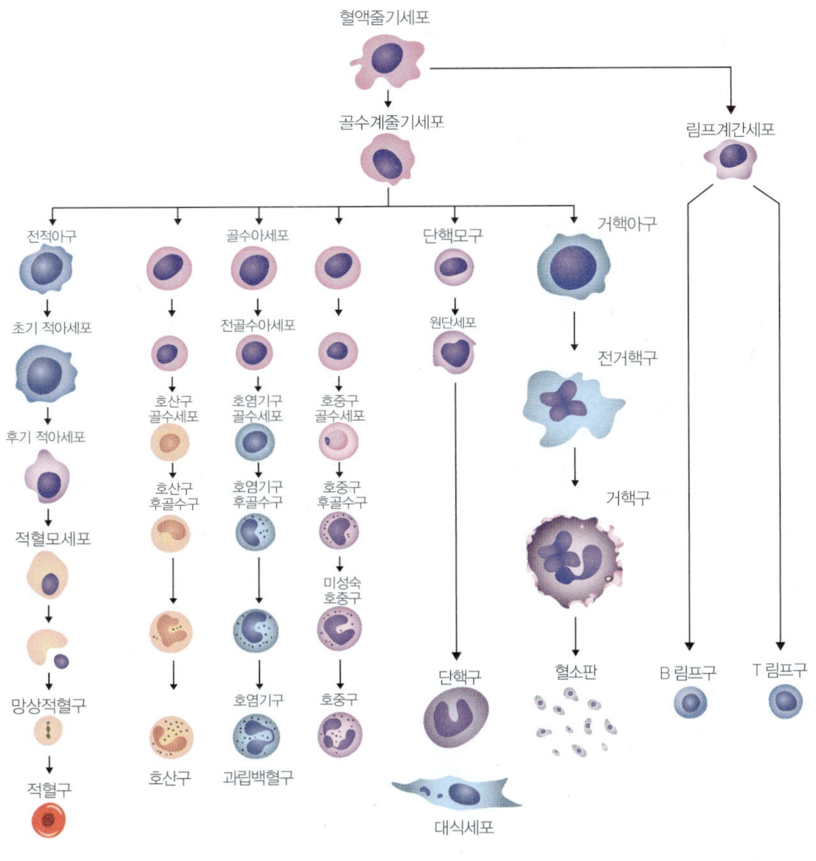

| 그림 5-6 | 골수에서의 혈구생성과정

결핍성빈혈이나 급성출혈 등으로 적혈구가 부족해지면 순환혈액 중 그물적혈구는 증가한다. 적혈구의 수명은 동물에 따라 큰 차이가 있는데, 개의 경우 평균 100~120일이다(표 5-1). 적혈구가 수명을 다하면 대식세포(macrophage)에 의해서 파괴되는데, 개의 주된 적혈구파괴장소는 적골수이다. 파괴된 적혈구의 혈색소는 혈장을 통해 골수에 저장되어 새로운 혈색소를 만들 때 재사용된다.

| 표 5-1 | 동물의 적혈구수명

동물명	수명(일)
개	약 110
고양이	약 70
토끼	약 50
햄스터	약 65
기니피그	약 83
조류	약 50 이하

(2) 백혈구(leukocyte)

백혈구는 약 6~20μm의 크기로 핵을 가진 세포이다. 백혈구의 수는 적혈구보다 훨씬 적으며, 혈액 $1mm^3$에 대한 수로 표시되는데, 개와 고양이에서의 적혈구 수와의 비는 약 1/600이다. 백혈구는 세포질 내의 과립(granule)유무에 따라서 과립백혈구(granulocyte)와 무과립백혈구(agranulocyte)로 분류된다. 과립백혈구의 염색성에 따라서 호산구(eosinophil), 호염구(basophil), 호중구(neutrophil)로 나뉘고, 무과립백혈구는 백혈구의 크기와 핵의 형태에 따라 단핵구(monocyte)와 림프구(lymphocyte)로 구분된다.

① 과립백혈구

㉠ 호산구(eosinophil)

에오진(eosin)과 같은 산성염료에 의해 붉은색으로 염색이 되며, 보통 2개의 엽으로 된 핵을 가지고 있고, 기생충감염이나 알레르기질환 및 염증성반응에 관여한다. 세균탐식작용이 있으나 호중구에 비해 약한 식작용만을 가지고 있다.

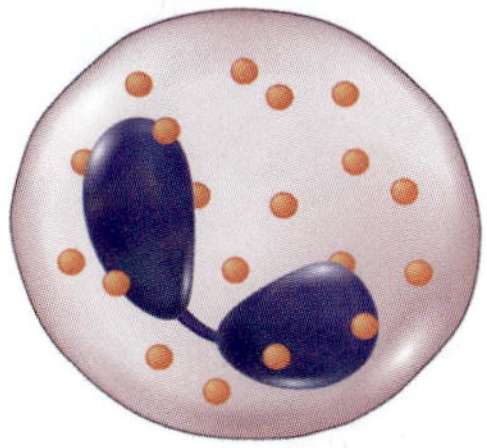

| 그림 5-7 | 과립백혈구-호산구
출처: https://www.shutterstock.com/ko/image-vector/type-white-blood-cells-basophil-neutrophil-2254451079

ⓛ 호염구(basophil)

백혈구 중 1% 미만을 차지하고 있는 세포로서, 염기성염료에 의해 어두운 푸른색 또는 보라색으로 염색이 되며, 다양한 엽모양의 핵을 가지는데 어둡게 염색되는 과립에 의해 종종 가려져 보인다. 호염구는 탐식작용은 미약하나, 히스타민, 헤파린 등을 방출하여 염증반응을 개시하고, 조직으로의 혈액공급을 증가시킨다.

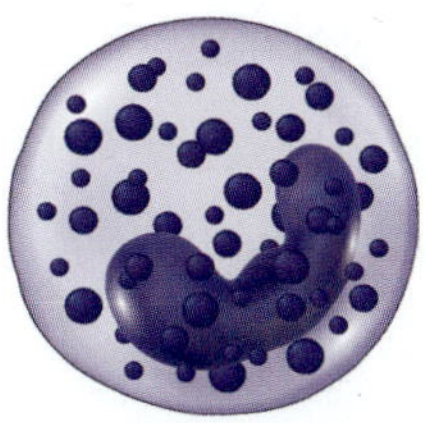

| 그림 5-8 | 과립백혈구-호염구
출처: https://www.shutterstock.com/ko/image-vector/type-white-blood-cells-basophil-neutrophil-2254451079

ⓒ 호중구(neutrophil)

전체 백혈구의 약 50~70%를 차지하고 있으며, 중성염료로 염색되는 특성을

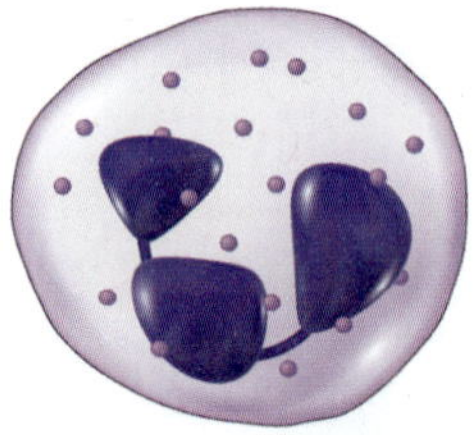

| 그림 5-9 | 과립백혈구-호중구
출처: https://www.shutterstock.com/ko/image-vector/type-white-blood-cells-basophil-neutrophil-2254451079

가진다. 세포질의 과립은 분홍색 또는 보라색으로 염색이 되고, 성숙한 백혈구는 단핵구보다는 작으며, 2개에서 5개 정도의 엽을 가진 핵으로 되어 있다. 미성숙호중구의 경우 띠백혈구(band cell)형태이며 굽은 띠모양의 핵을 가진다. 또한 호중구는 세균과 다른 외부세포를 탐식(phagocytosis)하여 사멸시키는 식세포작용을 하는 면역세포로, 백혈구 중 가장 먼저 감염을 방어하는 역할을 담당한다. 특히 세균감염으로 인한 호중구의 탐식작용이 시작되면 골수에서는 더 많은 호중구가 혈류 내로 방출되는 것을 자극하여 호중구증가증(neutrophilia)이 나타난다. 즉, 호중구증가증은 일반적으로 급성염증(acute inflammation)과 관련이 깊다. 반면, 호중구의 비정상적인 감소를 호중구감소증(neutropenia)라고 한다. 이 상태는 면역상태와 연관있는 유전질환이나, 유해화학물질 등의 노출로 인해 발생할 수 있는 질환에서 보인다.

② 무과립백혈구

㉠ 림프구(lymphocyte)

무과립백혈구의 80%를 차지하고 있는 세포로서, 면역반응을 주된 역할을 담당하고 있다. 림프구는 골수(bone marrow)에서 만들어지는데, 골수에서 성숙과정을 거치게 된 미성숙림프구는 B림프구가 되고, 가슴샘(흉선, Thymus)에서

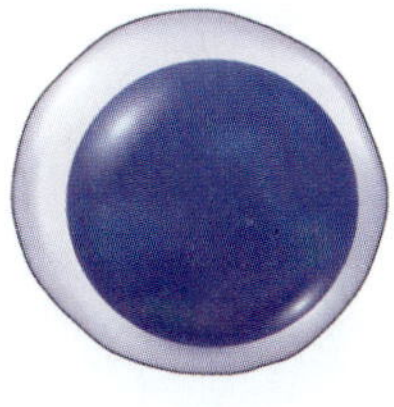

| 그림 5-10 | 무과립백혈구-림프구
출처: https://www.shutterstock.com/ko/image-vector/type-white-blood-cells-basophil-neutrophil-2254451079

분화하고 성숙한 경우 T림프구가 된다. B림프구는 체액면역(humoral immunity)을 담당하며, 항체 및 면역글로불린을 분비한다. 이 중 항체는 항원을 중화시켜 제거하는 역할을 하며, 면역글로불린은 항원과 응집, 중화, 용해반응 등의 작용을 담당한다. T림프구는 세포면역(cellular immunity)을 담당하며, 세포독성T세포(cytotoxic T cell), 도움T세포(helper T cell), 억제T세포(suppressor T cell), 및 조절T세포(regulatory T cell) 등으로 분류된다. 세포독성T세포는 주로 감염된 세포를 파괴하는 역할을 하고, 도움T세포는 면역반응을 조절하는 사이토카인을 분비한다. 억제T세포는 면역반응을 억제하는 역할을 하는데, 이것은 알레르기, 암, 바이러스감염증, 자가면역질환증상 등을 완화하는 작용을 한다. 또한 조절T세포는 면역반응의 조절을 담당하는데 주로 자가면역질환이 유발되지 않도록 막는 역할을 한다. 이외 T림프구의 활성화를 조절하며, 후천면역에서 세포면역반응을 효율적으로 조절하는 주된 기능을 담당한다.

㉡ 단핵구(monocyte)

백혈구 중 가장 큰 세포이다. 세포질 내 과립이 없고, 말굽형태의 핵을 가지고 있으며, 혈액 내 1% 미만을 차지하고 있다. 단핵구는 조직 내에서 위치하고 있는 곳의 필요에 따라 다른 세포유형으로 불린다. 예를 들어 단핵구가 혈류를 떠나 조직으로 들어가게 되면 대식세포(macrophage) 또는 수지상세포(dendritic cell)

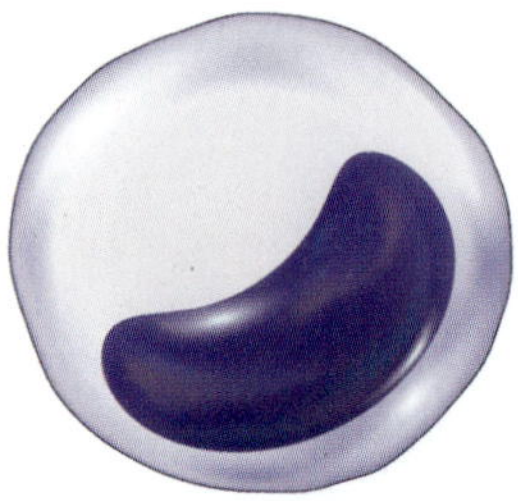

| 그림 5-11 | 무과립백혈구-단핵구
출처: https://www.shutterstock.com/ko/image-vector/type-white-blood-cells-basophil-neutrophil-2254451079

으로 더 분화할 수 있다. 또한 림프조직에서는 대식세포(macrophage), 간에서는 쿠퍼세포(Kupffer's cell), 신장에서는 혈관사이세포(mesangial cell), 폐에서는 폐포대식세포(alveolar macrophage), 뇌에서는 미세아교세포(microglia) 등으로 분류된다. 단핵구는 면역반응을 담당하는 세포로서 기능을 담당한다.

- 항원을 탐식하여 T림프구와 B림프구를 자극
- 탐식작용 및 사이토카인 분비
- 체온을 증가시켜 림프구를 활성화 시킴
- 항원제시세포(antigen-presenting cell, APC)로 작용하여 T림프구의 면역반응 개시

(3) 혈소판(platelet)

포유동물의 혈소판은 핵이 없으며, 불규칙한 조각형태로 크기는 대략 2~4μm이다. 혈소판은 출혈시에 혈액응고과정을 거쳐 지혈작용(hemostasis)을 담당한다. 지혈은 혈관의 수축 → 일시적인 혈소판응집 → 응고기전의 활성화 → 섬유소응고(fibrin clot) 형성과정을 거쳐 일어난다.

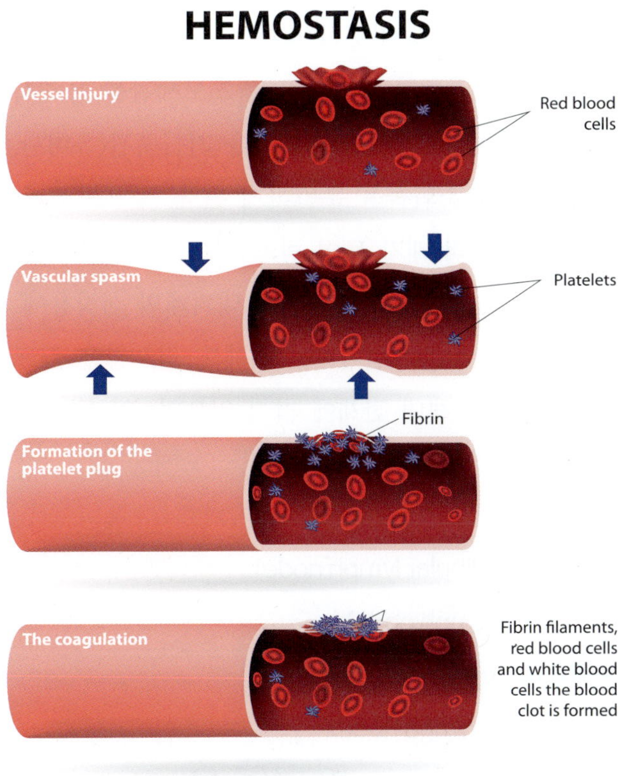

| 그림 5-12 | 손상혈관 주위에서의 지혈과정
출처: https://www.shutterstock.com/ko/image-vector/basic-steps-hemostasis-273744143

2. 림프계통(lymphatic system)

림프계는 혈액순환을 담당하는 순환계의 일부로, 림프모세관(lymphatic capillaries), 림프관(lymphatic duct), 림프절(lymph node), 및 림프조직(lymphatic tissue) 등으로 구성된다. 림프(lymph)는 림프계통의 액체를 말하며, 혈장에서 유래하기 때문에 혈장과 비슷한 성분을 가지고 있으나 혈장단백질은 없다. 모세혈관에서 누출된 과도한 조직액은 림프모세관을 통해서 순환계통으로 돌아가게 된다. 또한 작은창자의 림프모세관을 기름죽관(유미관, lacteals)이라고 하며, 이를 통해서 지방소화물을 운반하게 된다. 림프모세관이 모여 림프관을 형성하고, 이 림프관 여러 개가 모여 림프절로 들어간다. 림프절은 여과작용을 담당하는데, 이물이 림프절으로 오면 세망내피계의 식작용에 의해 포식되거나 기계적 여과작용을 거쳐 제거된다. 그 외에도 림프절은 림프구를 생산하여 면역작용을 한다. 림프절은 체내 전체에 퍼져 있으며, 일부 림프절은 피부와 가까운 곳에 위치하여 촉진할 수 있다.

- 턱밑림프절(submandibular lymph node)
- 귀밑림프절(partoid lymph node)
- 어깨앞림프절(prescapular node)
- 겨드랑림프절(axilary lymph node)
- 은고샅림프절(superficial inguinal lymph node)
- 오금림프절(popliteal lymph node)

림프조직은 체내의 면역반응에 중요한 역할을 하는 림프기관들을 포함하며 골수, 지라(비장, spleen), 가슴샘(흉선, thymus), 편도(tonsil) 등이 있다. 이 중 지라는 가장 큰 림프기관으로 위(stomach)의 큰굽이(대만곡, great curvature) 가까이 위치하고 있는 검붉은색의 조혈기관이다. 지라의 주요기능은 ① 면역세포인 림프구를 생산하고, ② 노화된 적혈구를 제거하며, ③ 적혈구저장소의 역할을 하고, ④ 순환계의 외부이물질과 세균들을 여과하는 것이다.

가슴샘은 가슴에 위치하고 있는 림프기관으로 면역반응에 관여하는 T림프구의 분화에 관여한다. 특히 가슴샘은 태아말기부터 어린 개에서 중요한 면역작용에 관여하고 있으며, 성성숙이 이뤄지고 나면 지방조직으로 대체되면서 위축되거나 퇴화된다.

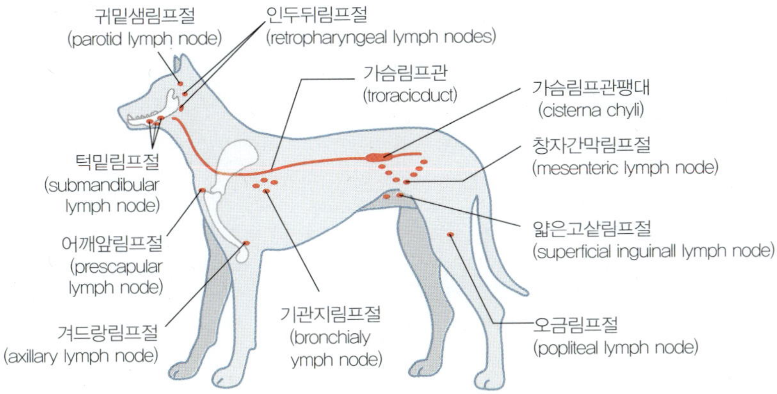

| 그림 5-13 | 주요림프절의 위치

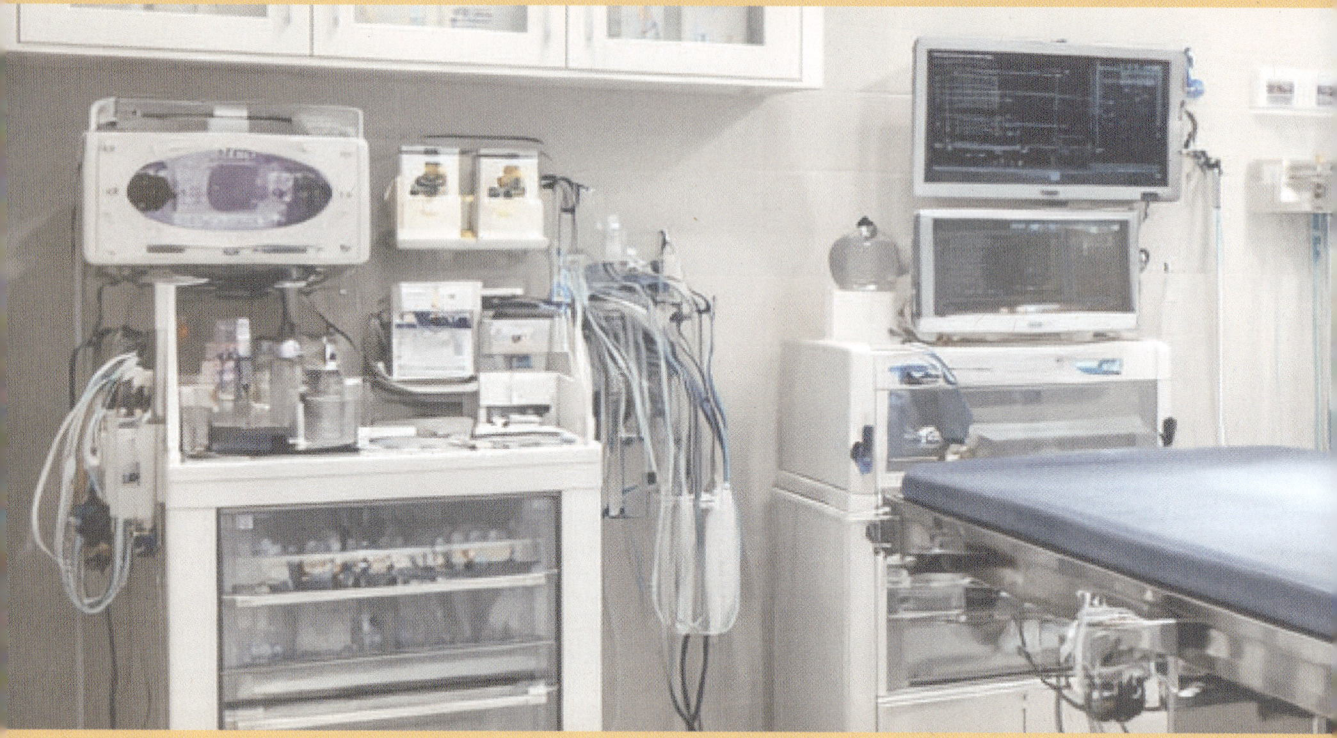

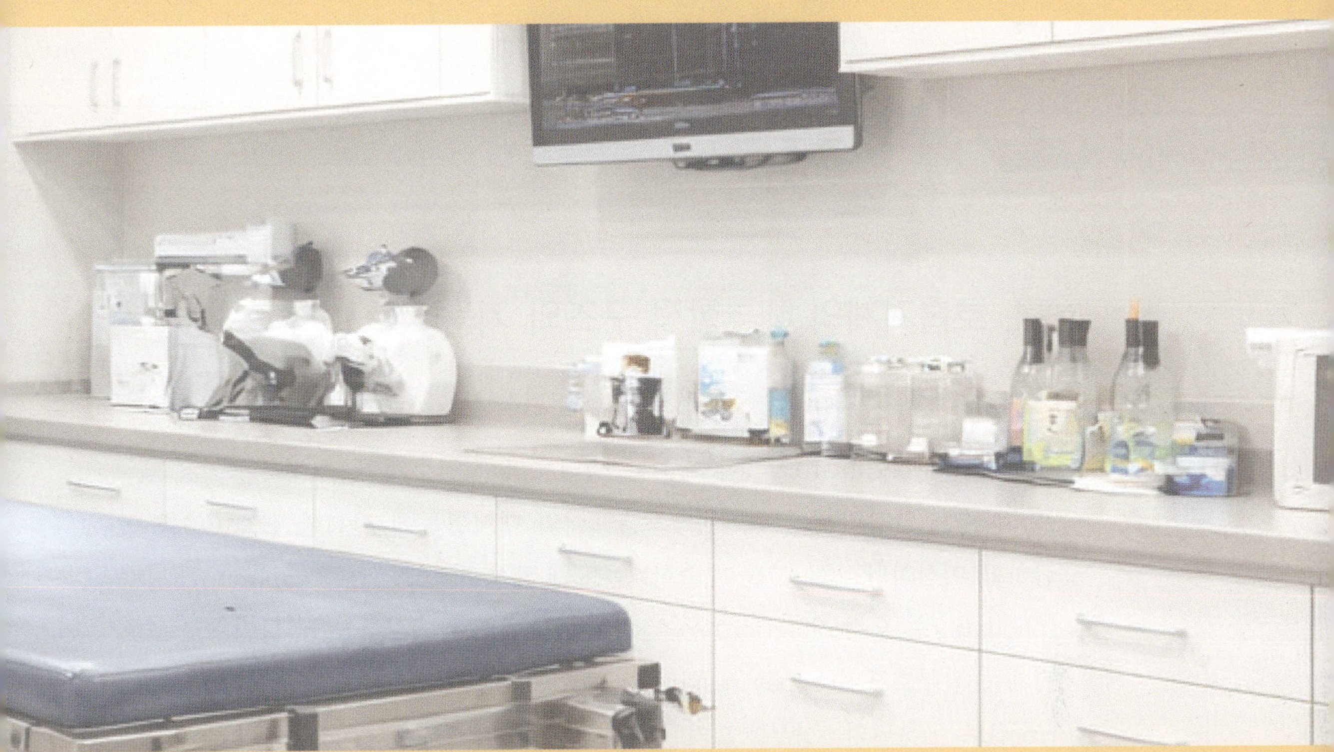

chapter 6

호흡기계

학습목표

1. 호흡기계의 주요기능과 생리적 의의를 설명할 수 있다.
2. 상부·하부 호흡기의 해부학적 구성과 역할을 구분할 수 있다.
3. 허파꽈리에서의 가스교환 원리를 이해할 수 있다.
4. 환기와 외호흡·내호흡의 차이를 설명할 수 있다.
5. 호흡조절기전과 화학·신경성 조절의 역할을 이해할 수 있다.

1. 호흡기계의 해부학적 구조와 기능

호흡기계(respiratory system)는 생명유지에 필수적인 가스교환(gas exchange)을 담당하는 기관계통으로, 체내의 대사활동에 필요한 산소(O_2)를 공급하고 이산화탄소(CO_2)를 배출한다. 또한 체온조절(thermoregulation), 발성(phonation), 후각(olfaction) 등 부수적 기능에도 관여한다. 해부학적으로 호흡기계는 상부호흡기(upper respiratory tract)와 하부호흡기(lower respiratory tract)로 구분된다. 상부호흡기는 코(nose), 비강(nasal cavity), 인두(pharynx), 후두(larynx)로 구성되어 흡입된 공기를 여과하고 가습·가온하며, 하부호흡기는 기관(trachea), 기관지(bronchus), 허파(폐, lung)로 이어져 실제적인 가스교환이 이루어진다. 이 과정에서 허파꽈리(폐포, alveolus)는 넓은 표면적을 제공하여 효율적인 산소와 이산화탄소의 교환을 가능하게 한다. 호흡기계는 단순한 공기의 통로가 아니라, 대사에 필요한 산소공급과 노폐가스의 제거를 통해 체내항상성(homeostasis)을 유지하는 핵심 생리계통이다.

1) 상부호흡기(upper respiratory system)

(1) 코와 비강(nasal cavity)

비강은 호흡기의 시작 부분으로, 외부로부터 들어온 공기를 받아들이는 통로이다. 비강은 외비(코)와 비강 내부, 그리고 비강을 구분하는 비중격으로 구성된다. 외비는 주로 연골과 피부로 이루어져 있으며, 콧구멍(비공, nares)을 통해 외부공기가 들어온다(그림 6-1). 비강 내부는 좌우로 나뉘어 있으며, 중앙에는 비중격(nasal septum)이 위치하여 두 비강을 분리한다. 비강의 내면은 점막으로 덮여 있고, 점막 표면에는 섬모와 점액선이 발달하여 공기 중의 먼지, 미생물, 이물질을 걸러낸다. 또한, 점막에는 풍부한 혈관이 분포하여 흡입된 공기의 온도와 습도를 조절한다. 등쪽코선반(상비갑개, dorsal nasal concha)은 비강의 등쪽에 위치하며, 비점막이 덮인 얇은 뼛돌기구조로서 공기의 와류를 형성하고 가습 및 여과에 기여한다.

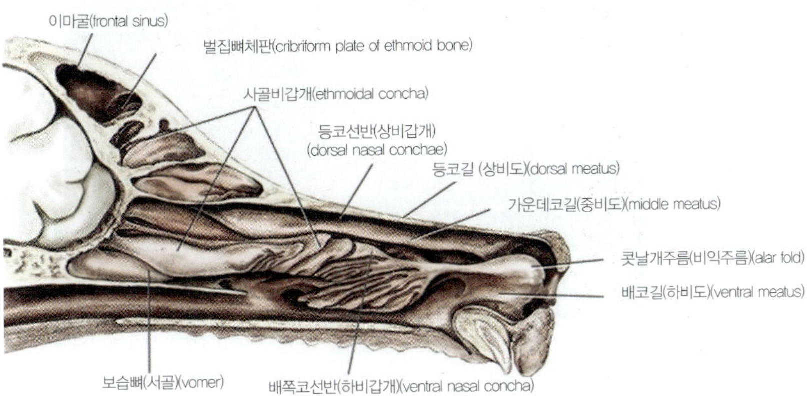

| 그림 6-1 | 개의 비강구조
출처: https://happiestdog.com/dog-nose-anatomy/

비강은 해부학적으로 세 부분으로 구분된다.

- **코안뜰(비전정, nasal vestibule)**: 비공에서 시작되는 가장 앞쪽 부분으로, 피부와 털(비모, nasal hair)이 존재하여 큰 이물질을 여과한다.
- **호흡부(respiratory region)**: 비강의 중간 부분으로, 점액선이 풍부한 점막이 존재하며, 흡입공기의 온도 및 습도를 조절한다.
- **후각부 (olfactory region)**: 비강의 후배측 상부에 위치하며, 후각상피가 분포하여 냄새자극을 감지한다.

Note box: 보습코기관(야콥슨 기관, vomeronasal organ)

비강(nasal cavity)의 바닥, 보습뼈(vomer) 양쪽에 위치하는 쌍을 이루는 작은 관형 구조의 화학수용기관으로, 특히 포유류에서 페로몬자극을 감지하여 사회적·생식적 행동을 조절하는 데 관여한다.

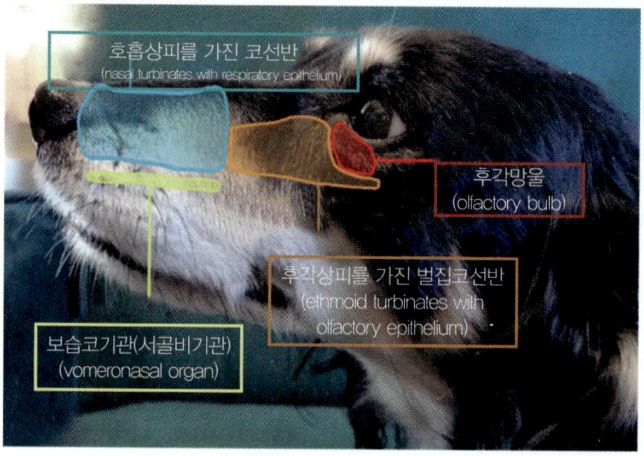

| 그림 6-2 | 개의 호흡과 후각기관의 분포
출처: https://www.mdpi.com/2076-2615/12/4/517

비공에서 시작되어 비강 내부로 이어지는 구조를 보이며, 전방의 비전정(nasal vestibule), 중앙의 호흡부(respiratory resion), 후상부의 후각부(olfactory region)로 구성되어 있다. 비강의 내측벽에는 세 개의 코선반(비갑개, nasal concha)이 돌출되어 있다. 코선반은 공기의 흐름을 복잡하게 하여 공기가 비점막과 충분히 접촉하도록 함으로써 여과·가습·온도 조절을 효율적으로 수행하게 한다. 비갑개 사이에는 공기의 통로인 콧길(비도, nasal meatus)이 형성되어 있으며, 각각의 콧길은 부비동(paranasal sinus)이나 비루관(nasolacrimal duct)과 연결되어 있다. 부비동(paranasal sinus)은 비강 주변의 두개골 내에 위치한 공기주머니로, 상악동(maxillary sinus), 전두동(frontal sinus), 접형동(sphenoidal sinus), 사골동(ethmoidal sinus) 등이 있다. 부비동은 두개골의 무게를

줄이고, 공명작용을 통해 발성에 기여하며, 점액분비를 통해 비강점막의 습윤상태를 유지한다. 개의 비강은 중앙의 코사이연골(비중격연골)로 좌우로 나뉘며, 내부에는 등코선반·가운데코길·배코길 등 여러 코선반과 콧길이 형성되어 있다. 하부에는 보습코기관(야콥슨기관)이 위치하며, 공기의 여과·가온·가습 및 후각 기능에 기여한다. 종별로 비강의 구조에는 차이가 있으며, 개와 고양이는 후각부가 특히 발달하여 후각이 예민하다. 비강은 단순한 공기통로가 아니라 흡입공기의 정화·가습·온도조절·후각감지 등 복합적인 기능을 수행하는 기관이다. 이러한 구조적·기능적 특성 덕분에 비강은 호흡기계 전체의 첫 방어선으로 작용한다.

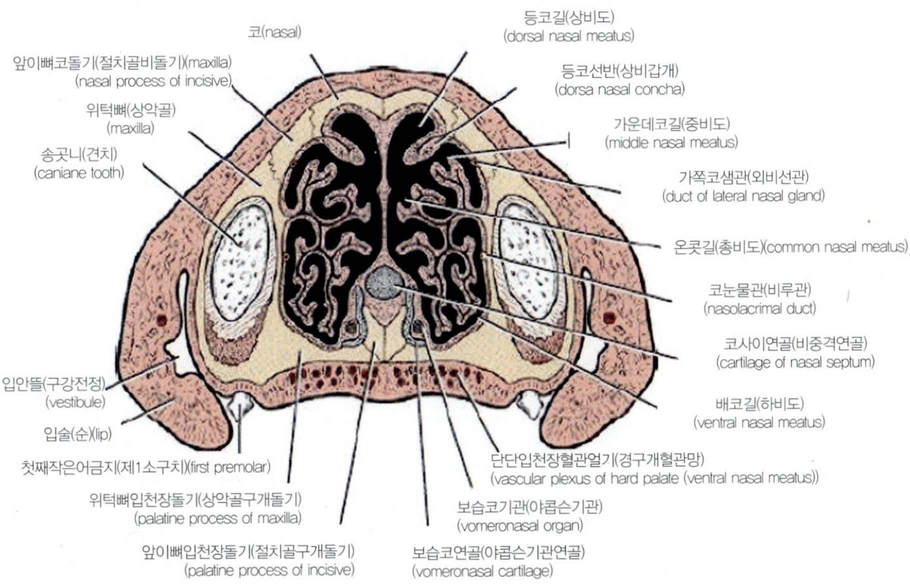

| 그림 6-3 | 개의 비강구조

출처: https://www.researchgate.net/figure/Transverse-section-of-the-nasal-cavity_fig2_277214578

(2) 인두(pharynx)

인두는 비강과 구강 뒤쪽에 위치한 근육성 관으로, 호흡기와 소화기가 만나는 교차점이다. 공기는 비강에서 인두를 거쳐 후두와 기관으로, 음식물은 인두를 거쳐 식도로 이동한다(그림 6-4).

인두는 위치에 따라 세 부분으로 나뉜다.

- **비인두(nasopharynx)**: 비강 뒤쪽에 위치하며, 공기통로로 작용한다. 귀와 연결되는 이관(auditory tube, 유스타키오관)이 열려 있어 압력평형을 유지한다.
- **구인두(oropharynx)**: 구강 뒤쪽에 있으며, 공기와 음식물이 통과하는 부분이다.
- **후인두(laryngopharynx)**: 후두 뒤쪽에 위치하며, 공기는 후두로, 음식물은 식도로 분리되어 내려간다.

삼킴시에는 후두덮개(epiglottis)가 닫혀 음식물이 기도로 들어가는 것을 방지한다. 인두벽에는 인두편도(pharyngeal tonsil) 등 림프조직이 발달하여 병원체 침입을 막는다. 따라서 인두는 공기와 음식물의 통로를 조절하고, 방어기능을 수행하는 기관이다.

(3) 후두(larynx)

후두는 인두와 기관 사이에 위치한 공기의 통로이자 발성기관이다. 여러 개의 연골과 근육으로 이루어져 있으며, 공기의 흐름을 조절하고 음식물이 기도로 들어가는 것을 막는다(그림 6-4). 후두를 구성하는 주요 연골에는 갑상연골(thyroid cartilage), 윤상연골(cricoid cartilage), 피열연골(arytenoid cartilage),

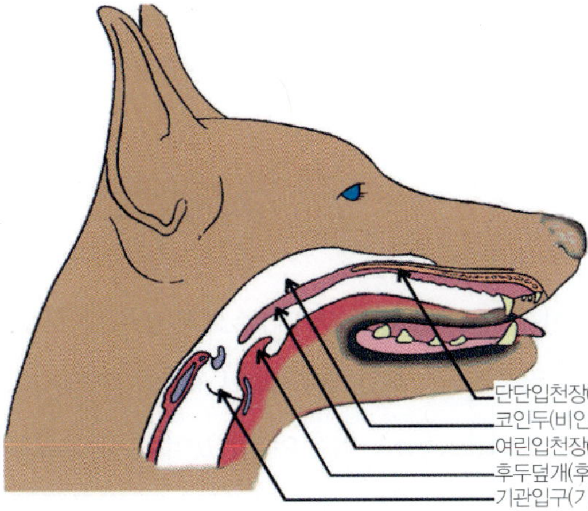

| 그림 6-4 | 개의 인두 및 후두 구조
출처: Safari Veterinary Care Centers. "Pharynx Anatomy in the Dog." https://www.safarivet.com/pharynx-anatomy-dog/

그리고 후두덮개(epiglottis)가 있다.

후두덮개는 삼킴시 후두입구를 덮어 음식물이 기도로 들어가는 것을 방지하며, 발성시에는 열려 공기가 통과한다. 후두 안쪽에는 성대(vocal fold)가 있으며, 공기가 성대를 통과하면서 진동을 일으켜 소리를 낸다. 동물종에 따라 성대의 형태와 발성능력은 차이가 있다. 예를 들어 개와 고양이는 발성을 통해 의사소통을 하고, 말은 성대진동이 약하여 울음소리가 크지 않다. 또한 후두는 공기의 통로유지, 발성, 기도보호라는 세 가지 주요기능을 수행한다. 후두는 단순한 공기통로가 아니라, 호흡과 발성을 조절하며 기도를 보호하는 중요한 기관이다. 비강·구강 뒤에서부터 기관·식도로 이어지는 인두와 후두의 주요 연골 및 통로 구조를 보여준다.

2) 하부 호흡기(lower respiratory system)

(1) 기관(trachea)

기관은 후두와 폐 사이를 연결하는 공기의 주요통로이다. 목부위에서 시작하여 흉강 내로 내려가며, 좌우 기관지로 분리되어 폐로 연결된다. 기관벽은 C자형의 기관연골(tracheal cartilage)로 이루어져 있어 공기통로가 항상 열려 있도록 유지된다(그림 6-5). 이 연골의 개방된 부분은 뒤쪽(등쪽)에 위치하며, 그 사이를 기관근(trachealis muscle)이 연결한다. 기관근의 수축과 이완은 기관의 직경을 조절하여 공기의 흐름을 조정한다. 기관의 안쪽은 섬모상피(ciliated epithelium)와 점액선으로 덮여 있다. 섬모는 점액에 붙은 먼지나 미생물을 위쪽으로 이동시켜 인두로 배출하는데, 이를 점액섬모청소기전(mucociliary clearance)이라고 한다. 이 기전은 호흡기의 중요한 방어기능 중 하나이다.

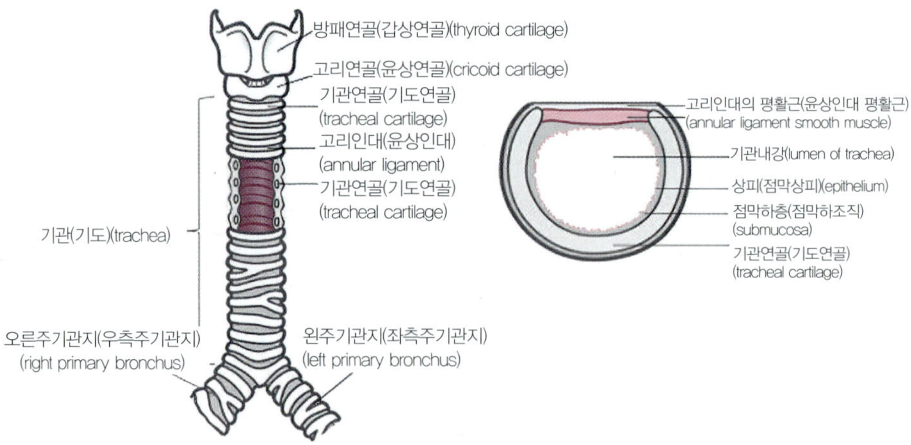

| 그림 6-5 | 개의 인두 및 후두 구조

출처: Modified from Dukes' Physiology of Domestic Animals, 14th ed., 2021, Academic Press
https://www.sciencedirect.com/topics/medicine-and-dentistry/trachealis-muscle

기관은 종에 따라 길이와 직경이 다르다. 말과 소에서는 기관이 길고 단단하며, 개나 고양이에서는 유연성이 높다. 조류는 기관의 길이가 길고, 일부 종에서는 발성을 돕는 울대(syrinx)가 기관의 끝부분에 존재한다. 기관은 공기의 이동, 통로유지, 이물제거기능을 담당하며, 상부호흡기와 폐를 연결하는 호흡기계의 중심도관이라 할 수 있다. C자형 기관연골과 기관근으로 구성되어 공기통로를 유지하며, 내부의 섬모상피와 점액선이 점액섬모청소기전을 통해 이물질을 제거한다.

(2) 기관지와 세기관지(bruonchi and bronchioles)

기관은 흉강 내에서 좌우로 갈라져 각각 좌기관지(left bronchus)와 우기관지(right bronchus)를 형성한다. 이를 주기관지(primary bronchi)라 하며, 이후 반복적으로 분지하여 엽기관지(lobar bronchus), 분절기관지(segmental bronchus)로 이어진다(그림 6-6). 기관지는 기관과 마찬가지로 연골로 지지되어 공기 통로가 유지된다. 그러나 기관에서 멀어질수록 기관지 벽의 연골이 점차 줄어들고, 평활근의 비율이 증가한다. 점막에는 섬모상피와 점액선이 존재하여 이물질을 제거한다.

기관지가 더 세분화되면 세기관지(bronchiole)가 된다. 세기관지는 더이상 연골을 포함하지 않으며, 평활근층(smooth muscle layer)만으로 이루어진다. 세기관지는 공기의 흐름을 조절하며, 끝부분은 호흡세기관지(respiratory bronchiole)로 이어져 폐포(alveolus)와 직접 연결된다. 기관지와 세기관지는 공기를 폐포까지 전달하는 통로로서 공기의 분배, 저항조절, 점액섬모 청소기능을 수행한다. 또한 평활근의 수축·이완은 기관지직경을 변화시켜 공기흐름을 조절하며, 이 기전은 기관지수축(bronchoconstriction) 또는 기관지확장(bronchodilation)으로 나타난다.

종에 따라 기관지 분지양상에 차이가 있으며, 소와 돼지는 우측 주기관지에서

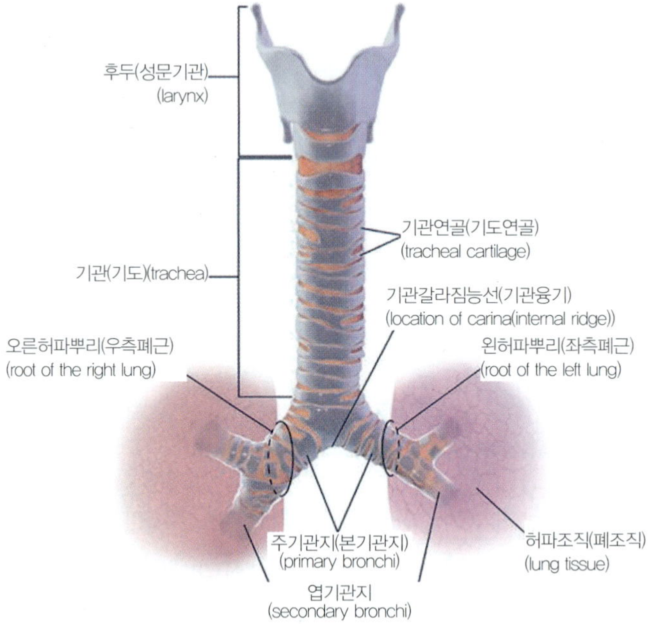

| 그림 6-6 | 기관 및 기관지의 구조
출처: Modified from Blausen Medical Communications, CC BY 3.0.

바로 부기관지(tracheal bronchus)가 갈라져 우측 앞엽으로 연결되는 특징이 있다. 기관지와 세기관지는 기관과 폐포를 연결하며, 기도저항과 공기흐름을 조절하는 주요구조물이다. 기관은 후두 아래에서 시작되어 흉강 내로 내려가며, 좌우 주기관지로 분지되어 각각의 허파와 연결된다. C자형 기관연골이 공기통로를 유지하고, 분기부의 카리나(carina)는 좌·우 기관지의 분지점을 이룬다.

(3) 허파꽈리(폐포, alveoli)

허파꽈리는 호흡기의 말단부에 위치한 미세한 공기주머니로, 공기와 혈액 사이의 가스교환이 실제로 이루어지는 폐의 기능적 단위이다. 세기관지(bronchiole)의 끝부분에서 여러 개가 모여 허파꽈리자루(alveolar sac)를 형성하며, 이 구조가 모여 허파의 대부분을 이룬다(그림 6-7).

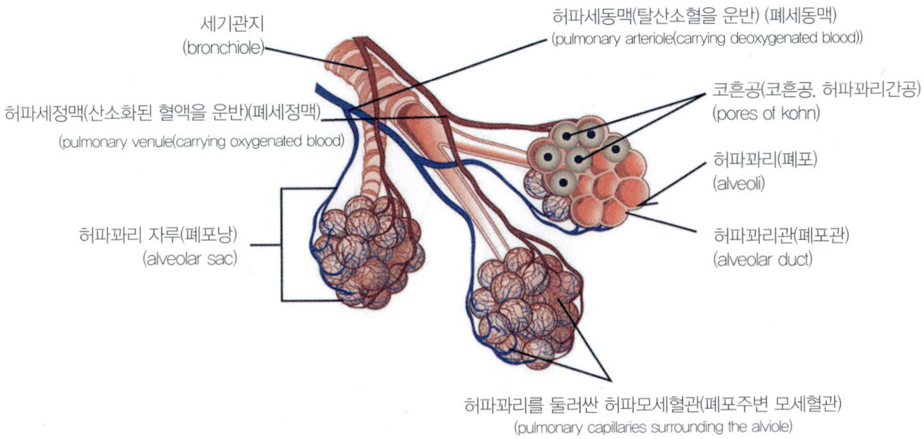

| 그림 6-7 | 허파꽈리의 구조
출처: https://courses.lumenlearning.com/suny-ap2/chapter/organs-and-structures-of-the-respiratory-system/
GeeksforGeeks Biology, "Diagram of Alveoli." (CC BY-SA 4.0)

허파꽈리의 벽은 매우 얇은 단층편평상피로 구성되어 있으며, 두 가지 주요 세포가 존재한다. 제1형 폐포세포(type I pneumocyte)는 얇은 세포막을 이루어 산소와 이산화탄소의 확산을 담당하며, 제2형 폐포세포(type II pneumocyte)는 표면활성물질(surfactant)을 분비하여 표면장력을 낮춤으로써 허파꽈리의 허탈을 방지한다. 또한 허파꽈리 내에는 대식세포(alveolar macrophage)가 존재하여 흡입된 미세먼지나 병원체를 제거함으로써 방어기능을 수행한다(그림 6-8).

가스교환은 폐포-모세혈관 장벽(alveolar-capillary barrier)을 사이에 두고 확산(diffusion)에 의해 일어난다. 이 장벽은 폐포상피, 기저막(basement membrane), 모세혈관 내피세포(capillary endothelium)로 구성되어 있으며, 매우 얇은 구조 덕분에 산소(O_2)는 허파꽈리 내에서 혈액으로, 이산화탄소(CO_2)는 혈액에서 허파꽈리로 쉽게 이동한다. 허파꽈리는 가스교환의 중심장소이자 폐의 기본적인 기능단위로서, 그 구조적 손상이나 염증은 산소공급능력을 저하

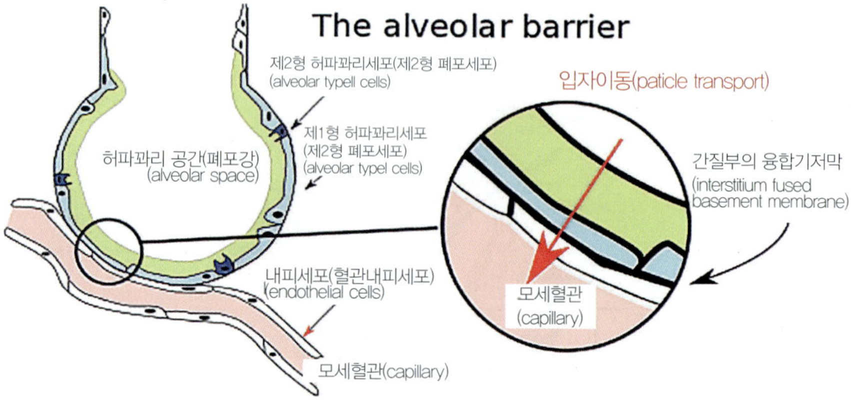

| 그림 6-8 | 폐포-모세혈관 장벽

출처: https://www.researchgate.net/figure/Schematic-of-the-alveolar-capillary-barrier-The-alveoli-are-surrounded-by-capilaries_fig18_331485670
Wikimedia Commons, 2011

시켜 호흡부전과 저산소증을 초래할 수 있다. 따라서 허파꽈리의 구조적 보존은 정상적인 호흡기기능유지에 필수적인 부분이다. 얇은 폐포상피(type I pneumocyte), 기저막(basement membrane), 모세혈관 내피(endothelium)가 결합된 장벽을 통해 산소(O_2)는 혈액으로, 이산화탄소(CO_2)는 혈액에서 폐포로 확산된다.

(4) 허파(폐, lungs)

허파는 가슴안(흉강, thoracic cavity)에 위치한 가스교환의 주요기관이다. 좌우 한 쌍으로 존재하며, 심장을 사이에 두고 좌허파와 우허파로 나뉜다. 허파는 흡입된 공기를 받아 허파꽈리(폐포, alveolus)에서 혈과의 산소와 이산화탄소 교환을 담당한다.

표면은 가슴막(흉막, pleura)으로 덮여 있으며, 얇은 윤활액이 존재하여 호흡 시 마찰을 줄인다. 가슴막은 벽쪽가슴막(벽측흉막, parietal pleura)과 허파쪽

가슴막(장측흉막, visceral pleura)으로 나뉘며, 두 층 사이의 가슴막안(흉막강, pleural cavity)은 항상 음압상태로 유지되어 허파의 팽창을 가능하게 한다. 허파의 중앙에는 허파문(폐문, hilum of lung)이 있어 기관지, 혈관, 림프관, 신경이 드나든다. 허파는 여러 개의 허파엽(폐엽, pulmonary lobe)으로 구분되며, 종에 따라 형태와 수가 다르다. 예를 들어 소와 돼지는 우앞엽기관지(부기관지, tracheal bronchus)가 존재하여 우앞엽으로 직접 공기가 공급된다. 허파조직은 스펀지처럼 탄력성이 높으며, 다수의 허파꽈리(폐포, alveolus)로 이루어져 넓은 표면적을 형성한다. 허파로 들어온 혈액은 허파동맥(폐동맥, pulmonary artery)을 통해 산소화를 거치며, 가스교환 후 허파정맥(폐정맥, pulmonary vein)을 통해 심장으로 돌아간다. 허파는 공기의 이동, 가스교환, 산·염기의 균형유지를 담당하는 호흡기계의 중심기관이라 할 수 있다.

(5) 가슴안(흉강, thracic cavity)

가슴안은 몸통의 앞쪽 부분에 위치한 허파(폐, lung)와 심장(heart)을 포함하는 큰 공간이다. 위쪽은 목안(경부, neck)과 이어지고, 아래쪽은 가로막(횡격막, diaphragm)으로 복강(abdominal cavity)과 구분된다. 가슴안의 벽은 가슴우리(흉곽, thoracic cage)로 둘러싸여 있으며, 이는 갈비뼈(rib), 가슴뼈(sternum), 등뼈(thoracic vertebrae), 그리고 호흡근육(respiratory muscles)으로 구성된다. 이 구조는 흉강 내 장기를 보호하고, 호흡운동시 팽창과 수축을 가능하게 한다.

가슴안은 세 개의 주요 공간으로 나뉜다.

- **가슴세로칸(종격, mediastinum)**: 가슴안의 중앙부분으로, 심장, 기관, 식도, 대혈관, 림프절 등이 위치한다.
- **오른쪽허파공간(우흉강, right pleural cavity)**
- **왼쪽허파공간(좌흉강, left pleural cavity)**

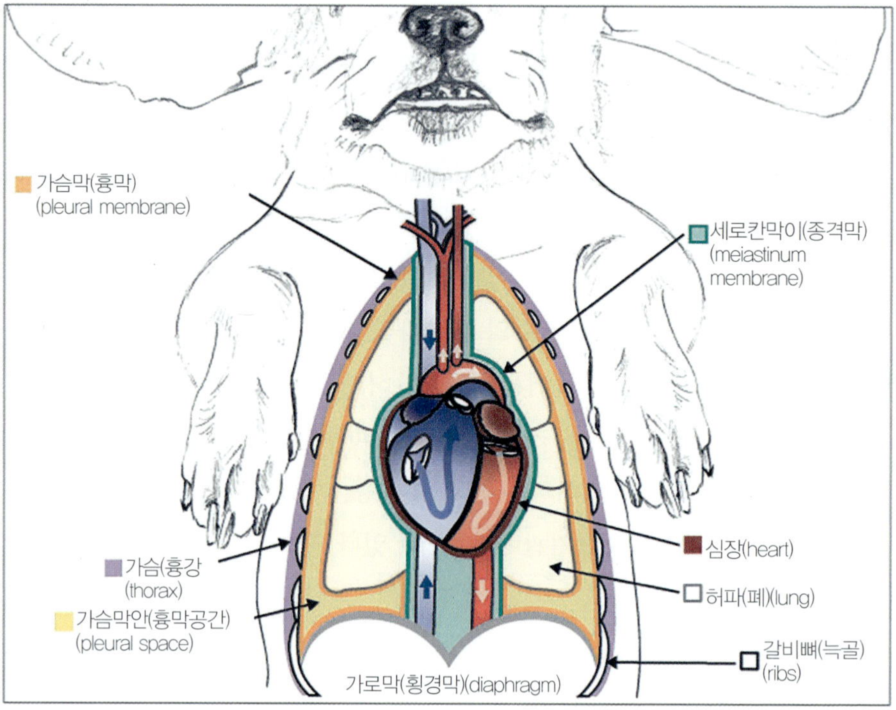

| 그림 6-9 | 개의 허파와 흉막 구조
출처: https://www.marvistavet.com/pyothorax.pml

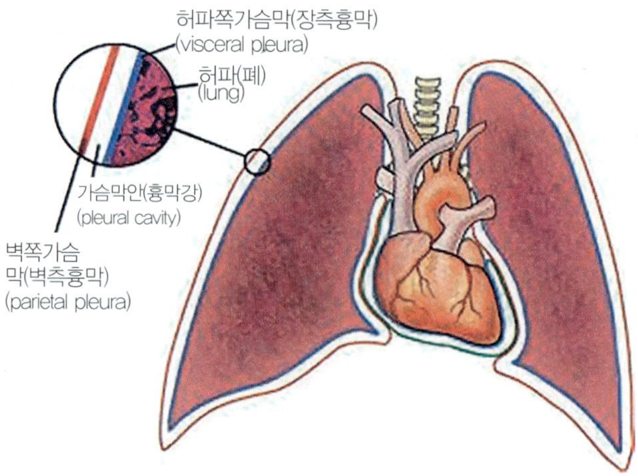

| 그림 6-10 | 가슴막과 가스막안의 구조
출처: https://criticalcaredvm.com/pleural-space-disease/

두 허파공간에는 각각 허파가 위치하며, 가슴막(흉막, pleura)으로 둘러싸여 있다. 가슴막은 얇은 장막으로, 벽쪽가슴막(벽측흉막, parietal pleura)과 허파쪽가슴막(장측흉막, visceral pleura)으로 나뉜다(그림 6-10). 두 층 사이의 가슴막안(흉막강, pleural cavity)에는 소량의 윤활액이 있어, 호흡운동시 마찰을

Note box: 조류의 기낭

조류의 호흡기계는 허파(폐, lung)와 함께 발달된 기낭(air sac) 구조를 가지고 있다.
기낭은 얇은 벽으로 이루어진 공기주머니로, 직접적인 가스교환은 거의 일어나지 않지만 공기의 흐름을 조절하여 일방향성 환기(unidirectional ventilation)를 가능하게 한다. 조류는 일반적으로 9개의 기낭을 가지고 있으며, 앞기낭(전기낭, anterior air sacs)과 뒤기낭(후기낭, posterior air sacs)으로 구분된다.
공기는 들숨시 뒤기낭에 저장되고, 날숨시 뒤기낭의 공기가 폐를 통과하여 앞기낭으로 이동한 뒤 외부로 배출된다. 이로써 허파에는 항상 신선한 공기가 흐르게 된다. 기낭은 체내온도조절과 체중감소에도 기여한다. 일부 기낭은 뼈속공기(기낭뼈, pneumatic bone)로 연결되어 뼈 내부에도 공기가 통하게 한다.
결과적으로 조류의 기낭은 가스교환을 보조하는 공기저장 및 환기조절기관으로, 조류가 고효율의 호흡을 유지할 수 있게 하는 독특한 구조이다.

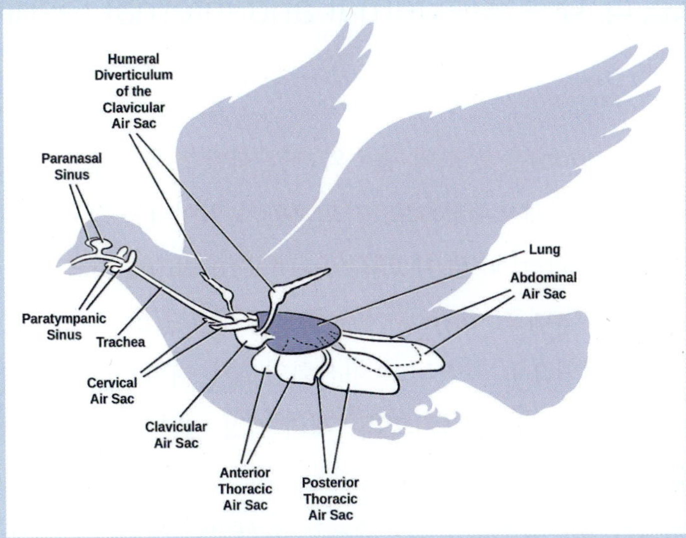

출처: wikipedia https://en.wikipedia.org/wiki/Air_sac

줄이고 음압상태를 유지하여 허파의 확장을 돕는다.

가슴안은 호흡과 순환에 관여하는 주요장기를 보호하고, 호흡운동의 물리적 공간을 제공하는 생리적 공간이다. 허파는 흉강(thoracic cavity) 내에 좌·우 한 쌍으로 위치하며, 흡입된 공기가 허파꽈리(alveolus)에서 가스교환을 수행한다. 표면은 벽측흉막(parietal pleura)과 장측흉막(visceral pleura)으로 덮여 있고, 이 사이의 흉막강(pleural cavity)은 음압상태로 유지되어 허파의 팽창을 지원한다. 가슴막(pleura)은 허파(폐, lung)를 덮는 장측가슴막(visceral pleura)과 가슴벽을 덮는 벽측가슴막(parietal pleura)으로 이루어져 있다. 두 막 사이의 가슴막안(흉막강, pleural cavity)에는 윤활액이 소량 존재하여 호흡시 마찰을 줄이고 허파의 원활한 팽창과 수축을 돕는다.

2. 외호흡과 내호흡(external and internal respiration)

호흡작용(respiration)은 산소의 흡수와 이산화탄소의 배출을 포함하는 일련의 가스교환 및 에너지대사과정으로, 가스교환이 일어나는 생리적 위치에 따라 외호흡(external respiration)과 내호흡(internal respiration)으로 구분된다.

외호흡은 허파꽈리(폐포, alveolus)와 허파모세혈관(pulmonary capillary) 사이에서 산소가 혈액으로 확산되고 이산화탄소가 허파꽈리로 확산되어 외부로 배출되는 과정이다. 이 단계는 호흡기계의 가장 기본적 기능으로, 공기와 혈액간의 기체교환이 이루어진다. 반면 내호흡은 혈액과 조직세포 사이에서 일어나는 가스교환으로, 혈액내산소가 세포로 확산되어 산화적 인산화(oxidative phosphorylation)를 통해 에너지원인 ATP를 생성하는 데 사용된다. 이 과정에서 발생한 이산화탄소는 다시 혈액으로 이동하여 허파로 운반되고, 외호흡을 통해 체외로 배출된다. 호흡은 이처럼 환기(ventilation)-외호흡-가스운반(gas transport)-내호흡으로 이어지는 연속적 과정이며, 각 단계가 유기적으로 작용하여 산소의 공급과 이산화탄소의 제거라는 생명유지의 기본기능을 수행하게 된다.

1) 환기(ventilation)

환기(ventilation)는 외부공기를 허파(폐, lung)로 들여보내고 내보내는 기계적 호흡과정(mechanical process of breathing)을 말한다. 이 과정의 목적은 허파꽈리(폐포, alveolus)에 신선한 공기를 지속적으로 공급하고, 가스교환(gas exchange)을 통해 생성된 이산화탄소(CO_2)를 제거하는 데 있다. 환기는 외호흡(external respiration)을 가능하게 하는 전제조건으로, 허파의 용적변화와 흉강(가슴안, thoracic cavity) 내 압력변화에 의해 이루어진다.

(1) 흡기와 호기의 기전(mechanism of inspiration and expiration)

흡기(inspiration)는 외부공기가 허파로 유입되는 과정이다. 들이쉴 때는 가로막(횡격막, diaphragm)이 수축하여 아래로 내려가고, 바깥갈비사이근(external intercostal muscles)이 수축하여 갈비뼈(늑골, rib)가 위쪽과 바깥쪽으로 움직인다. 그 결과 흉강의 부피가 증가하고, 가슴안압(흉강압, intrathoracic pressure)이 대기압보다 낮아져 공기가 허파로 유입된다. 흡기는 근육의 수축이 필요한 능동적 과정(active process)이다(그림 6-11). 호기(expiration)는 허파 내 공기가 외부로 배출되는 과정이다. 가로막과 바깥갈비사이근이 이완하면 흉강의 부피가 감소하고 압력이 상승하여 공기가 외부로 나가게 된다. 정상적인 호기는 수동적 과정(passive process)이지만, 운동시나 호흡곤란시에는 속갈

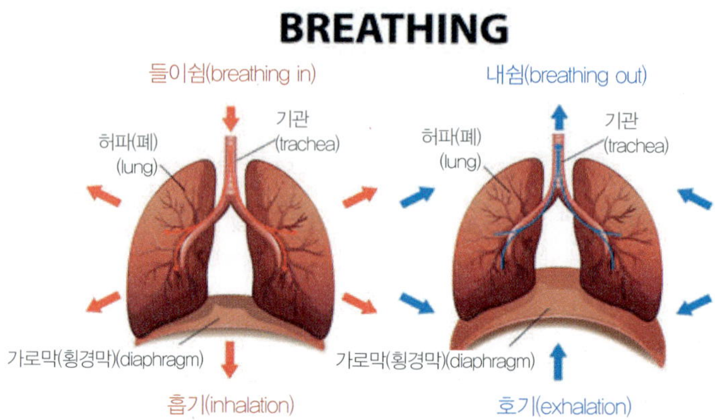

| 그림 6-11 | 흡기와 호기시 흉강의 변화

비사이근(internal intercostal muscles)과 배근(abdominal muscles)의 수축이 작용하여 강제호기(forced expiration)가 일어난다(그림6-11).

흡기시 가로막과 바깥갈비사이근이 수축해 공기가 허파로 들어가고, 호기시 근육이 이완해 공기가 배출된다. 운동시에는 속갈비사이근과 배근의 수축으로 강제호기가 일어난다.

(2) 횡격막과 늑간근의 역할(role of the diaphragm and intercostal muscles)

횡격막(diaphragm)은 포유류에서 주된 호흡근으로, 흡기시 수축하여 아래로 내려가며 흉강의 수직길이를 증가시켜 허파확장을 유도한다. 횡격막의 운동은 가슴안압(intrathoracic pressure)을 조절하여 공기의 유입과 배출을 결정하는 핵심요소이다. 늑간근(intercostal muscles)은 갈비뼈 사이에 위치하며, 바깥갈비사이근(external intercostal muscles)은 흡기를, 속갈비사이근(internal intercostal muscles)은 호기를 보조한다. 이 근육들의 협동적 작용은 흉곽(thoracic cage)의 팽창과 수축을 조절하여 환기의 기계적 효율을 높인다.

(3) 환기역학에 영향을 미치는 요인(factors affecting ventilatory mechanics)

허파의 환기과정은 단순히 공기의 이동뿐 아니라, 허파조직의 물리적 성질과 기도의 저항에 의해 영향을 받는다.

① 기도의 저항성(airway resistance)

공기가 기도를 통과할 때 생기는 마찰저항으로, 기도의 직경이 좁아질수록 증가한다. 기도저항이 커지면 호흡노력이 증가하며, 폐쇄성질환에서 두드러진다.

② 허파꽈리의 표면장력(surface tension of alveoli)

폐포 내 표면장력은 허파꽈리의 수축경향을 유발한다. 제2형 폐포세포에서 분비되는 표면활성물질(surfactant)은 이 장력을 감소시켜 허파꽈리의 안정성을 유지한다.

③ 허파의 순응도(lung compliance)

허파가 얼마나 쉽게 팽창할 수 있는지를 나타내는 지표이다. 순응도가 낮으면 같은 압력 변화에도 폐가 잘 팽창하지 않아 호흡이 비효율적이 된다. 섬유화(fibrosis)시 순응도는 감소하고, 폐기종에서는 증가한다.

(4) 허파의 용적과 용량(lung volumes and capacities)

허파의 용적과 용량은 호흡과정에서 공기의 출입량을 정량적으로 표현한 개념으로, 환기기능을 평가하고 호흡생리의 기초를 이해하는 데 중요한 지표이다. 이는 일반적으로 정상적인 호흡상황에서의 공기량을 기준으로 구분된다(그림 6-12).

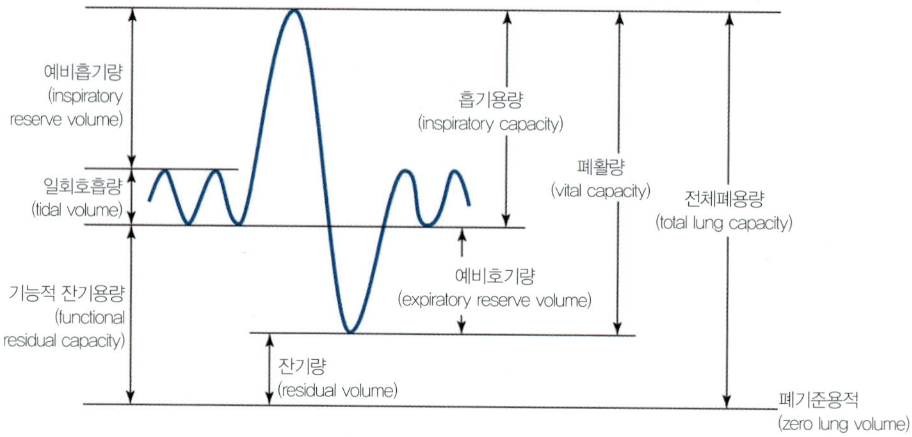

| 그림 6-12 | 허파용적의 구분
출처: https://pulmonology.weebly.com/lung-physiology.html

① 일회호흡량(tidal volume, TV)

평상시 조용한 호흡시 한 번의 흡기 또는 호기 동안 드나드는 공기의 양이다. 건강한 성체동물에서 체중 1kg당 약 10~15mL 정도이다.

② 예비흡기량(inspiratory reserve volume, IRV)

평상시 흡기 이후 추가로 더 들이쉴 수 있는 공기량이다. 운동시 또는 깊은 호흡에서 이 용적이 증가한다.

③ 예비호기량(expiratory reserve volume, ERV)

평상시 호기 이후 추가로 더 내쉴 수 있는 공기량이다.

④ 잔기량(residual volume, RV)

최대한 내쉰 후에도 허파에 남아 있는 공기의 양이다. 이 잔기량은 허파의 허탈을 방지하고 지속적인 가스교환을 가능하게 한다. 이러한 용적들은 서로 더해져 허파용량(lung capacities)을 구성한다.

⑤ 흡기용량(inspiratory capacity, IC) = 일회호흡량(TV) + 예비흡기량(IRV)

⑥ 기능적 잔기용량(functional residual capacity, FRC) = 예비호기량(ERV) + 잔기량(RV)

⑦ 폐활량(vital capacity, VC) = 일회호흡량(TV) + 예비흡기량(IRV) + 예비호기량(ERV)

⑧ 전체폐용량(total lung capacity, TLC) = 폐활량(VC) + 잔기량(RV)

(5) 환기의 생리적 의의(physiological significance of ventilation)

환기는 허파꽈리 내 산소농도를 일정하게 유지하고, 가스교환을 위한 분압차(partial pressure gradient)를 형성하는 데 필수적이다. 환기의 장애는 곧 산소섭취와 이산화탄소 배출의 불균형을 초래하며, 이는 저산소혈증(hypoxemia)이나 과탄산혈증(hypercapnia)으로 이어질 수 있다. 따라서 환기는 단순한 공기이동이 아니라, 체내 항상성(homeostasis) 유지를 위한 생리적 핵심과정이다.

2) 가스 교환(gas exchange)

가스교환(gas exchange)은 허파꽈리(폐포, alveolus)와 허파모세혈관(pulmonary capillary) 사이에서 이루어지는 과정으로, 체내세포의 대사활동에 필요한 산소(O_2)를 혈액에 공급하고, 대사과정에서 생성된 이산화탄소(CO_2)를 외부로 배출하는 기능을 수행한다.

(1) 가스교환의 원리(principles of gas exchange)

가스교환은 확산(diffusion)에 의해 이루어진다. 기체는 분압(partial pressure)의 차이에 따라 고농도에서 저농도로 이동한다. 즉, 허파꽈리(폐포, alveolus) 내의 산소분압이 혈액보다 높기 때문에 산소는 폐포에서 혈액으로 확산되고, 이산화탄소는 혈액내분압이 더 높아 폐포로 확산되어 배출된다. 이러한 기체의 이동은 폐포-모세혈관 장벽(alveolar-capillary barrier)을 통과한다. 이 장벽은 폐포상피(alveolar epithelium), 융합기저막(fused basement membrane), 모세혈관내피(capillary endothelium)로 이루어져 있으며, 매우 얇아 기체의 신속한 확산이 가능하다.

(2) 가스교환에 영향을 미치는 요인(factors affecting gas exchange)

가스교환(gas exchange)의 효율은 허파꽈리(폐포, alveolus)와 허파모세혈관(pulmonary capillary) 사이에서 산소(O_2)와 이산화탄소(CO_2)의 이동이 얼마나 원활하게 이루어지는가에 따라 결정된다. 이 과정은 주로 다음의 네 가지 요인에 의해 영향을 받는다.

① 폐포표면적(alveolar surface area)

허파꽈리의 총 표면적이 넓을수록 가스교환이 활발하게 일어난다. 정상적인 성체동물의 폐포는 매우 넓은 표면적을 제공하여 효율적인 확산이 가능하다. 그러나 폐기종(pulmonary emphysema)과 같이 폐포가 파괴되면 표면적이 감소하여 가스교환능력이 현저히 저하된다.

② 장벽의 두께(thickness of the barrier)

가스교환은 폐포-모세혈관 장벽(alveolar-capillary barrier)을 통해 이루어지며, 이 장벽의 두께가 증가하면 확산거리가 길어져 가스교환속도가 감소한다. 정상장벽의 두께는 약 0.2-0.6 μm이며, 폐포상피(alveolar epithelium), 융합기저막(fused basement membrane), 모세혈관내피(capillary endothelium)의 세 층으로 구성된다. 장벽의 두께가 증가하는 주요원인은 다음과 같다.

- **폐부종(pulmonary edema)** : 장벽에 액체가 축적되어 산소확산이 저하

- **폐렴(pneumonia)** : 염증세포와 삼출물에 의해 장벽이 비후
- **폐섬유화(pulmonary fibrosis)** : 기저막이 섬유화되어 비가역적으로 비후

이러한 변화는 산소확산능력을 저하시켜 저산소혈증(hypoxemia)을 유발한다.

③ 분압차(partial pressure gradient)

산소와 이산화탄소의 분압차가 클수록 확산속도가 빨라진다. 폐포 내 산소분압이 혈액보다 높을 때 산소가 혈액으로 이동하며, 혈액 내 이산화탄소분압이 높을 때 이산화탄소가 폐포로 확산된다. 고지대환경과 같이 대기 중 산소분압이 낮은 경우에는 가스교환효율이 감소한다.

④ 혈류와 환기의 균형(ventilation - perfusion matching, V/Q ratio)

가스교환은 폐포의 환기량과 모세혈관의 혈류량이 조화를 이룰 때 가장 효율적으로 일어난다. 환기와 관류의 비율(V/Q ratio)이 불균형할 경우 일부 폐포는 충분히 환기되지만, 혈류가 부족한 경우 또는 혈류가 충분하더라도 환기가 부족할 경우 가스교환이 저하된다. 심한 불균형은 저산소혈증(hypoxemia)의 주요원인이 된다.

(3) 가스교환의 생리학적 의의(physiological aspects of gas exchange)

가스교환장애는 다양한 호흡기질환에서 발생한다. 예를 들어 폐렴(pneumonia)이나 허파부종(폐수종, pulmonary edema)에서는 폐포-모세혈관 장벽이 두꺼워지거나 액체가 차서 산소확산이 저하된다. 허파색전증(pulmonary embolism)은 혈류공급을 차단하여 가스교환이 일어나지 못하게 한다. 가스교환은 체내항상성(homeostasis) 유지의 핵심으로, 허파와 순환계가 긴밀히 협력하여 산소공급과 이산화탄소제거를 조절한다.

3) 가스운반(gas transport)

가스운반은 허파(폐, lung)에서 혈액으로 이동한 산소(O_2)를 전신의 조직으로 전달하고, 조직에서 생성된 이산화탄소(CO_2)를 허파로 되돌려보내는 과정이다. 이 과정은 혈액의 물리적 성질과 화학적 결합능력에 의해 조절된다.

(1) 산소운반(oxygen transport)

혈액 속 산소는 두 가지 형태로 존재한다. 하나는 혈장에 용해된 형태(dissolved form)이고, 다른 하나는 적혈구 내 헤모글로빈(hemoglobin, Hb)과 결합된 형태이다. 용해된 산소는 전체의 약 1.5~2%로 미량에 불과하며, 대부분의 산소(약 98%)는 헤모글로빈과 결합하여 운반된다. 헤모글로빈은 4개의 헴(heme)과 글로빈(globin) 단백으로 이루어진 단백질로, 각 헴의 철이온($Fe^{2\pm}$)이 산소 한 분자(O_2)와 가역적으로 결합한다.

$$O_2 + Hb \rightleftharpoons HbO_2$$

이 결합의 정도는 산소분압(partial pressure of oxygen, PO_2)에 의해 결정된다. 허파에서는 PO_2가 높아 산소가 헤모글로빈에 결합하고, 조직에서는 PO_2가 낮아 산소가 해리되어 방출된다. 산소의 결합과 해리 관계는 산소해리곡선(oxygen-hemoglobin dissociation curve)으로 표현된다. 이 곡선은 일반적으로 S자형(sigmoid curve)을 나타내며, pH가 낮아지거나 체온이 상승하거나 CO_2 농도가 높을수록 곡선이 오른쪽으로 이동하여 산소해리가 촉진된다(보어효과, Bohr effect). 혈액 내 산소운반은 허파에서의 산소결합과 조직수준에서의 산소방출간의 균형을 통해 이루어진다.

(2) 이산화탄소운반(carbon dioxide transport)

조직에서 생성된 이산화탄소는 혈액을 통해 허파로 운반되며, 다음 세 가지 형태로 존재한다.

① 용해된 형태(dissolved CO_2)

혈장에 직접 용해된 상태로 존재하며, 전체 이산화탄소운반량의 약 5~10%를 차지한다. 이 형태는 가스교환시 즉각적인 확산에 관여한다.

② 탄산수소이온 형태(bicarbonate ion, HCO_3^-)

가장 많은 비율(약 70%)을 차지하는 운반형태이다. 이산화탄소가 적혈구 내로 확산되면 탄산탈수효소(carbonic anhydrase)의 촉매작용에 의해 물(H_2O)과 결합하여 탄산(H_2CO_3)을 형성하고, 이후 빠르게 수소이온(H^+)과 탄산수소이온(HCO_3^-)으로 해리된다.

$$CO_2 + H_2O \rightleftharpoons H_2CO_3 \rightleftharpoons H^+ + HCO_3^-$$

생성된 HCO_3^-는 혈장으로 확산되어 운반되고, 이 과정에서 전하균형을 유지하기 위해 적혈구 내 염소이온(Cl^-)이 유입되는 염소이동(chloride shift)이 일어난다.

③ 카바미노헤모글로빈 형태(carbaminohemoglobin, $HbCO_2$)

전체의 약 20~25%를 차지하며, 이산화탄소가 헤모글로빈의 아미노기($-NH_2$)에 직접 결합하여 형성된다. 이 결합은 산소가 결합한 상태의 헤모글로빈보다 산소가 해리된 상태의 헤모글로빈에서 더 잘 일어난다. 이 현상을 할덴효과(Haldane effect)라고 한다.

결과적으로 혈액 내 이산화탄소운반은 용해형 CO_2, 탄산수소이온, 카바미노헤모글로빈의 세 형태가 서로 평형을 이루며 조절된다. 허파모세혈관에서는 이 반응이 역방향으로 진행되어 이산화탄소가 폐포로 확산되고, 호기를 통해 체외로 배출된다.

4) 내호흡(internal respiration)

내호흡(internal respiration)은 혈액과 조직세포간의 가스교환 및 세포 내 산소이용과정을 말한다. 외호흡(external respiration)이 허파(폐, lung) 수준에서 공기와 혈액간의 기체교환을 의미한다면, 내호흡은 혈액으로부터 산소(O_2)를 조직세포로 전달하고 세포대사과정에서 생성된 이산화탄소(CO_2)를 혈액으로 회수하는 조직수준의 호흡과정이다.

(1) 내호흡의 개념(concept of internal respiration)

내호흡은 체내가스교환의 최종단계로, 혈액을 통해 운반된 산소가 조직세포로 확산되고, 세포 내에서 산화적 대사에 이용되는 과정을 포함한다. 이 과정에서 산소는 세포의 미토콘드리아(mitochondria)로 이동하여 대사기질(포도당, 지방산, 아미노산 등)의 산화에 사용된다. 이때 생성된 에너지는 ATP(adenosine triphosphate) 형태로 저장되어 세포의 생리적 기능수행에 사용된다.

(2) 외호흡과의 연계성(relation to external respiration)

외호흡은 허파수준에서 산소를 혈액에 공급하고 이산화탄소를 제거하는 과정이며, 내호흡은 그 혈액이 전달하는 산소를 세포가 실제로 사용하는 과정이다. 외호흡이 '공급단계'라면, 내호흡은 '이용단계'에 해당한다. 두 과정은 연속적이며 상호의존적이므로, 외호흡의 장애는 곧 내호흡의 효율저하로 이어진다.

(3) 조직수준에서의 산소전달과 이산화탄소회수

조직 모세혈관에서는 혈액의 산소분압(PO_2)이 세포 내보다 높기 때문에 산소는 확산에 의해 혈액에서 세포로 이동한다. 반대로 세포 내에서는 대사과정에서 이산화탄소가 생성되어 세포 내 이산화탄소분압(PCO_2)이 혈액보다 높아진다. 따라서 이산화탄소는 확산에 의해 세포에서 혈액으로 이동한다. 이러한 기체의 이동은 분압차(partial pressure gradient)에 의해 수동적으로 일어나며, 세포 대사율이 높을수록 산소소비와 이산화탄소생성도 증가한다.

(4) 세포 내 산소 이용(cellular oxygen utilization)

조직세포 내로 유입된 산소는 미토콘드리아에서 산화적 인산화(oxidative phosphorylation)과정에 사용된다. 이 과정에서 산소는 전자전달계(electron transport chain)의 최종전자수용체로 작용하여 수소이온(H^+)과 결합해 물

| 표 6-1 | 외호흡과 내호흡의 비교

구분	외호흡(external respiration)	내호흡(internal respiration)
발생위치	허파수준-허파꽈리와 폐모세혈관 사이	조직수준-조직모세혈관과 세포 사이
기체이동방향	공기-->허파꽈리-->혈액(산소 유입) 혈액-->허파꽈리(이산화탄소 배출)	혈액-->세포(산소 전달) 세포-->혈액(이산화탄소 회수)
기전	확산에 의한 공기-혈액간 가스교환	확산에 의한 혈액-세포간 가스교환
관여기관	허파, 허파꽈리, 폐모세혈관	말초조직, 세포, 미토콘드리아
산소의 역할	혈액으로 운반되어 조직으로 전달될 산소공급	세포 내 인산화 (oxidative phosphorylation)에 이용
이산화탄소의 역할	대사과정에서 생성된 CO2의 배출	세포대사에서 생성되어 혈액으로 확산
결과	산소가 혈액에 공급되고 CO2가 배출됨--> 혈액의 가스조성 유지	산소이용과 ATP 생성 -->세포의 에너지대사 유지
요약적 기능	가스의 "공급단계"	가스의 "이용단계"

(H_2O)을 생성한다. 동시에 방출된 에너지는 ATP 합성효소(ATP synthase)의 작용을 통해 ADP와 무기인산(Pi)을 결합시켜 ATP를 생성한다.

$$ADP + P_i + Energy \rightarrow ATP + H_2O$$

ATP는 세포 내에서 근수축, 신경전도, 단백질합성 등 다양한 생리적기능수행에 필요한 에너지공급원으로 사용된다. 즉, 내호흡은 세포가 생명을 유지하기 위해 산소를 이용하여 에너지를 생산하는 대사적 호흡과정(metabolic respiration)이라 할 수 있다.

3. 호흡조절

호흡조절(respiratory regulation)은 단순한 기계적 운동이 아니라, 생체가 필요로 하는 산소(O_2)를 섭취하고 대사과정에서 생성된 이산화탄소(CO_2)를 적절히 배출하기 위해 호흡의 속도와 깊이(rate and depth of respiration)를 자동적으로 조절하는 생리적기전이다. 이 조절은 혈액 내 가스농도와 산-염기 평형(acid-base balance)을 일정하게 유지하는 데 필수적이다.

호흡은 의식적으로 조절할 수 있지만, 기본적으로는 중추신경계(central nervous system)의 자동적 신경활동에 의해 조절된다. 특히 뇌줄기(연수, brainstem)에 위치한 호흡중추(호흡중추, respiratory center)가 호흡근(respiratory muscles)의 수축과 이완을 조율하여 들이쉼(inspiration)과 내쉼(expiration)의 주기적 리듬을 형성한다. 또한 혈액 내 산소분압(partial pressure of oxygen, PO_2), 이산화탄소분압(partial pressure of carbon dioxide, PCO_2) 및 수소이온농도(pH)의 변화는 화학수용기(chemoreceptor)에 의해 감지되어 호흡중추의 활동에 반사적으로 영향을 미친다. 따라서 호흡조절은 크게 신경성조절(neural regulation)과 화학적 조절(chemical regulation)의 두 기전으로 구분된다. 신경성조절은 주로 호흡근의 운동과 호흡리듬(respiratory rhythm)을 조절하고, 화학적 조절은 혈액의 가스조성변화에 대한 피드백조절을 담당한다. 이 두 조절기전이 통합적으로 작용함으로써, 대사율이 변화하더라도 생체는 항상 일정한 산소공급과 이산화탄소배출을 유지할 수 있다.

1) 신경(호흡중추)에 의한 호흡조절(neural regulation by respiratory centers)

호흡은 기본적으로 뇌줄기(연수, brainstem)에 위치한 호흡중추(respiratory center)에 의해 자동적으로 조절된다. 호흡중추는 들숨(inspiration)과 날숨(expiration)의 주기적 리듬을 형성하며, 호흡근(respiratory muscles)의 수축과 이완을 조율하여 환기(ventilation)의 기본패턴을 유지한다.

(1) 호흡중추의 구성(components of the respiratory center)

호흡중추는 해부학적으로 연수(숨골, medulla oblongata)와 뇌교(다리뇌, pons)에 분포하며, 각 부위는 서로 긴밀히 연결되어 다음과 같은 기능적 영역으로 구분된다(그림 6-13).

① 연수의 흡기중추(inspiratory center, dorsal respiratory group; DRG)

- 들숨시 가로막(횡격막, diaphragm)과 바깥갈비사이근(external intercostal muscles)의 수축을 유도한다.
- 정상적인 호흡의 기본리듬을 형성하는 중심영역이다.
- 신경활동은 약 2초간 지속된 뒤 억제되어 날숨단계로 전환된다.

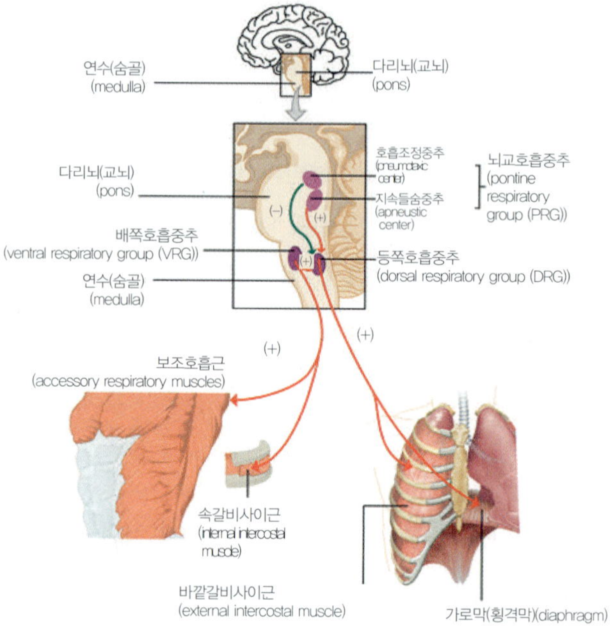

| 그림 6-13 | 호흡중추에 의한 호흡조절
출처: https://en.wikipedia.org/wiki/Respiratory_center

② **연수의 호기중추(expiratory center, ventral respiratory group; VRG)**

- 안정시의 날숨은 수동적으로 일어나지만, 운동시 또는 호흡요구가 증가할 때 VRG가 활성화되어 속갈비사이근(internal intercostal muscles)과 배근(abdominal muscles)의 수축을 유도한다.
- 이로써 강제날숨(forced expiration)이 일어난다.

③ **뇌교의 호흡조절중추(pontine respiratory centers)**

- 지속들숨중추(apneustic center)와 호흡조정중추(pneumotaxic center)로 구성된다.
- 지속들숨중추는 흡기중추의 활동을 지속시켜 들숨을 연장시키며, 호흡조정중추는 흡기를 억제하여 들숨의 지속시간을 조절한다.

- 두 중추는 상호균형을 이루어 호흡의 리듬과 깊이를 세밀하게 조절한다.

(2) 호흡중추의 상위조절(supramedullary control of the respiratory center)

호흡중추는 기본적으로 숨뇌(연수)와 다리뇌(뇌교)에 의해 조절되지만, 이러한 뇌영역들은 전신의 생리적 자극에 반응하여 작동하는 대뇌겉질(대뇌피질, cerebral cortex), 시상하부(hypothalamus), 그리고 변연계(limbic system)의 영향을 받는다.

- 대뇌겉질은 의식적인 호흡조절(voluntary control of breathing)을 가능하게 하며, 숨을 참거나 의도적으로 깊은 호흡을 하는 경우에 작용한다.
- 시상하부와 변연계는 감정변화나 체온변화에 따라 호흡패턴을 조절한다. 공포, 흥분, 분노, 통증 등의 자극은 호흡의 속도와 깊이에 즉각적인 변화를 일으킨다.

(3) 반사적 조절(reflex control)

호흡은 또한 기계수용기(mechanoreceptor) 및 자율신경계(autonomic nervous system)를 통해 반사적으로 조절된다.

- 허파팽창반사(Hering-Breuer reflex)는 허파(폐, lung)가 과도하게 팽창할 때 미주신경(미주신경, vagus nerve)을 통해 흡기중추를 억제함으로써 들숨을 멈추게 하는 보호기전이다.
- 반대로 허파가 수축할 때는 흡기중추가 다시 활성화되어 들숨-날숨의 주기가 반복된다.

2) 화학수용기에 의한 호흡조절(chemical regulation by chemoreceptors)

호흡은 혈액 내 가스조성(O_2, CO_2, pH)의 변화에 따라 자동적으로 조절된다. 이러한 변화는 화학수용기(chemoreceptor)에 의해 감지되어 호흡중추(호흡중추, respiratory center)의 활동에 반사적으로 영향을 준다. 따라서 화학적 조절은 혈액의 화학적 상태에 대한 피드백기전(feedback mechanism)이라 할 수 있다. 화학수용기는 위치에 따라 중심화학수용기(central chemoreceptor)와 말초화학수용기(peripheral chemoreceptor)로 구분된다.

(1) 중추화학수용기(central chemoreceptor)

중추화학수용기는 숨뇌(연수, medulla oblongata)의 배쪽면(ventral surface)에 존재한다. 이 수용기는 뇌척수액(cerebrospinal fluid, CSF) 내의 수소이온(H^+)의 농도변화를 감지한다(그림 6-14). 혈액 중 이산화탄소(CO_2)가 증가하면, 이산화탄소는 혈액뇌장벽(blood-brain barrier)을 통과하여 뇌척수액 내의 물과 반응해 탄산(H_2CO_3)을 형성한다. 이 탄산은 곧 수소이온(H^+)과 탄산수소이온(HCO_3^-)으로 해리된다.

$$CO_2 + H_2O \rightleftharpoons H_2CO_3 \rightleftharpoons H^+ + HCO_3^-$$

이때 증가한 수소이온은 중추화학수용기를 자극하여 연수의 호흡중추(연수호흡중추, medullary respiratory center) 활동을 강화시킨다. 그 결과 환기량(ventilation rate)이 증가하고, 이산화탄소가 과도하게 축적되는 것을 방지한다. 이러한 반응은 주로 혈중 CO_2 농도상승(hypercapnia)이나 혈액의 산성화(acidosis)에 의해 유발된다. 즉, 중추화학수용기는 CO_2-H^+ 변화를 가장 민감하게 감지하는 호흡조절의 주요 감시기(sensor)역할을 한다. 숨뇌(연수)에 위치한

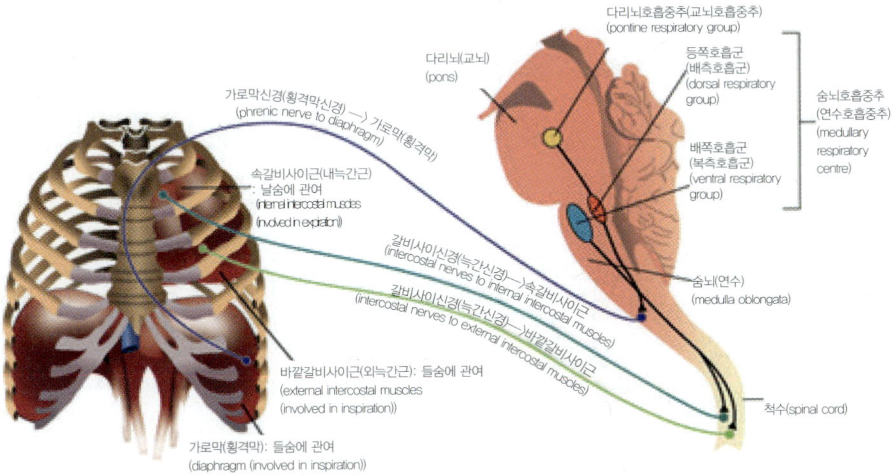

| 그림 6-14 | 숨뇌의 중추화학수용기와 호흡조절중추의 신경경로
출처: https://www.open.edu/openlearn/science-maths-technology/blood-and-the-respiratory-system/content-section-6.1

중추화학수용기가 뇌척수액(CSF) 내의 이산화탄소(CO_2) 및 수소이온(H^+) 농도 변화를 감지하여 호흡조절중추를 자극하고, 이를 통해 가로막(횡격막)과 갈비사이근(intercostal muscles) 등의 호흡근육(respiratory muscles)으로 신호가 전달된다. 다리뇌의 호흡중추는 호흡의 리듬을 미세조정(fine-tuning)하고, 숨뇌의 등쪽호흡군(DRG)과 배쪽호흡군(VRG)은 각각 들숨과 강제날숨의 주된 조절에 관여한다.

(2) 말초화학수용기(peripheral chemoreceptor)

말초화학수용기는 목동맥의 목동맥소체(경동맥소체, carotid body)와 대동맥의 대동맥소체(대동맥소체, aortic body)에 위치하면서 혈액 속의 산소분압(PO_2), 이산화탄소분압(PCO_2) 그리고 pH의 변화를 감지한다(그림 6-15).

- 목동맥소체(carotid body)는 목동맥팽대(carotid sinus) 부위에 위치하며, 혀인두신경(glossopharyngeal nerve, CN IX)을 통해 호흡중추로 자극을

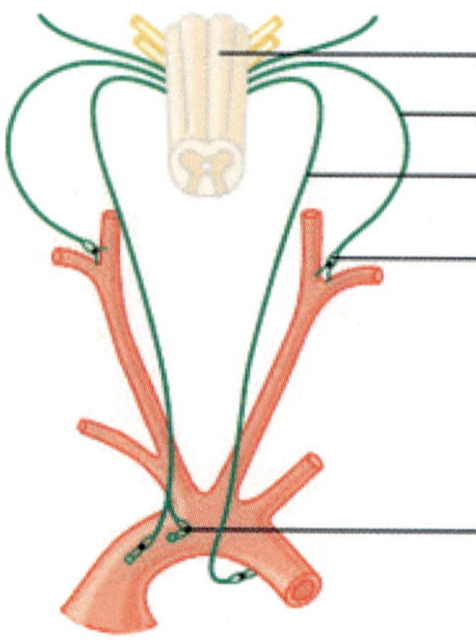

| 그림 6-15 | 말초화학수용기와 신경경로
출처: https://www.researchgate.net/figure/Fig-216-Locations-of-peripheral-chemoreceptors-22_fig12_306097538

전달한다.

- 대동맥소체(aortic body)는 대동맥궁(aortic arch) 부근에 위치하며, 미주신경(vagus nerve, CN X)을 통해 자극을 전달한다.

혈액의 산소분압이 정상보다 감소하면(저산소혈증, hypoxemia), 말초화학수용기가 자극되어 호흡중추로 흥분성신호를 보낸다. 그 결과 환기율(ventilatory rate)이 증가하여 산소공급이 촉진된다. 또한 PCO_2 상승이나 pH 감소도 말초화학수용기의 반응을 강화시킨다. 말초화학수용기는 중심화학수용기에 비해 CO_2 자극에는 덜 민감하지만, 산소감소에 대한 반응은 중심수용기보다 빠르고 직접적이다. 따라서 급격한 저산소상태에서는 말초수용기가 호흡조절의 주요역할을 담당한다.

목동맥소체(carotid body)와 대동맥소체(aortic bodies)는 각각 혀인두신경(glossopharyngeal nerve, 제9뇌신경)과 미주신경(vagus nerve, 제10뇌신경)을 통해 숨뇌(연수, medulla oblongata)의 호흡조절중추로 신호를 전달한다.

이 수용기들은 동맥혈의 산소분압(PO_2), 이산화탄소분압(PCO_2), 그리고 수소이온농도(H^+)의 변화를 감지하여, 저산소혈증(hypoxemia)이나 산-염기 불균형(acid-base imbalance)시 호흡속도와 깊이를 조절함으로써 항상성(homeostasis)을 유지하도록 한다.

(3) 중심 및 말초화학수용기의 상호작용(integration of chemoreceptor responses)

중심화학수용기와 말초화학수용기는 서로 보완적으로 작용하여 호흡을 정밀하게 조절한다. 중심화학수용기는 CO_2와 pH에 대한 장기적 조절을 담당하며, 말초화학수용기는 급격한 가스조성변화에 대한 단기적 반응을 담당한다. 두 시스템은 모두 연수호흡중추(medullary respiratory center)를 통하여 통합되어 혈액의 가스농도와 pH를 항상 일정하게 유지한다.

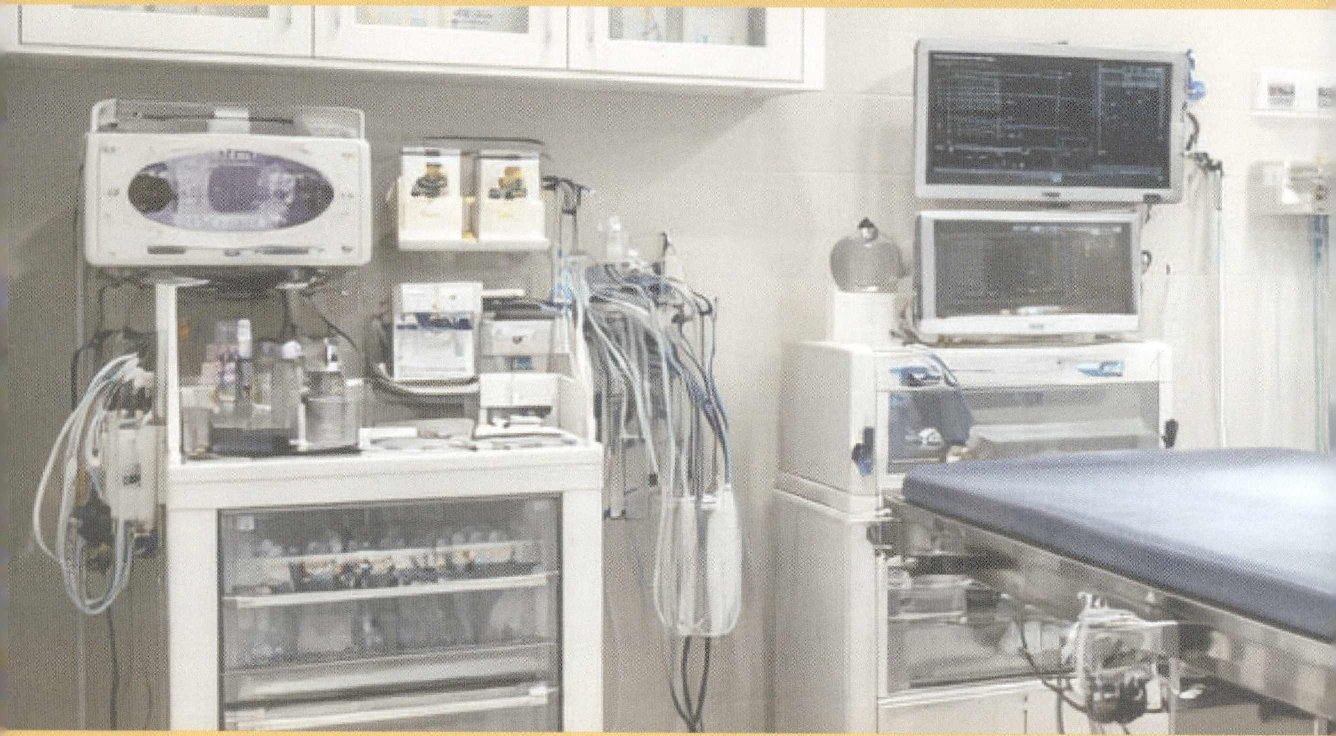

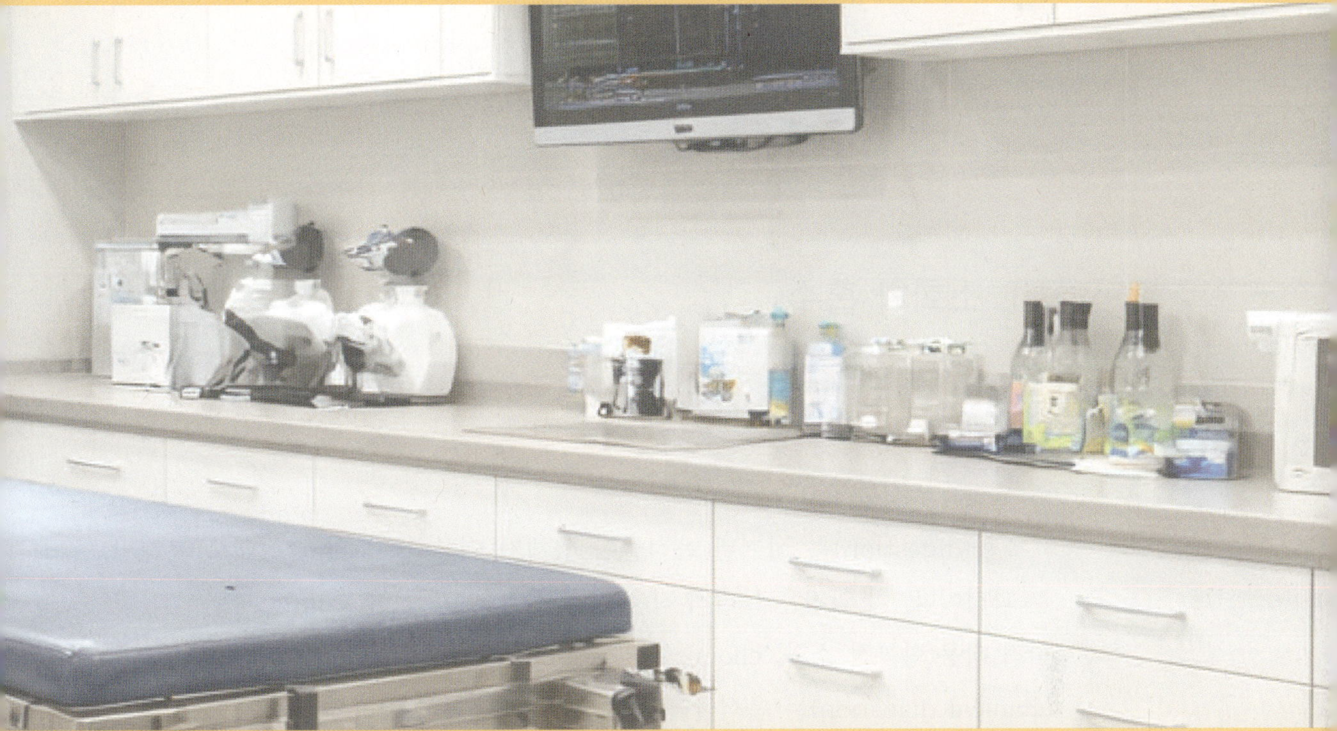

chapter 7

소화기계

학습목표

1. 소화기계의 전반적인 기능과 영양소 처리과정을 설명할 수 있다.
2. 소화관과 부속소화기관의 해부학적 구조를 이해할 수 있다.
3. 기계적 소화와 화학적 소화의 과정을 구분할 수 있다.
4. 영양소의 흡수기전과 주요 흡수부위를 설명할 수 있다.
5. 소화기계가 체내 항상성유지에 기여하는 역할을 이해할 수 있다.

1. 소화와 흡수

1) 소화의 개념(concept of digestion)

소화(digestion)는 섭취된 음식물이 생체가 이용할 수 있는 형태로 분해되는 과정이다. 이 과정은 물리적 작용(기계적 소화, mechanical digestion)과 화학적 작용(화학적 소화, chemical digestion)으로 구분된다. 기계적 소화(mechanical digestion)는 음식물을 잘게 부수고 혼합하여 표면적을 넓히는 과정으로 주로 구강(입, mouth), 위(stomach), 작은창자(small intestine)에서 일어난다. 대표적인 기전으로는 저작(chewing), 연동운동(peristalsis), 분절운동(segmentation)이 있다. 화학적 소화(chemical digestion)는 소화효소(digestive enzyme)의 작용으로 탄수화물, 단백질, 지방 등 고분자물질을 흡수가능한 단위로 분해하는 과정이다. 이 과정에는 침샘(salivary glands), 위샘(gastric glands), 췌장(pancreas), 작은창자벽의 효소가 관여한다. 소화의 최종목적은 음식물의 영양소를 흡수(absorption)가능한 형태로 만드는 것이다. 소화는 구강

| 표 7-1 | 소화기관별 주요효소와 작용

소화기관	주요 효소 및 분비물	주요 작용
입(mouth)	침(saliva), 아밀레이스(amylase)	음식의 기계적 분쇄(저작) 및 탄수화물(전분)의 일부분해 시작
인두(pharynx)/ 식도(esophagus)	분비물 없음	연하 및 연동운동(peristalsis)을 통한 음식물의 이동
위(stomach)	위액(gastric juice: 펩신 pepsin, 염산 HCl, 점액 mucus)	단백질의 부분적 분해, 산성환경조성, 음식의 살균 및 유미즙(chyme) 형성

소화기관	주요 효소 및 분비물	주요 작용
십이지장(duodenum)	담즙(bile), 췌장액(pancreatic juice: 아밀레이스 amylase, 트립신 trypsin, 라이페이스 lipase 등)	지방의 유화, 탄수화물 · 단백질 · 지방의 화학적 소화 진행
소장(small intestine, 공장 · 회장 jejunum · ileum)	장액(intestinal juice: 말타아제 maltase, 락타아제 lactase, 펩티다아제 peptidase 등)	최종적인 탄수화물, 단백질분해 및 흡수. 융모를 통한 영양소흡수
대장(large intestine)	점액(mucus), 장내세균(microflora)	수분 및 전해질흡수, 비타민생성, 대변형성
직장(rectum)/항문(anal canal)	없음	배변반사(defecation reflex)에 의한 대변배출

에서 시작하여 항문에 이르는 소화관전체에서 순차적으로 일어나며, 각 소화과정의 구역과 주요작용 및 특징은 [표 7-1]에 나타나 있다.

Note box : 소화관에서의 기계적 소화작용

기계적 소화는 음식물을 잘게 부수고 혼합하여 소화효소의 작용을 돕기 위한 표면적을 넓히는 과정이다. 이 과정은 구강(입, mouth), 위(stomach), 작은창자(small intestine) 등에서 일어나며, 각 부위에서 다음과 같은 운동형태를 보인다.

- **저작(chewing)**: 치아(teeth)와 혀(tongue)의 협동작용으로 음식물을 분쇄하고 타액(saliva)과 혼합한다.
- **연동운동(peristalsis)**: 소화관의 평활근(smooth muscle)이 순차적으로 수축하여 음식물을 앞으로 이동시킨다.
- **분절운동(segmentation)**: 주로 작은창자에서 음식물을 앞뒤로 혼합하여 소화액과 균일하게 섞이도록 한다.

이러한 기계적 작용은 음식물의 이동뿐 아니라 화학적 소화의 효율을 높이는 전처리과정으로, 소화전반의 기본적인 생리기전으로 작용한다.

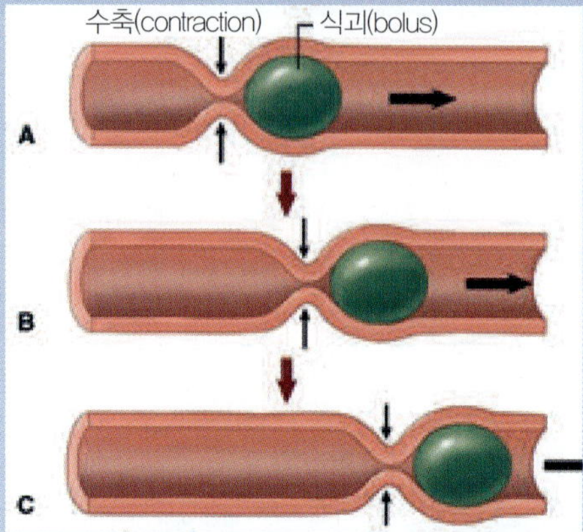

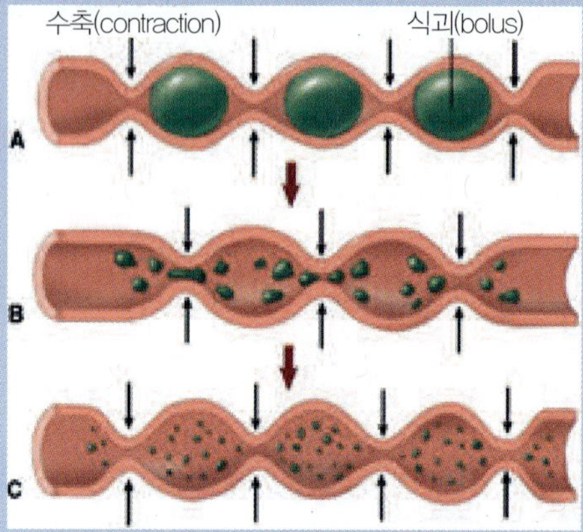

· **A** : 소화관 벽이 음식물덩어리(식괴, bolus)에 의해 신장될 때 수축고리(ring of contraction)가 형성되어 식괴를 앞으로 밀어낸다.

· **B** : 이동하는 식괴가 다음 구역의 수축을 유도하여, 새로운 수축고리가 형성되고 식괴가 더 멀리 이동한다.

· **C** : 이러한 수축 고리가 파동(wave)처럼 소화관을 따라 진행하며 식괴를 앞으로 밀어낸다.

· **A** : 소화관(gastrointestinal tract, GI tract)을 따라 일정간격으로 고리모양의 수축(ringlike contraction)이 일어난다.

· **B** : 이전에 수축되었던 부위가 이완되고, 인접한 부위가 새로 수축하여 각 구획(segment) 내의 내용물을 잘게 '자르는(chopping)' 효과가 있다.

· **C** : 이러한 수축부위가 교대로 앞뒤로 이동하면서 소화관내강(GI lumen)의 내용물을 반복적으로 잘게 나누고 고르게 혼합한다.

출처:https://basicmedicalkey.com/physiology-of-the-digestive-system/

2) 흡수의 개념(concept of absorption)

흡수(absorption)는 소화된 영양소가 소화관벽(digestive tract wall)을 통과하여 혈액(blood)이나 림프액(lymph)으로 이동하는 과정이다. 이 과정은 주로 작은창자(small intestine)에서 일어난다. 소화된 영양소의 흡수는 물질의 특성과 농도차에 따라 여러 기전으로 이루어진다. 가장 기본적인 형태는 단순확산

(simple diffusion)으로, 농도기울기에 따라 물질이 세포막을 수동적으로 통과하는 방식이다. 지방산(fatty acid)이나 지용성비타민(fat-soluble vitamins)과 같은 비극성물질이 이 방식으로 흡수된다. 이와 달리 촉진확산(facilitated diffusion)은 운반단백질(carrier protein)을 매개로 하지만 에너지를 소모하지 않는 수동적 이동방식이다. 예를 들어 과당(fructose)은 촉진확산을 통해 장세포로 흡수된다. 능동수송(active transport)은 ATP를 이용하여 농도기울기에 역행하는 에너지의존적 과정으로, 포도당(glucose)과 아미노산(amino acids)처럼 생체에 필수적인 영양소의 흡수에 이용된다. 또한 삼투(osmosis)는 수분이 농도차이에 따라 세포막을 통과하는 현상으로, 작은창자와 큰창자에서 체내수분의 흡수와 균형유지에 중요한 역할을 수행한다. 한편 지질흡수(lipid absorption)는 독특한 과정을 거친다. 작은창자에서 지방이 담즙(bile)의 작용으로 미세한 미셀(micelle)형태로 유화되어 장세포로 확산된 후, 세포 내에서 킬로미크론(chylomicron)으로 재합성된다. 이 킬로미크론은 림프관(lymphatic vessel)을 통해 운반된 뒤, 혈액순환계로 이동하여 체내조직으로 전달된다(표 7-2).

| 표 7-2 | 주요영양소의 소화효소와 흡수형태

영양소	주요 분해효소	최종 분해산물	흡수 부위	흡수 형태
탄수화물 (carbohydrate)	아밀레이스 (amylase), 말타아제(maltase)	단당류 monosaccharides)	소장 (공장 jejunum)	능동수송/ 확산운반
단백질(protein)	펩신(pepsin), 트립신(trypsin), 펩티다아제 (peptidase)	아미노산 (amino acids)	소장(공장 jejunum)	능동수송
지방(lipid)	담즙(bile), 라이페이스(lipase)	지방산(fatty acid), 모노글리세라이드(monoglyceride)	소장(십이지장 duodenum, 회장 ileum)	단순확산/ 림프관
비타민(vitamin)	없음(지용성/ 수용성 특수)	수용성/지용성 비타민	주로 소장	확산 또는 운반 단백질 매개
무기질(mineral)	없음	이온 형태	소장	능동수송/확산
수분(water)	없음	없음	소장 및 대장	삼투

2. 소화관의 해부학적 구조와 기능

1) 구강(입, mouth)

구강은 소화관의 입구에 해당하며, 음식물의 섭취(ingestion)와 기계적 소화(mechanical digestion)가 시작되는 부위이다. 구강은 입술(lips), 볼(cheeks), 입천장(palate), 입바닥(floor of mouth) 등으로 둘러싸인 공간으로 치아(teeth), 혀(tongue), 침샘(salivary glands) 등 부속기관(accessory organs)이 소화의 초기단계에 관여한다. 이들 기관은 음식물의 분쇄, 혼합, 침과의 혼화

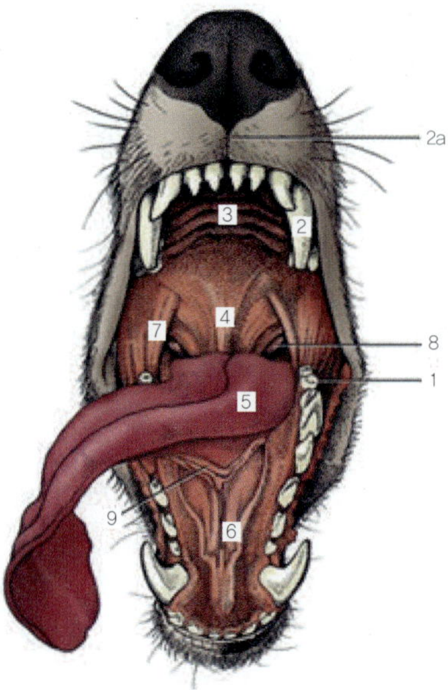

1. 전정(vestibule)
2. 송곳니(canine tooth)

2a. 인중(philtrum)

3. 단단입천장(경구개, hard palate)
4. 부드러운입천장(연구개, soft palate)
5. 혀(tongue)
6. 혀밑소구(sublingual caruncle)
7. 입천장혀활(palatoglossal arch)
8. 입천장편도(palatine tonsil)
9. 혀주름띠(설소대, frenulum)

| 그림 7-1 | 개의 구강구조
출처: https://veteriankey.com/soft-tissues-of-the-oral-cavity/)

(salivation), 그리고 미각감지(taste perception)에 기능적으로 관여한다. 개의 구강(mouth)구조에서 혀(tongue), 치아(teeth), 구개(palate)는 소화의 첫단계인 섭취(ingestion) 와 기계적 소화(mechanical digestion) 에 필수적인 기능을 수행한다.

(1) 치아(teeth)

치아는 음식물을 잘게 부수어 표면적을 넓히고, 소화효소가 작용하기 쉬운 상태로 만드는 역할을 한다. 치아는 법랑질(enamel), 상아질(dentin), 치수(pulp)로 이루어져 있으며, 이틀뼈(치조골, alveolar bone)에 의해 고정된다. 치아는 형태와 기능에 따라 다음과 같이 구분된다(그림7-1).

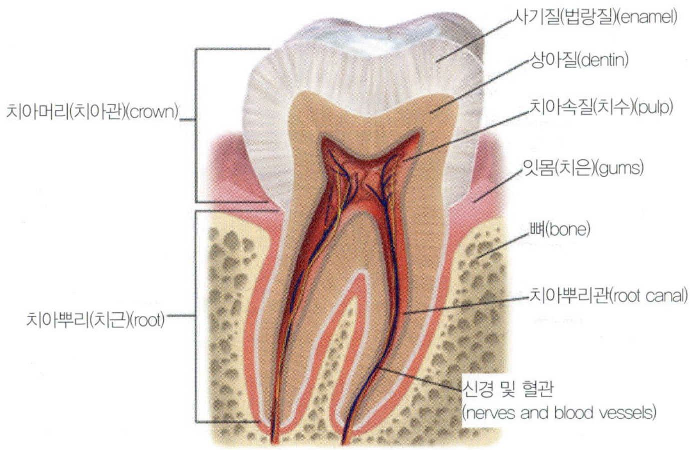

| 그림 7-2 | 치아의 해부학적 구조
출처: https://commons.wikimedia.org/w/index.php?curid=29294597

치아(tooth)는 치관(crown) 과 치근(root)으로 구분되며, 외부는 단단한 법랑질(enamel)로 덮여 있어 치아를 보호한다. 그 아래에는 상아질(dentin)이 존재하며, 치수강(pulp cavity) 안에는 치수(pulp)가 위치한다. 치수는 혈관과 신경(nerves and blood vessels)을 포함하고 있어 치아에 영양을 공급하고 감각을 전달한다. 치근(root)은 치근관(root canal)을 따라 치조골(bone) 내에 박혀 있으며, 잇몸(gums)이 이를 둘러싸 지지한다. 이와 같은 구조적 특성은 치아가 음식물을 절단, 분쇄하는 기능을 수행하도록 하며, 외부자극으로부터 내부 직을 보호하는 역할을 한다.

(2) 혀(tongue)

혀는 근육성기관으로, 음식물을 이동시키고 침과 혼합하여 삼킴(swallowing)을 돕는다. 표면에는 다양한 혀유두(tongue papillae)가 존재하며, 일부 유두에는 미뢰(taste bud)가 분포하여 미각감지(taste perception) 기능을 수행한다. 혀의 주요기능은 다음과 같다.

- 음식물의 위치조절과 혼합
- 삼킴동작의 보조
- 미각감지
- 발성(communication)보조

혀는 해부학적으로 몸통(body), 뿌리(root), 끝(apex)으로 구분되며, 근육은 속혀근(intrinsic muscles)과 겉혀근(extrinsic muscles)으로 나뉘어 정밀한 움직임을 조절한다.

(3) 침샘(salivary glands)

침샘은 구강에 침(saliva)을 분비하는 외분비샘(exocrine gland)으로, 침은 음식물을 부드럽게 하고 소화효소(digestive enzyme)의 작용을 개시하며, 구강점막(oral mucosa)을 보호한다. 개의 주요침샘은 네 쌍으로 구성되며(그림 7-3), 각 침샘의 위치와 분비형태, 주요기능은 [표 7-3]과 같다.

| 표 7-3 | 개의 주요침샘의 위치, 분비형태 및 기능

침샘 이름	위치	분비 형태	주요 기능
광대뼈샘(관골샘, zygomatic gland)	눈 아래, 광대뼈(zygomatic bone) 아래쪽	장액성(serous)	구강 내 상부에 점액과 단백질을 분비하여 점막을 보호
귀밑샘(이하선, parotid gland)	귀 아래쪽, 볼 뒤	장액성(serous)	아밀레이스(amylase) 분비 → 전분분해 시작
턱밑샘(악하선, mandibular gland)	아래턱 뒤쪽	혼합성(mixed)	장액과 점액 모두 분비, 음식물의 윤활과 삼킴보조
혀밑샘(설하선, sublingual gland)	혀 아래쪽	점액성(mucous)	음식물의 윤활 및 구강점막보호

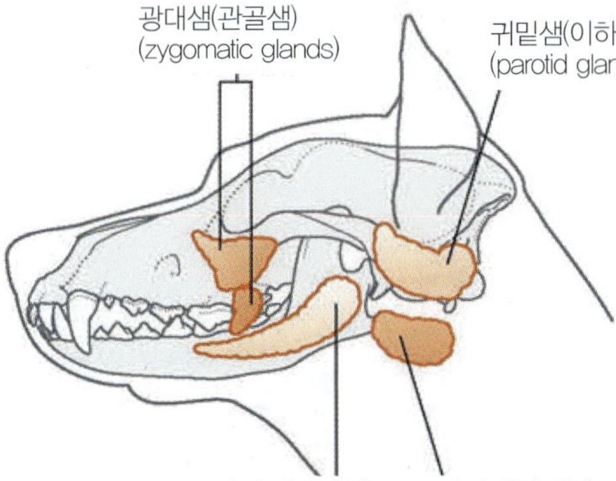

| 그림 7-3 | 개의 침샘의 위치
출처: https://criticalcaredvm.com/sialoceles-pets-saliva-accumulates/

개의 침샘은 귀밑샘(이하선, parotid gland), 턱밑샘(악하선, mandibular gland), 혀밑샘(설하선, sublingual gland), 그리고 광대뼈샘(관골샘, zygomatic gland) 으로 구성된다. 이들 침샘에서 분비되는 침(saliva)은 음식물의 저작과 연하를 용이하게 하고, 구강점막을 습윤하게 유지하며, 일부 효소작용을 통해 소화의 초기단계를 담당한다. 침은 약 99%의 수분과 소량의 무기질(ions),

점액(mucus), 소화효소(예: 아밀레이스 amylase), 그리고 면역물질(예: IgA)을 포함한다. 침의 분비는 부교감신경(미주신경, vagus nerve)의 자극에 의해 촉진된다.

2) 인두 및 식도

(1) 인두(pharynx)

인두는 구강(oral cavity)과 식도(esophagus), 그리고 후두(larynx) 사이에 위치한 근육성 관(muscular tube)이다. 음식물의 통로이자 공기의 통로로 기능하며, 소화기계와 호흡기계가 교차하는 부위에 해당한다. 인두는 해부학적으로 다음 세 부분으로 구분된다(그림 7-4).

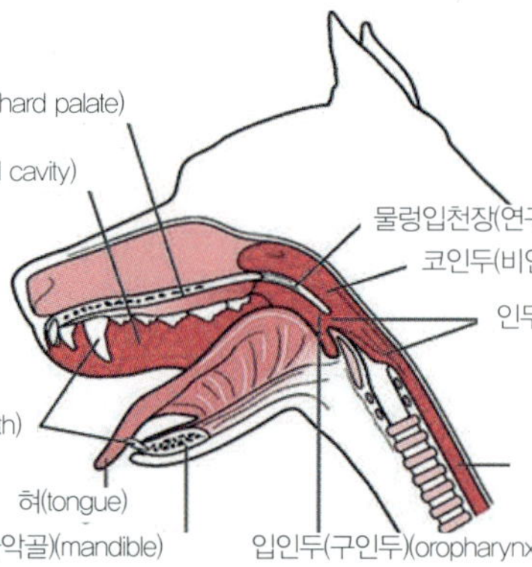

| 그림 7-4 | 인두의 구조
출처: https://kr.pinterest.com/pin/27232772740585736/

- **코인두(비인두, nasopharynx)** : 코안(nasal cavity) 뒤쪽에 위치하며, 이관(귀인두관, auditory tube)의 개구부가 있어 중이와 연결된다.
- **입인두(구인두, oropharynx)** : 구강 뒤쪽에 위치하며, 음식물의 통과통로로

작용한다.

- **후두인두(후인두, laryngopharynx)** : 인두의 하부로, 음식물이 식도로 들어가기 직전의 구간이다.

인두의 벽은 횡문근(striated muscle)으로 이루어져 있으며, 인두수축근(pharyngeal constrictor muscles)의 협동적 수축에 의해 음식물이 식도로 전달된다. 개의 구강(mouth)과 인두(pharynx)는 호흡기와 소화기의 공용통로로, 공기는 코인두(nasopharynx)를 거쳐 기관으로, 음식물은 입인두(oropharynx)를 거쳐 식도(oesophagus)로 이동한다.

(2) 연하작용(swallowing, deglutition)

연하작용은 음식물이 구강에서 식도로, 그리고 위로 이동하는 과정이다. 이 과정은 반사적(reflex)이며, 구강기(oral phase), 인두기(pharyngeal phase), 식도기(esophageal phase)의 세 단계로 구분된다.

- **구강기(oral phase)** : 음식물이 저작과 침의 혼합으로 식괴(bolus)를 형성하고, 혀(tongue)의 움직임에 의해 인두쪽으로 밀려간다.
- **인두기(pharyngeal phase)** : 연구개(soft palate)가 들어올려져 비인두를 닫고, 후두개(epiglottis)가 후두입구를 덮어 음식물이 기도로 들어가는 것을 방지한다. 인두수축근이 수축하여 식괴를 식도입구로 이동시킨다.
- **식도기(esophageal phase)** : 식도상부의 괄약근(상부식도괄약근, upper esophageal sphincter)이 열리고, 이후 식도의 연동운동(peristalsis)에 의해 음식물이 위(stomach)로 이동한다.

이 전과정은 연수(숨골, medulla oblongata)에 위치한 연하중추(swallowing center)에 의해 조절된다.

Note box : 후두덮개(epiglottis)

후두덮개는 후두(larynx)의 상부에 위치한 탄성연골(elastic cartilage)구조로, 연하(삼킴, swallowing)시 음식물이 기도(trachea)로 들어가는 것을 방지하는 보호기전(protective mechanism)으로 작용한다. 휴식시에는 후두덮개가 수직으로 세워져 있어 공기가 자유롭게 통과하지만, 연하시에는 혀의 후방부(tongue base)와 인두수축근(pharyngeal constrictor muscles)의 움직임에 의해 후두덮개가 아래쪽으로 눌리면서 후두입구(laryngeal inlet)를 덮는다. 이로써 식괴(bolus)는 후두(larynx)가 아닌 식도(esophagus)로 안전하게 유도되며, 흡인(aspiration)을 예방한다.
개의 후두덮개는 비교적 넓고 얇은 잎모양구조를 이루며, 점막(mucosa)으로 덮여 있어 연하시 부드럽게 움직인다. 후두덮개의 정상적인 작용은 연하반사(swallowing reflex)와 밀접하게 연관되어 있으며, 이는 숨뇌(연수, medulla oblongata)에 위치한 연하중추(swallowing center)에 의해 조절된다.

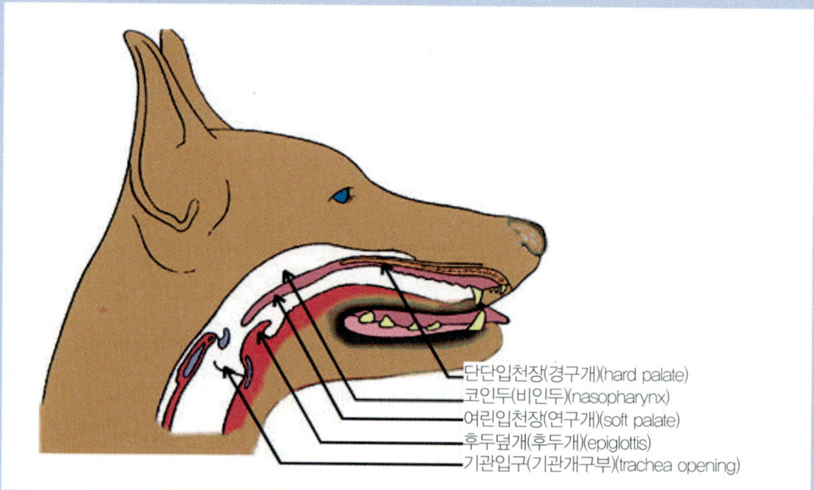

(3) 식도(esophagus)

식도는 인두에서 시작하여 위의 분문부(cardia)까지 이어지는 근육성 관(muscular tube)으로, 음식물을 위로 이동시키는 통로역할을 한다. 식도의 길이는 동물종에 따라 다르며, 개의 경우 약 30~40cm 정도이다. 식도의 벽은 다음 네 층으로 구성된다(그림 7-5).

- 점막(mucosa)
- 점막하층(submucosa)
- 근층(muscularis)
- 외층(serosa 또는 adventitia)

근층은 상부에서 하부로 갈수록 횡문근(striated muscle)에서 평활근(smooth muscle)으로 전환되는 구조를 보인다. 개의 경우 대부분의 식도가 횡문근으로 이루어져 있어 의식적 제어가 가능하다. 식도하부에는 하부식도괄약근(lower esophageal sphincter)이 존재하며, 위 내용물이 역류하는 것을 방지한다. 또한 식도선(esophageal gland)이 점액을 분비하여 음식물의 이동을 용이하게 한다.

3) 위

위는 식도(esophagus)와 작은창자(small intestine) 사이에 위치한 근육성주머니로, 음식물을 일시적으로 저장하고 혼합하며, 단백질의 화학적 소화를 시작하는 기관이다. 위의 내부에는 강한 산성의 위액(gastric juice)이 존재하여 세균을 사멸시키고, 소화효소가 작용할 수 있는 적절한 환경을 제공한다.

위(stomach)는 들문부(cardia), 위바닥(fundus), 몸통(body), 날문부(pylorus)로 구분되며, 내부에는 주름(rugae)이 형성되어 음식물저장과 혼합을 돕는다. 위벽은 바깥쪽부터 장막(serosa), 세로근층(longitudinal muscle layer), 돌림근층(circular muscle layer), 빗근층(oblique muscle layer), 점막하층(submucosa), 점막(mucosa)으로 이루어진다. 점막에는 위샘(gastric glands)과 위오목(gastric pit)이 존재하여 점액, 염산, 펩시노겐 등을 분비하며, 이러한 삼중근육구조와 선조직은 음식물의 기계적·화학적 소화를 효율적으로 수행하도록 한다.

위는 외형상 J자형 곡선구조를 가지며, 해부학적으로 위는 분문부(cardia),

기저부(fundus), 체부(body), 유문부(pylorus)로 구분된다(그림 7-5). 분문부는 식도와 연결되는 부위로 하부식도괄약근(lower esophageal sphincter)이 기능적으로 존재하며, 위 내용물이 식도로 역류하지 않도록 막는다. 기저부는 위의 윗부분에 해당하며 음식물과 공기를 일시적으로 저장하는 역할을 한다. 체부는 위의 가장 넓은 부분으로, 음식물의 혼합과 소화가 주로 일어나는 부위이다. 유문부는 위의 말단에 위치하며 샘창자(십이지장, duodenum)으로 연결되고, 유문괄약근(pyloric sphincter)이 수축과 이완을 반복하며 음식물의 배출속도를 조절한다.

위의 벽은 점막(mucosa), 점막하층(submucosa), 근층(muscularis), 장막(serosa)으로 이루어져 있다. 근층은 세 층의 평활근으로 구성되어 있는데, 안쪽에서부터 빗근(inner oblique), 돌림근(circular), 세로근(longitudinal)으로 배열되어 있다(그림 7-5). 이러한 삼중근육구조는 음식물을 강하게 교반하고 분쇄하여 소화액과 균일하게 혼합되도록 한다. 위의 내면에는 위주름(gastric

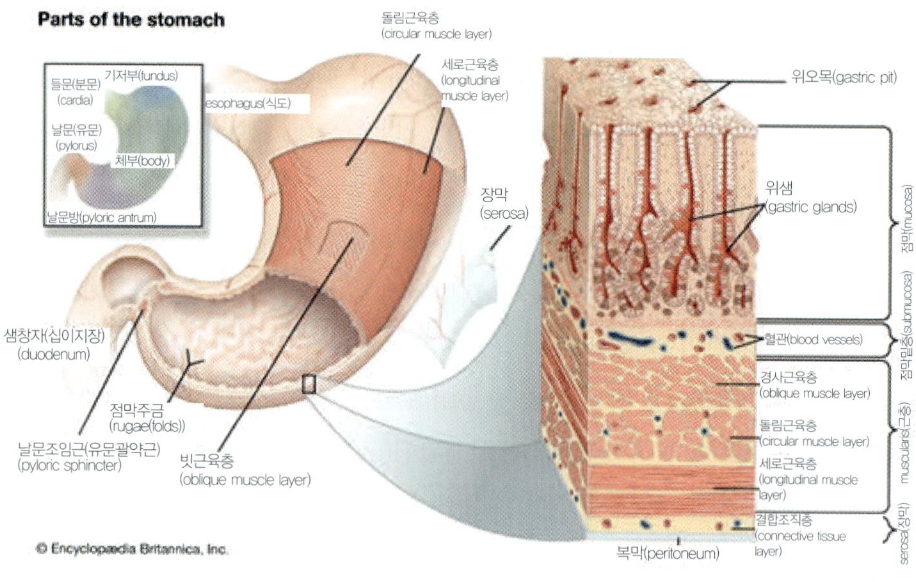

| 그림 7-5 | 위벽의 구조
출처: https://www.britannica.com/science/stomach?utm_source=chatgpt.com

folds, rugae)이 존재하며, 위가 팽창할 때 신장되어 음식물을 수용할 수 있는 용적을 크게 한다. 위의 점막에는 다양한 세포로 이루어진 위샘(gastric glands)이 분포한다(표 7-4). 점액세포(mucous cell)는 점액(mucus)을 분비하여 위점막을 보호하며, 벽세포(parietal cell)는 염산(HCl)과 내인자(intrinsic factor)를 분비한다. 염산은 단백질을 변성시키고 세균을 사멸하며, 펩시노겐(pepsinogen)을 활성형 효소인 펩신(pepsin)으로 전환시킨다. 주세포(chief cell)는 펩시노겐을 분비하여 단백질소화를 개시한다. 또한 G세포(G cell)는 가스트린(gastrin)을 분비하여 위액 분비와 위의 연동운동을 촉진한다.

위에서 일어나는 소화과정은 크게 네 가지 기능으로 요약할 수 있다.

- 음식물의 저장(storage)기능이다. 위는 섭취된 음식물을 일시적으로 저장하여 소화기관으로의 이동을 조절한다.
- 혼합과 분쇄(mixing and grinding)이다. 근육층의 수축운동에 의해 음식물이 위액과 섞여 반유동성의 유미즙(chyme)으로 변화한다.
- 화학적 소화(chemical digestion)이다. 펩신과 염산의 작용으로 단백질이 부분적으로 분해된다.
- 배출(controlled emptying)이다. 유문괄약근의 개폐에 따라 유미즙이 샘

| 표 7-4 | 위샘세포의 종류와 분비물질

세포종류	주요분비물질	기능
점액세포 mucous cell	점액(mucus)	위점막을 덮어 산과 효소로부터 점막을 보호한다.
벽세포 parietal cell (oxyntic cell)	염산(HCl), 내인자(intrinsic factor)	단백질 변성 및 펩시노겐 활성화, 철 · 비타민 B_1, B_2 흡수에 필요하다.
주세포 chief cell (zymogenic cell)	펩시노겐(pepsinogen)	펩신(pepsin)의 전구체로, 단백질소화를 개시한다.
G세포 enteroendocrine G cell	가스트린(gastrin)	위액 분비와 위운동을 촉진한다.

창자로 서서히 이동한다.

위는 강한 산성환경에서도 자가소화되지 않도록 여러 방어기전을 갖추고 있다. 점액과 중탄산염으로 이루어진 점액장벽(mucus-bicarbonate barrier)은 산으로부터 점막을 보호하며, 점막세포는 손상시 빠르게 재생된다. 또한 점막혈류가 풍부하게 유지되어 손상된 세포의 회복을 돕고, 프로스타글란딘(prostaglandin)은 점액분비를 조절하여 점막방어에 기여한다. 이러한 방어체계가 손상되면 위염(gastritis)이나 위궤양(gastric ulcer)이 발생할 수 있다. 이와 같이, 위는 음식물의 저장, 혼합, 단백질의 초기소화, 그리고 샘창자로의 조절된 배출을 담당하는 기관으로, 소화기계에서 기계적 소화와 화학적 소화가 융합되는 중요한 중심부위이다.

4) 작은창자

작은창자는 위(stomach)와 대장(large intestine) 사이에 위치한 관상기관으로, 소화와 흡수가 가장 활발하게 일어나는 부위이다. 위에서 내려온 유미즙(chyme)은 작은창자에서 췌장효소(pancreatic enzymes)와 담즙(bile) 등과 혼합되어 탄수화물, 단백질, 지방이 각각 단당류, 아미노산, 지방산으로 분해된다. 작은창자는 해부학적으로 샘창자(십이지장, duodenum), 빈창자(공장, jejunum), 돌창자(회장, ileum)의 세 부분으로 구분된다.

- 샘창자(duodenum)는 위의 유문부(pylorus)에서 시작되어 짧고 C자형으로 굽어 있으며, 췌관(pancreatic duct)과 담관(bile duct)이 합류하여 소화액을 분비한다. 이 부위에는 브루너샘(Brunner's gland)이 발달하여 산성유미즙을 중화하고 점막을 보호한다.

- 빈창자(jejunum)와 돌창자(ileum)는 길게 이어지며, 내부표면에는 수많은 융모(villus)와 미세융모(microvilli)가 존재하여 흡수면적을 극대화한다. 특히 빈창자는 영양소흡수의 주된 부위, 돌창자는 담즙산(bile salts)과 비타민 B_{12}의 재흡수부위이다.

작은창자의 벽은 점막(mucosa), 점막하층(submucosa), 근층(muscularis), 장막(serosa)으로 이루어져 있다.

- 점막표면은 융모와 융모 사이의 오목한 부분인 장샘(intestinal glands, crypts of Lieberkühn)으로 구성되어 있으며, 이 곳에는 점액세포(goblet cell), 흡수세포(absorptive cell), 장내분비세포(enteroendocrine cell) 등이 분포한다.
  - 점액세포는 점액을 분비하여 장벽을 보호하고,
  - 흡수세포는 미세융모를 통해 소화산물을 선택적으로 흡수하며,
  - 일부 세포는 세포분열을 통해 상피를 재생하여 점막의 연속성을 유지한다.
- 작은창자의 근층은 내층의 돌림근(circular muscle)과 외층의 세로근(longitudinal muscle)으로 이루어져 있으며, 이들의 협동적 수축은 연동운동(peristalsis)과 분절운동(segmentation)을 일으킨다.
  - 연동운동은 내용물을 원위부로 이동시키는 추진작용을 하고,
  - 분절운동은 유미즙을 교반하여 소화액과의 접촉을 높여 흡수를 촉진한다.
- 작은창자의 내부표면은 효율적인 흡수를 위해 세 단계의 구조적 확장을 가진다.

  ① 윤상주름(plica circularis)

  점막과 점막하층이 반복적으로 접혀 표면적을 확대한다.

  ② 융모(villus)

  손가락모양의 돌기로, 각 융모 내에는 모세혈관망(capillary network)과

중심유미관(lacteal)이 존재한다.

③ 미세융모(microvilli)

융모의 상피세포표면에 존재하여, 표면적을 수백배로 증가시킨다.

이러한 구조적 특성 덕분에 작은창자는 영양소흡수효율이 매우 높다.

- 수용성영양소(단당류, 아미노산, 수용성 비타민 등)은 모세혈관을 통해 흡수되어 간문맥(hepatic portal vein)을 거쳐 간(liver)으로 운반된다.
- 지용성성분(지방산, 모노글리세리드)은 장세포 내에서 킬로미크론(chylomicron)으로 재합성되어 림프관(lymphatic vessel)으로 이동하며, 이후 흉관(thoracic duct)을 거쳐 혈액순환계로 유입된다.

흡수는 단순확산(simple diffusion), 촉진확산(facilitated diffusion), 능동수송(active transport), 삼투(osmosis) 등의 기전에 의해 이루어진다. 또한 작은창자에는 소화액의 분비와 운동을 조절하는 내분비세포가 존재한다.

- 세크레틴(secretin)은 위산을 중화시키는 알칼리성췌장액의 분비를 촉진하고, 콜레시스토키닌(cholecystokinin, CCK)은 췌장의 소화효소분비를 유도하며 담낭(gallbladder)을 수축시켜 담즙을 방출하게 한다.

이와 같이, 작은창자는 음식물의 최종소화와 영양소의 선택적 흡수가 이루어지는 소화기계의 핵심부위로, 생리적 기능과 구조가 매우 정교하게 조화되어 있다.

소화관의 한 부분인 작은창자(small intestine)는 점막(mucosa), 점막하층(submucosa), 근층(muscularis), 장막(serosa)으로 이루어진 관상구조로, 내부표면은 윤상주름(plica circularis)을 이루며 융모(villus)와 미세융모(microvillus)를 통해 표면적이 극대화된다. 융모내부에는 모세혈관망(capillary network)과 중심유미관(lacteal)이 분포하여, 수용성영양소는 혈관으로, 지용성성분은 림프관을 통해 흡수된다. 상피세포(epithelial cell)에는 미세융모가 밀집

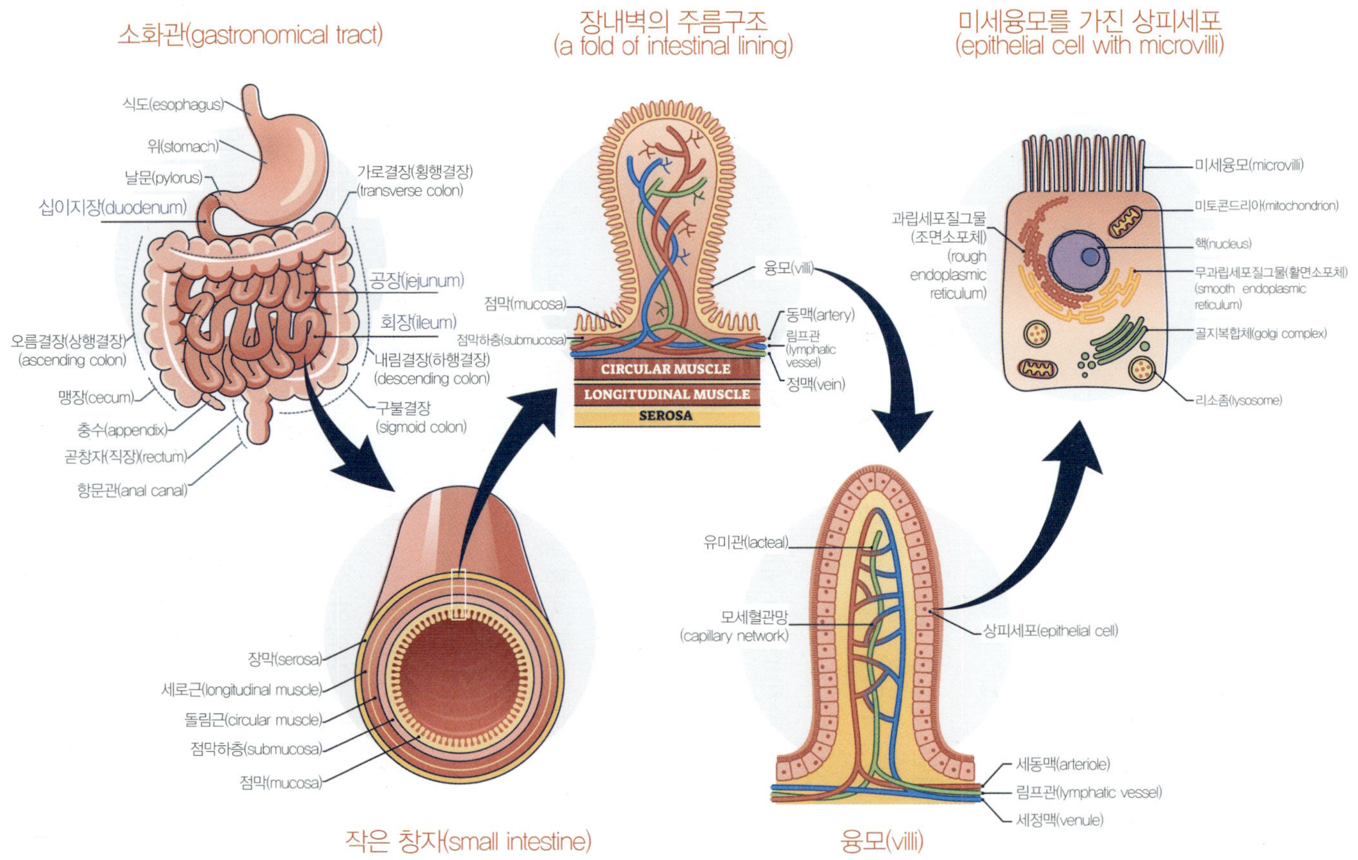

| 그림 7-6 | 작은창자벽의 구조

출처: https://stock.adobe.com/kr/images/small-intestine-with-scientific-gastrointestinal-tract-structure-outline-diagram-labeled-educational-anatomy-explanation-with-fold-of-intestinal-lining-microvilli-and-intestine-vector-illustration/469293171

되어 있어 소화산물의 최종흡수를 담당하며, 세포 내에는 소포체(endoplasmic reticulum), 골지복합체(golgi complex), 리소좀(lysosome) 등 흡수 후 처리에 필요한 세포소기관이 발달되어 있다. 이러한 다층적 구조적 적응은 작은창자에서의 효율적 소화와 영양소 흡수를 가능하게 한다.

5) 큰창자

큰창자는 작은창자(소장, small intestine)의 돌창자(회장, ileum) 뒤에서 시작되어 곧창자(직장, rectum)를 거쳐 항문(anus)에 이르는 소화관의 마지막 부분이다. 이 부위에서는 소화가 거의 완료된 유미즙(chyme)이 수분이 제거된 대변(feces)으로 전환된다. 따라서 큰창자의 주요기능은 수분과 전해질의 재흡수, 대변형성, 그리고 장내세균의 발효와 대사작용이다. 큰창자는 해부학적으로 막창자(맹장, cecum), 잘록창자(결장, colon), 곧창자(직장, rectum)의 세 부분으로 구분된다.

막창자는 돌창자과 잘록창자가 만나는 부위에 위치한 주머니모양의 구조로, 회장판막(ileocecal valve)을 통해 내용물이 일방향으로 이동한다. 초식동물에서는 이 부위가 특히 발달하여 섬유질의 발효(fiber fermentation)가 활발히 일어나며, 생성된 휘발성지방산(volatile fatty acids)이 중요한 에너지원으로 사용된다. 반면 개나 고양이와 같은 육식동물에서는 막창자가 짧고 단순한 구조를 이루며, 내용물이동의 완충 및 세균균형유지에 관여한다.

잘록창자는 큰창자의 가장 긴 부분으로, 내용물을 이동시키며 수분과 전해질(특히 나트륨과 염화이온)을 재흡수한다. 해부학적으로는 오름잘록창자(오름결장, ascending colon), 가로잘록창자(가로결장, transverse colon), 내림잘록창자(내림결장, descending colon)로 나뉘며, 일부 동물에서는 나선형구조를 이루는 나선잘록창자(spiral colon)가 존재한다. 잘록창자의 점막은 소장보다 평탄하며 융모(villus)가 없고, 대신 다수의 점액세포(goblet cell)가 분포하여 점액(mucus)을 풍부하게 분비한다. 이 점액은 대변의 이동을 원활하게 하고 점막을 보호하는 역할을 한다.

곧창자는 잘록창자의 말단부로, 대변이 일시적으로 저장되는 부위이다. 곧창자벽의 팽창은 배변반사(defecation reflex)를 유발하며, 이는 부교감신경(parasympathetic nervous system)을 통해 조절된다. 곧창자 말단에는 두 개의 괄약근이 존재한다. 속항문괄약근(내항문괄약근, internal anal sphincter)은 평활근(smooth muscle)으로 이루어져 불수의적으로 작용하며, 바깥항문괄약근(외항문괄약근, external anal sphincter)은 횡문근(striated muscle)으로 구성되어 의식적 조절이 가능하다.

큰창자에는 다양한 장내미생물(intestinal microbiota)이 서식한다. 이들은 소화되지 않은 잔여물을 분해하고, 셀룰로오스(cellulose) 등의 발효를 통해 휘발성지방산을 생성한다. 이러한 대사산물은 잘록창자상피세포(colonic epithelial cell)의 주요에너지원으로 이용되며, 일부 세균은 비타민 K와 비오틴(biotin)을 합성하여 숙주에게 공급한다. 장내세균의 균형은 면역기능과 대사조절에도 중요한 영향을 미친다. 큰창자의 운동은 소장보다 느리며, 주로 분절운동(segmentation)과 대량연동운동(mass movement)의 형태로 이루어진다. 분절운동은 내용물을 교반하여 수분흡수를 촉진하고, 대량연동운동은 잘록창자에서 곧창자로 대변을 이동시키는 강한 수축이다. 이러한 운동은 부교감신경자극에 의해 촉진되고, 교감신경(sympathetic nervous system)에 의해 억제된다. 큰창자는 소화의 마지막 단계에서 수분과 전해질을 재흡수하고 대변을 형성하며, 장내세균의 공생활동을 통해 숙주의 대사와 면역을 유지하는 중요한 기관이다.

큰창자(대장, large intestine)는 막창자(맹장, caecum)에서 시작하여 곧창자(직장, rectum)와 항문(anus)으로 이어지며, 수분흡수와 대변형성을 담당한다. 오름결장, 가로결장, 내림결장, 에스결장으로 구분되며, 막창자에는 돌막창자판막(회맹판)과 막창자꼬리(충수)가 연결된다. 결장표면의 팽기(haustra)는 내용물 이동과 수분재흡수를 돕는다. 이러한 구조는 내용물의 이동과 수분재흡수, 대변의 저장 및 배설과정에 중요한 역할을 한다.

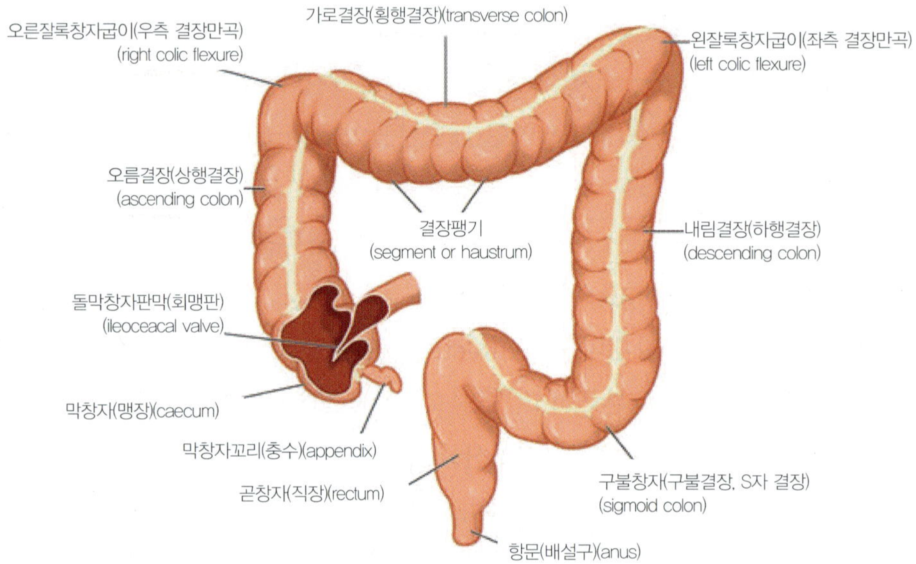

| 그림 7-7 | 대장의 해부학적 구조
출처: https://www.nursingtimes.net/gastroenterology/gastrointestinal-tract-5-anatomy-functions-large-intestine-23-09-2019/

3. 부속소화기관

1) 간(liver)

간은 소화기계의 가장 큰 부속기관으로, 복강(abdominal cavity)의 오른쪽 앞부분,즉 횡격막(diaphragm) 바로 아래에 위치한다. 그 구조는 연한갈색의 다엽성장기이며 대사와 해독, 담즙분비 등 다양한 생리적 기능을 수행한다.

간은 복막(peritoneum)에 의해 대부분 덮여 있으며, 횡격막과는 관상인대(coronary ligament)와 삼각인대(triangular ligament)로 연결된다. 간은 표면상 여러 엽(lobe)으로 나뉜다. 개의 경우, 간은 일반적으로 왼쪽외측엽(left lateral lobe), 왼쪽내측엽(left medial lobe), 오른쪽외측엽(right lateral lobe), 오른쪽내측엽(right medial lobe) 그리고 중앙의 미상엽(caudate lobe)으로 구분된다. 미상엽은 다시 꼬리돌기(caudate process)와 유두돌기(papillary process)로 세분되며, 꼬리돌기는 오른쪽 콩팥(right kidney)과 접촉한다. 이러한 엽 구분은 종에 따라 다소 차이가 있으며, 초식동물에서는 상대적으로 크고 평평한 형태를 보인다.

간의 표면에는 간문(hepat ic porta, porta hepatis)이라 불리는 오목한 부위가 존재한다. 이곳으로 간문맥(portal vein), 간동맥(hepatic artery), 간관(hepatic duct), 그리고 신경과 림프관이 드나든다. 간문맥은 소화관에서 흡수된 영양분을 간으로 운반하고, 간동맥은 산소를 공급한다. 이 두 혈관에서 들어온 혈액은 간 내부에서 서로 섞인 뒤 간정맥(hepatic vein)을 통해 하대정맥(caudal vena cava)으로 배출된다.

간(liver)은 오른엽(right lobe)과 왼엽(left lobe)으로 구분되며, 갈비띠인대(falciform ligament)가 두 엽을 나눈다. 앞면(anterior view)에는 쓸개(gallbladder)와 테레스인대(teres ligament)가 있고, 뒷면(posterior view)에서는 간문(porta hepatis), 문맥(portal vein), 간동맥(proper hepatic artery), 온쓸개관(common bile duct), 하대정맥(inferior vena cava) 등이 있다. 간의 뒷면에는 미간엽(caudate lobe), 사각엽(quadrate lobe), 미간돌기(caudate process)가 위치하며, 좌우 삼각인대(left and right triangular ligaments)와 관상인대(coronary ligament)가 간을 복벽과 횡격막에 고정시킨다.

현미경적으로 간은 간소엽(hepatic lobule)이라는 구조단위로 이루어져 있다.

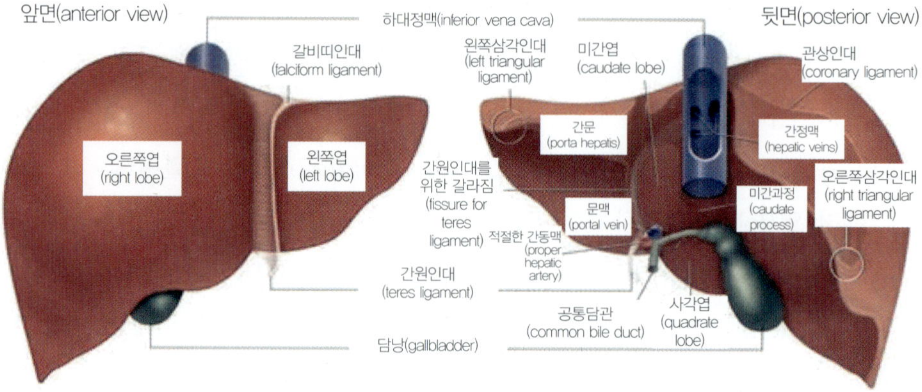

| 그림 7-8 | 간의 해부학적 구조
출처: https://drbillspetnutrition.com/canine-liver-disease/?srsltid=AfmBOor-pTwL8NOVOWGTAcl8DsxVsTApN9RNiJuy6GBEOgizJA-zesMM

각 간소엽은 육각형모양으로, 중심에는 중심정맥(central vein)이 위치한다. 소엽의 가장자리를 따라 문맥삼합(portal triad)이 존재하는데, 여기에는 간동맥가지, 간문맥가지, 담관(hepatic ductule)이 포함된다. 혈액은 간문맥과 간동맥에서 유입되어 간세포판(hepatic plates) 사이의 굴모세혈관(sinusoid)을 따라 흐르며, 이 과정에서 간세포(hepatocyte)가 영양분을 처리하고 독성물질을 해독한다. 정화된 혈액은 중심정맥을 통해 간정맥으로 모인다. 간세포는 대사적으로 매우 활발한 세포로, 탄수화물, 지질, 단백질대사에 모두 관여한다. 탄수화물대사에서는 글리코겐(glycogen)을 저장하고, 혈당이 낮아지면 이를 분해하여 포도당(glucose)을 방출한다. 지질대사에서는 지방산산화와 지질합성, 콜레스테롤(cholesterol)대사를 수행하며, 단백질대사에서는 혈장단백질(plasma protein)의 합성과 암모니아를 요소(urea)로 전환하는 해독기능을 담당한다.

또한 간은 담즙(bile)을 생성하는 기관이다. 담즙은 담즙산(bile acids), 콜레스테롤, 인지질, 빌리루빈(bilirubin) 등으로 구성되어 있으며, 지방을 유화(emulsification)하여 소화와 흡수를 돕는다. 생성된 담즙은 작은 담관을 거쳐 간관(hepatic duct)으로 모이고, 이후 쓸개(담낭, gallbladder)에 일시적으로 저장된다. 식사 후 담낭이 수축하면 담즙은 쓸개관(cystic duct)과 총담관(common bile duct)을 통해 샘창자(duodenum)로 배출된다. 간은 체내 독성물질의 해독(detoxification)과 노폐물대사에도 중요한 역할을 한다. 약물, 호르몬, 대사산물 등이 간세포 내 효소에 의해 변형되어 배설가능한 형태로 전환된다. 이 외에도 간은 혈액을 일시적으로 저장하고, 철분(Fe)의 대사와 비타민(A, D, B_{12})의 저장에도 관여한다. 이와 같이 간은 소화기계의 부속기관 중에서도 대사, 해독, 담즙분비 등 여러 생리기능을 통합적으로 수행하는 중추적 역할을 하는 기관이다.

2) 쓸개(담낭, gallbladder)

쓸개는 간(liver)의 하부, 오른쪽 내측엽(right medial lobe)과 미상엽의 꼬리돌기(caudate process) 사이에 위치한 주머니모양의 기관으로, 간에서 생성된 담즙(bile)을 일시적으로 저장하고 농축하는 역할을 한다. 쓸개는 담즙의 저장소이자 분비조절기관으로, 소화과정 중 특히 지방이 풍부한 음식물이 소장으로 들어올 때 필요한 양의 담즙을 샘창자로 방출한다.

쓸개의 구조는 단순한 주머니모양이지만, 세 부분으로 구분된다. 앞쪽의 팽대한 부위는 쓸개바닥(fundus of gallbladder), 중간은 쓸개몸통(body), 뒤쪽의 가늘어지는 부분은 쓸개목(neck)이라 한다. 쓸개목은 이어서 쓸개관(cystic duct)으로 연결되며, 이 쓸개관은 간에서 나오는 간관(hepatic duct)과 합쳐져 총담관(common bile duct)을 형성한다. 총담관은 샘창자의 벽을 관통하여 샘창자유두(duodenal papilla)를 통해 담즙을 배출한다.

쓸개의 내면은 점막(mucosa)으로 덮여 있으며, 점막은 세로방향으로 불규칙하게 접혀 있어 담즙의 농축과 저장에 유리한 구조를 이룬다. 점막세포는 물과 전해질을 재흡수하여 담즙의 농도를 높이는 기능을 한다. 쓸개의 벽은 얇은 평활근층(smooth muscle layer)을 포함하며, 이 근육은 신경과 호르몬의 자극에 따라 수축하여 담즙을 배출한다. 쓸개의 수축은 콜레시스토키닌(cholecystokinin, CCK)의 자극에 의해 일어난다. 지방이 샘창자 내로 유입되면, 소장상피의 내분비세포(enteroendocrine cell)에서 분비된 CCK가 쓸개를 수축시키고 동시에 오디괄약근(sphincter of Oddi)을 이완시켜 담즙이 총담관을 거쳐 샘창자로 흘러들게 한다. 담즙은 담즙산(bile acids)의 유화작용을 통해 지방을 미세한 방울로 분산시켜 소화효소인 췌장리파아제(pancreatic lipase)가 효율적으로 작용할 수 있도록 돕는다.

쓸개의 크기와 형태는 동물종에 따라 다르다. 개의 쓸개는 비교적 크고 뚜렷하며, 간의 내측엽과 미상엽 사이에 깊이 파묻혀 있다. 반면 말은 쓸개가 없으며, 간에서 생성된 담즙이 직접 총담관을 통해 샘창자로 흘러들어간다. 소와 양 등 일부 반추동물의 쓸개는 작고 단순한 형태를 가진다. 쓸개는 담즙의 저장과 농축뿐 아니라, 샘창자로의 담즙분비를 조절함으로써 지방의 소화와 흡수에 중요한 조절기능을 수행한다. 또한 담즙의 순환(bile recycling)은 담즙산 회수(enterohepatic circulation)기전을 통해 이루어지며, 이는 간–쓸개–소장 사이의 생리적 연속성을 유지하는 중요한 과정이다. 쓸개는 간에서 생성된 담즙을 저장·농축하고, 필요시 샘창자로 방출함으로써 지방소화과정의 효율성을 높이는 기관이다.

간(liver)에서 생성된 담즙은 오른간관과 왼간관을 거쳐 온간관(common hepatic duct)으로 모인 뒤, 쓸개관(cystic duct)을 통해 쓸개(gallbladder)에 저장된다. 필요시 담즙은 다시 온쓸개관(총담관, bile duct)을 통해 방출되어 샘창자(십이지장, duodenum)의 큰샘창자유두(major duodenal papilla)로 유입된다. 이때 이자관(pancreatic duct)과 덧이자관(accessory pancreatic duct)은 각각 췌장(head, body, tail)을 따라 흘러가며 십이지장으로 열려, 췌장효소와 담즙이 함께 분비되어 소화작용을 돕는다.

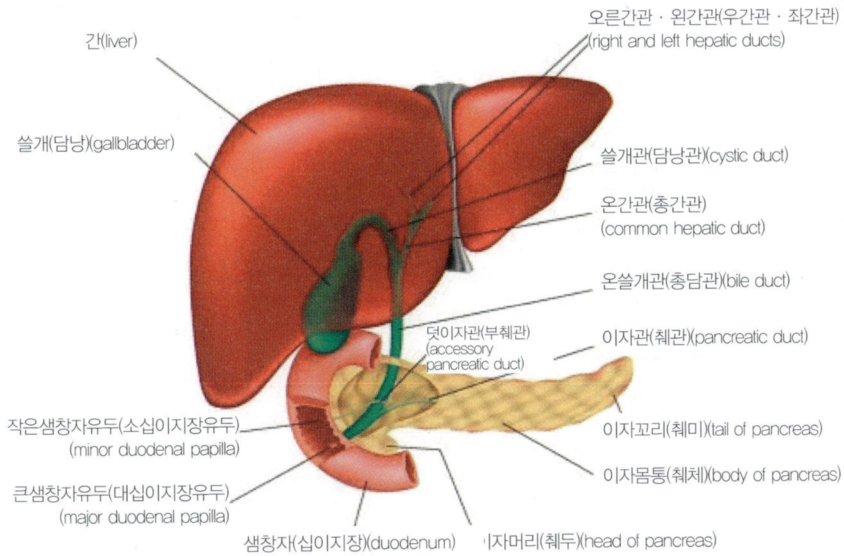

| 그림 7-9 | 간, 쓸개, 췌장 및 담즙의 이동경로
출처: https://knottytoysforgooddogs.blog/2021/08/02/the-bile-acid-test/

3) 이자(췌장, pancreas)

이자는 위(stomach)의 뒤쪽, 샘창자(십이지장, duodenum)의 내측 만곡 안쪽에 위치한 혼합선(mixed gland)으로, 외분비선(exocrine gland)과 내분비선(endocrine gland)의 두 기능을 동시에 수행한다. 외분비기능은 소화효소를 분비하여 영양소의 화학적 분해를 담당하고, 내분비기능은 호르몬을 분비하여 혈당을 조절한다.

이자는 이자머리(췌두, head), 이자몸통(췌체, body), 이자꼬리(췌미, tail) 의 세 부분으로 구분된다. 이자머리는 샘창자의 굽이 안쪽에 위치하고, 이자몸통은 뒤쪽으로 뻗어 있으며, 이자꼬리는 비장(spleen)방향으로 향한다. 이자의 분비물은 이자관(pancreatic duct) 또는 덧이자관(accessory pancreatic duct) 을 통해 샘창자에 개구한다. 이자관은 온쓸개관(common bile duct)과 합류하여 큰샘창자유두(major duodenal papilla)로 열리며, 덧이자관은 작은샘창자유두(minor duodenal papilla)로 개구한다. 이자의 외분비부는 이자꽈리세포(acinar cell)로 구성되어 있으며, 이 세포들은 다양한 소화효소(digestive enzymes)를 분비한다. 이자액(pancreatic juice)은 무색의 알칼리성(약 pH 8)액체로, 이자관세포(duct cell)에서 분비되는 중탄산염이온(bicarbonate ion)이 포함되어 위에서 내려온 산성유미즙(chyme)을 중화한다. 주요효소의 종류와 기능은 다음과 같다.

- **아밀레이스(amylase)**: 다당류를 말토스 등 단당류로 분해한다.
- **트립신(trypsin), 키모트립신(chymotrypsin)**: 단백질을 펩타이드로 분해한다.
- **라이페이스(lipase)**: 지방을 지방산과 모노글리세리드로 분해한다.
- **뉴클레이스(nuclease)**: 핵산을 뉴클레오타이드로 분해한다.

이자 효소들은 대부분 비활성전구체(zymogen) 형태로 분비되어, 샘창자 내에서 엔테로키나아제(enteropeptidase)에 의해 활성화된다. 이러한 기전은 이자가 자가소화되는 것을 방지한다. 이자의 내분비부는 랑게르한스섬(islets of Langerhans)으로 구성되며, 여러 종류의 세포가 서로 다른 호르몬을 분비한다.

- **α(알파)세포 → 글루카곤(glucagon) 분비**: 혈당을 상승시킨다.
- **β(베타)세포 → 인슐린(insulin) 분비**: 혈당을 낮춘다.
- **δ(델타)세포 → 소마토스타틴(somatostatin) 분비**: 인슐린과 글루카곤의 분비를 억제한다.
- **PP세포(췌장폴리펩타이드) → 췌장폴리펩타이드(pancreatic polypeptide) 분비**: 소화액분비 및 위운동을 조절한다.

이들 호르몬은 서로 균형을 이루어 혈당항상성(glucose homeostasis)을 유지한다. 이자의 분비는 신경성 및 호르몬성조절을 동시에 받는다. 부교감신경자극은 이자액의 분비를 증가시키며, 세크레틴(secretin)은 중탄산염이 풍부한 수성 분비를, 콜레시스토키닌(cholecystokinin, CCK)은 소화효소분비를 촉진한다. 이 두 호르몬은 샘창자의 장내산도와 영양소존재에 따라 분비가 조절된다. 이자는 소화기계의 중심적 보조기관(accessory organ)으로서, 외분비기능을 통해 탄수화물·단백질·지방의 최종소화를 담당하고, 내분비기능을 통해 혈당조절 및 에너지대사의 항상성을 유지한다. 따라서 이자는 소화와 대사를 연결하는 핵심 기관이라 할 수 있다.

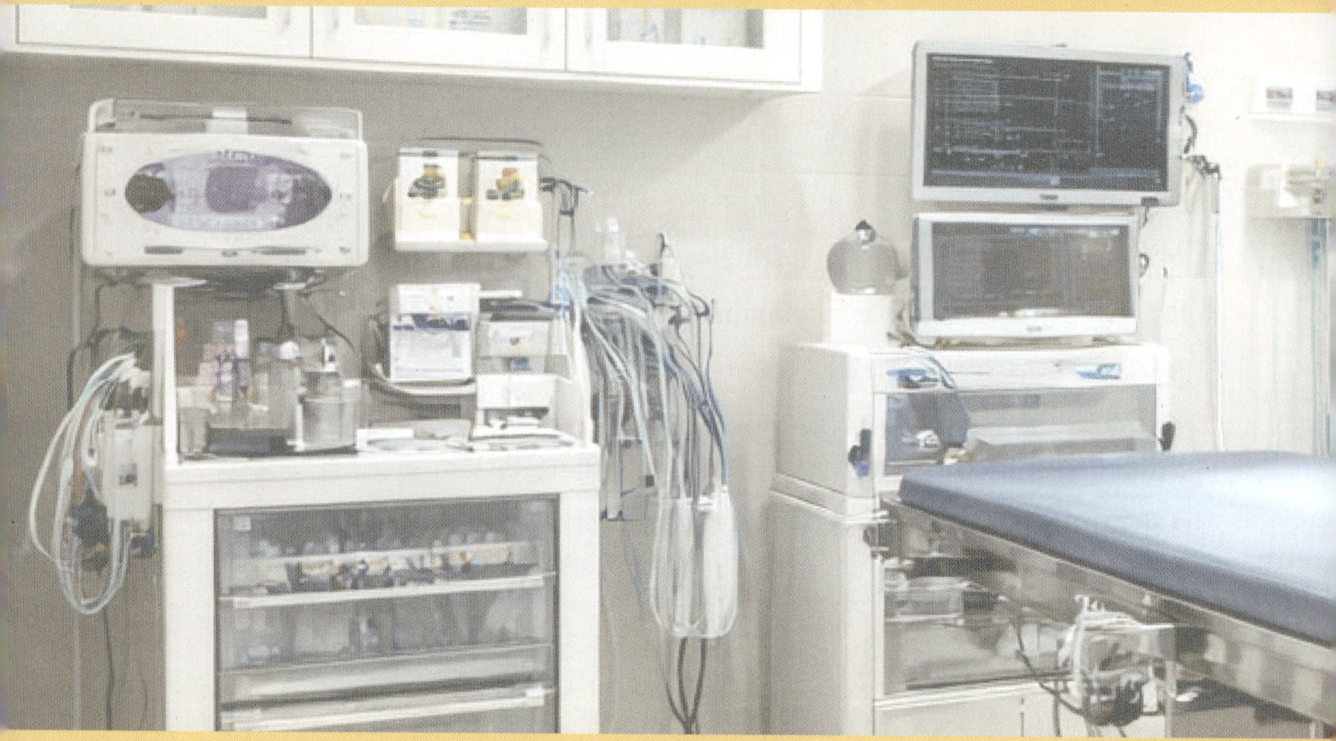

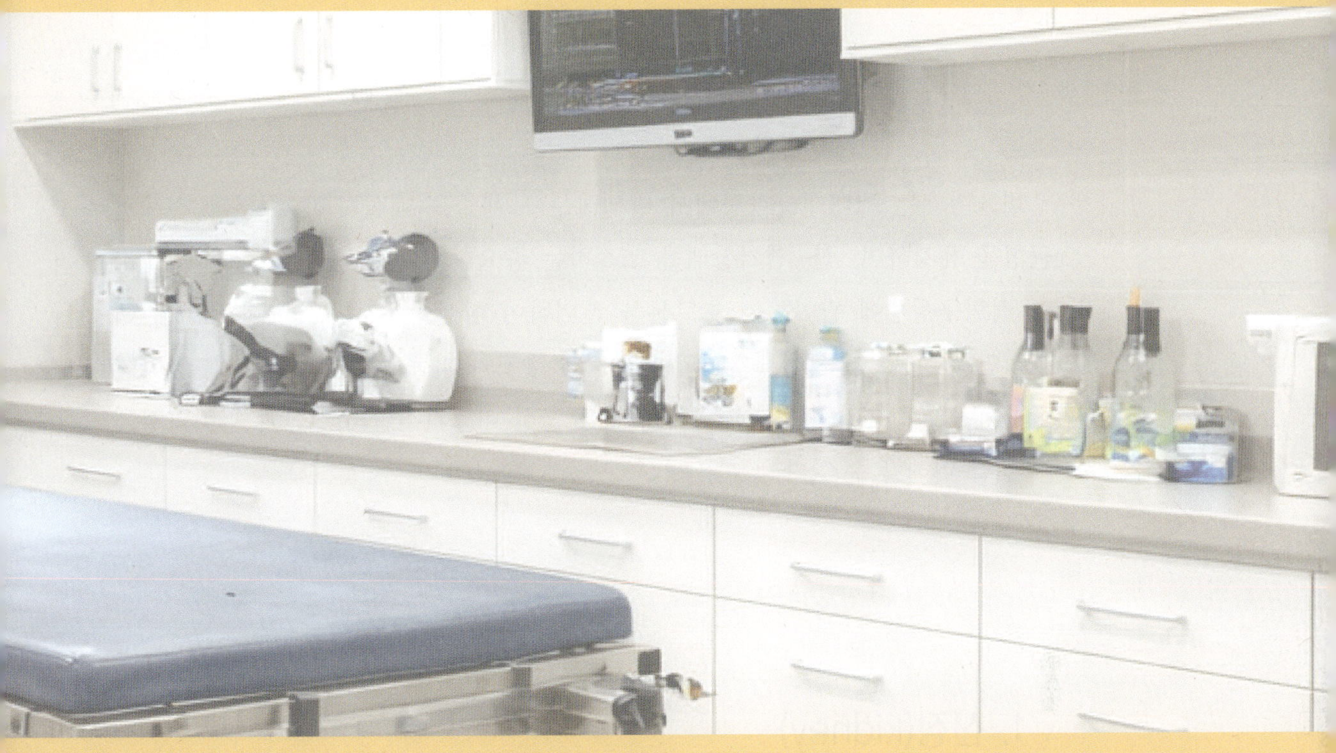

chapter 8

비뇨기계

학습목표

1. 신장의 해부학적 구조와 생리학적 기능을 이해한다.
2. 요관, 방광, 요도의 해부학적 구조와 기능을 이해한다.
3. 소변의 생성과 배출원리를 이해한다.
4. 신장의 체액과 내분비조절기능을 이해한다.

비뇨기계는 체내대사과정에서 발생하는 노폐물을 배설하고, 수분과 전해질 균형을 유지하며, 산-염기상태를 조절하는 중요한 기관계이다. 또한 혈압조절과 적혈구생성에 관여하는 호르몬을 분비하여 항상성유지(homeostasis)에 핵심적인 역할을 한다. 비뇨기계의 기본적인 구조와 기능을 이해함으로써, 임상현장에서 신부전, 요로결석, 방광염과 같은 흔한 비뇨기질환의 진단과 관리과정을 보다 잘 이해할 수 있다.

1. 신장(kidney)

1) 해부학적 구조

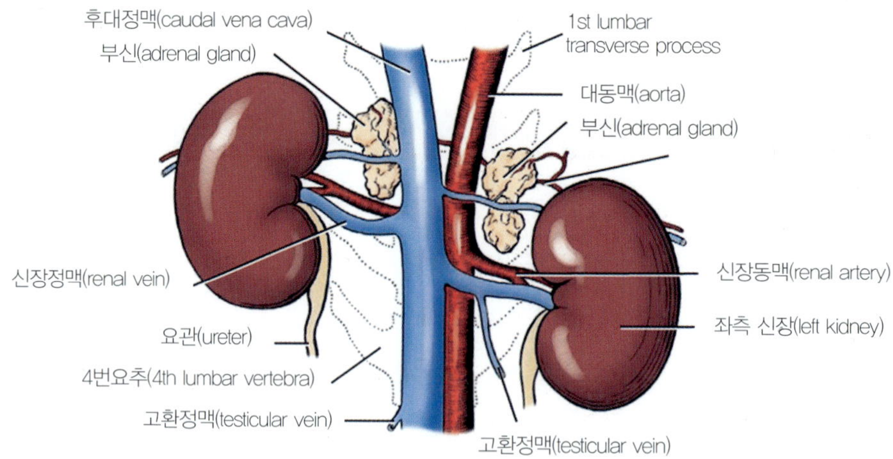

| 그림 8-1 | 개 신장의 해부학적 위치

신장은 척추의 양측 요추부위에 위치하며, 종에 따라 형태가 다르다. 개·고양이는 콩모양(kidney-shaped), 말의 신장은 심장모양(heart-shaped), 소는 다엽성신장(lobulated kidney)을 가지고 있다. 신장은 단단한 섬유성피막(capsule)에 싸여 있으며, 외부에서 내측으로 피질(cortex), 수질(medulla), 신우(pelvis)로 구분된다.

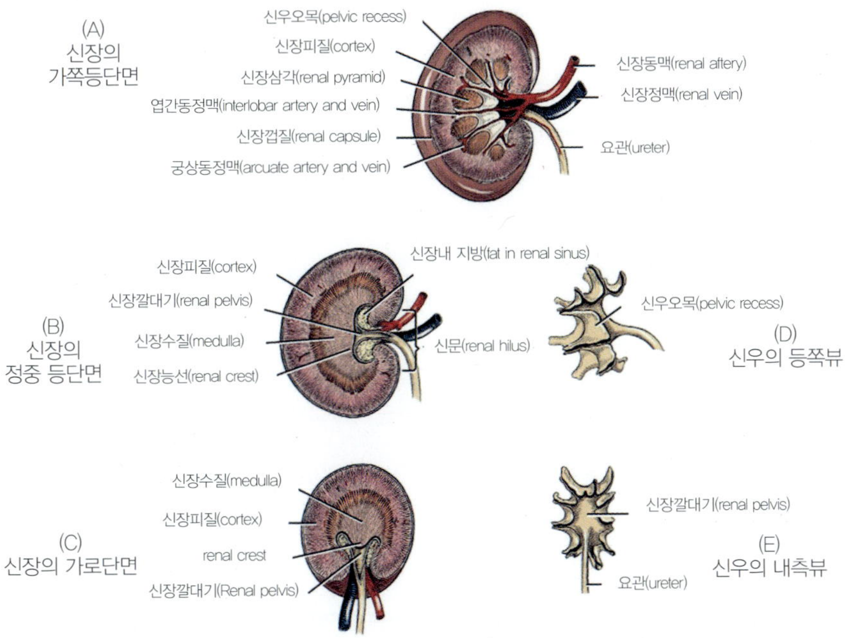

| 그림 8-2 | 신장의 세부구조

출처: Guide to the dissection of the dog. Howard Evans. 7 edition

2) 미세구조

콩팥단위(네프론:nephron)는 신장의 구조적·기능적 단위로, 각각의 네프론은 혈액을 여과하고 소변을 형성하는 역할을 한다. 개와 고양이 신장에는 각각

40~60만, 20~30만개 이상의 네프론이 존재하고, 혈액여과가 일어나는 부위인 사구체(glomerulus)와 여과액을 수집하는 보우만주머니(Bowman's capsule), 근위곡세뇨관, 헨레고리, 원위곡세뇨관으로 나뉘며, 물질의 재흡수와 분비가 일어나는 세뇨관(tubule), 소변을 모아 신우로 전달하는 집합관(collecting duct)으로 구성된다.

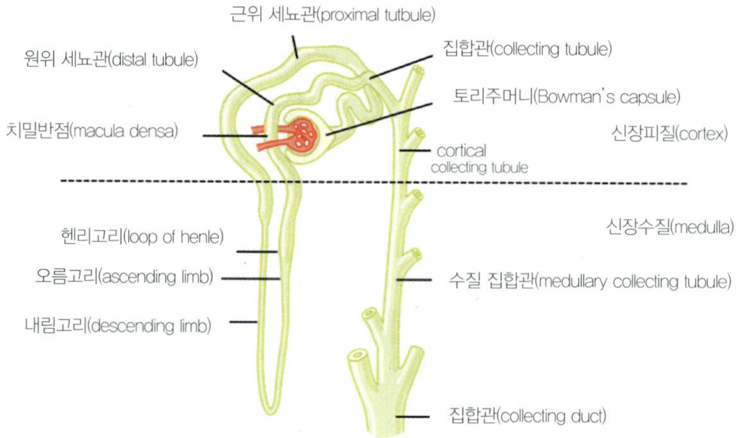

| 그림 8-3 | 콩팥단위(nephron)의 구조
출처: Textbook of Medical Physiology - Guyton 11th editio KIDNEY

(1) 사구체(glomerulus)와 보우만주머니(Bowman´s capsule)

사구체(glomerulus)는 모세혈관덩어리로서 혈액이 들어와 여과가 일어나는 곳이고, 보우만주머니(Bowman's capsule)는 사구체를 둘러싼 주머니모양 구조이다. 혈액에서 수분, 전해질, 포도당, 아미노산, 노폐물이 1차여과액(원뇨, filtrate)으로 걸러지는 역할을 한다.

(2) 근위세뇨관(proximal convoluted tubule, PCT)

근위세뇨관은 사구체에 가까운 세뇨관으로 굽어져 있으며, 여과된 성분 중 포

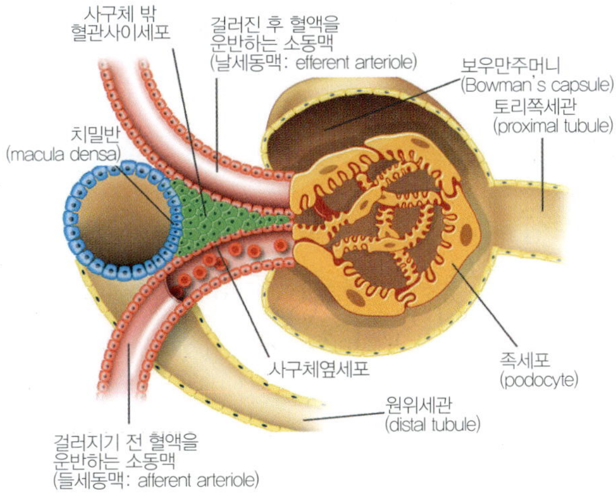

| 그림 8-4 | 사구체(glomerulus)와 보우만주머니(Bowman's capsule)의 세부구조
출처: https://kormedi.com/1303873/

도당, 아미노산, Na^+, Cl^-, HCO_3^- 대부분과 수분이 재흡수되며, 중요한 영양소가 소변으로 버려지지 않도록 조절한다.

(3) 헨레고리(loop of Henle)

근위세뇨관에 연결된 고리형태의 통로로 하행각(descending limb)에서는 물(H_2O)의 재흡수를 높이고 전해질이동은 제한하여 삼투압을 떨어트리고, 상행각(ascending limb)에서는 Na^+, K^+, Cl^- 재흡수를 높인다. 물이동제한을 통해 삼투압농도기울기(countercurrent mechanism)를 형성하여 소변을 농축조절하는 기능을 담당한다.

(4) 원위세뇨관

원위세뇨관은 헨레고리와 집합관 사이의 세뇨관으로(distal convoluted tubule, DCT) Na^+, Ca^{2+}, H^+, K^+의 선택적 재흡수/분비를 통해 체내 전해질

밸런스를 조절하고, 특히 부갑상선호르몬(PTH)에 의해 칼슘재흡수가 이곳에서 이루어진다.

(5) 집합관(collecting duct)

여러 네프론에서 모인 여과액이 모여 최종 소변을 형성하는 곳으로 항이뇨호르몬(ADH, vasopressin)의 작용으로 물재흡수 증가, 소변농축이 이루어지며 최종적으로 신우(renal pelvis)와 요관(ureter)을 거쳐 방광(bladder)으로 소변을 배출한다.

(6) 네프론의 미세혈관구조(microvascular structure of nephron)

네프론의 기능(여과, 재흡수, 분비, 농축)은 혈관계와의 긴밀한 연계로 이루어진다. 신동맥(renal artery)에서 소엽간동맥을지나 궁상동맥, 소엽간동맥을 지나 수입세동맥(afferent arteriole)과 사구체모세혈관(glomerular capillaries)에서 여과가 이루어진 후 수출세동맥(efferent arteriole)을 통해 피질네프론, 주위모세혈관(peritubular capillaries), 수질네프론의 혈관다발(vasa recta)을 지나 신정맥(renal vein)으로 연결된다.

① 수입세동맥(afferent arteriole)

신소엽간동맥(interlobular artery)에서부터 소엽간동맥, 궁상동맥, 소엽간동맥가지까지의 혈관으로, 사구체로 들어가는 작은 동맥이다. 혈액을 사구체로 공급하며, 직경이 비교적 커서 여과압생성에 기여한다.

② 사구체 모세혈관(glomerular capillaries)

보우만주머니(Bowman's capsule) 속에 위치하며 특징으로 창문모양(fenestrated) 내피세포를 가지고 있어 여과효율을 높이고 혈장성분 중 수분, 전해질, 포도당, 노폐물 등이 여과액(filtrate)으로 이동하게 하며 단백질과 혈구는 통과하지 못하게 한다.

③ **수출세동맥(efferent arteriole)**

사구체모세혈관에서 나오는 혈관으로 직경이 수입세동맥보다 작아 사구체 내 모세혈관압을 높여준다. 피질네프론(cortical nephron)은 주위 모세혈관(peritubular capillaries)을 형성하고, 수질네프론(juxtamedullary nephron)은 혈관다발(vasa recta)을 형성한다.

④ **주위 모세혈관(peritubular capillaries)**

근위세뇨관, 원위세뇨관 주위를 둘러싸는 모세혈관망으로 여과액에서 필요한 물질(포도당, 아미노산, 이온 등)을 재흡수하고, 필요 없는 물질(K^+, H^+, 크레아티닌 등)을 세뇨관으로 분비한다.

⑤ **혈관다발(vasa recta)**

헨레고리(loop of Henle)와 집합관 주변에 분포하는 직행모세혈관이며, 요농축시스템(countercurrent exchange)유지와 수질의 삼투압기울기를 유지하여 농축뇨형성에 필수이다.

3) 신장의 생리

신장은 혈액을 여과하여 노폐물을 제거하는 동시에, 필요한 물질은 재흡수하여 체내 항상성을유지한다. 여과를 통해 사구체에서 혈액이 여과되어 원뇨가 형성된다. 재흡수는 포도당, 아미노산, 전해질, 수분이 세뇨관에서 다시 혈액으로 이동하는 것이며 분비는 H^+, K^+, 크레아티닌 등 불필요한 물질을 세뇨관으로 배출하는 것이다.

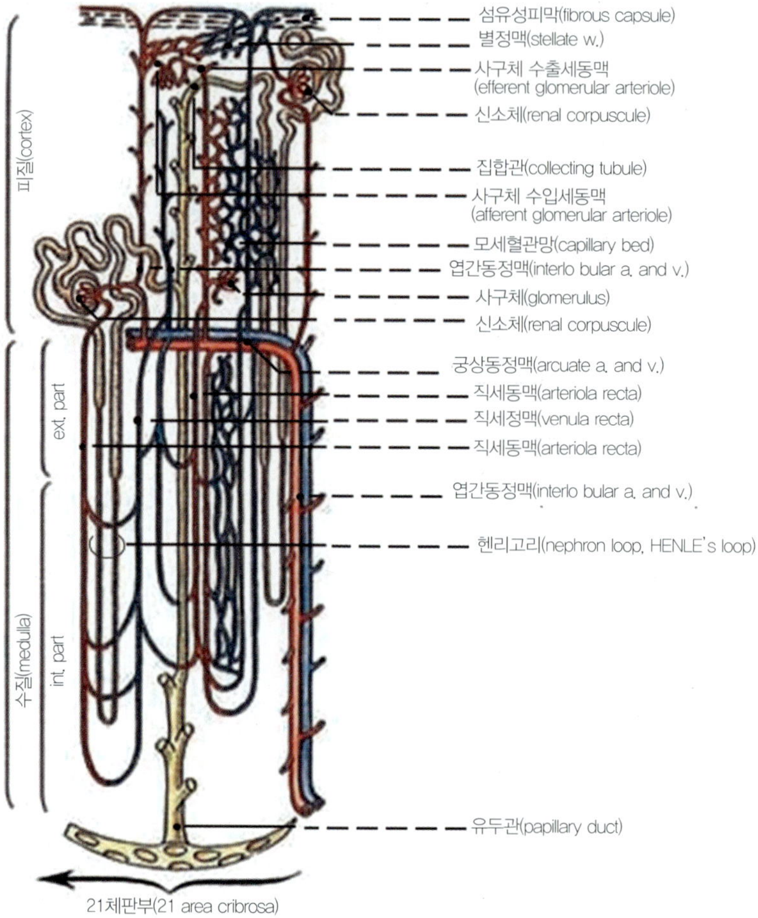

| 그림 8-5 | 신장의 혈관구조
출처: anatomy of the dog Klaus-Dieter Budras fifth revised edition

(1) 호르몬 기능

① 신장의 레닌-안지오텐신시스템(renin-angiotensin system, RAS)의 혈압조절

신장은 혈압이 떨어지면 레닌을 분비하여 안지오텐신시스템을 작동시켜 혈관수축과 Na^+수분재흡수를 증가시킨다. 또한 ADH분비와 갈증을 유발

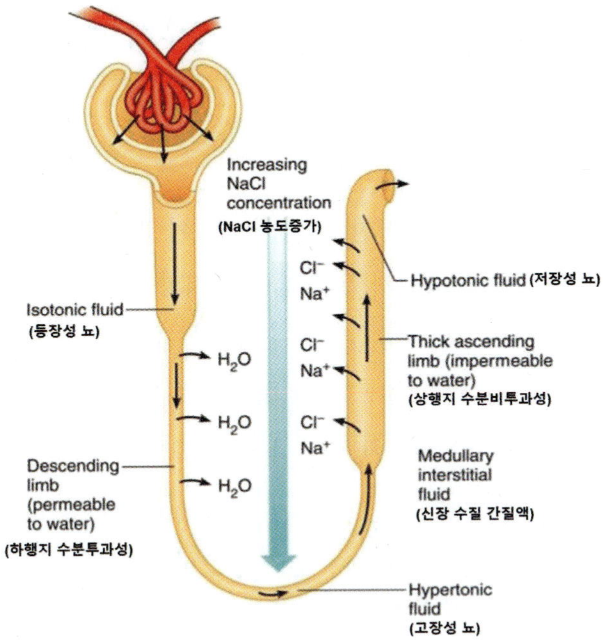

| 그림 8-6 | 신장의 역류교환기전으로 뇨가 만들어지는 과정
출처: https://www.coursehero.com/tutors-problems/Anatomy/45233937-URINARY-SYSTEM-COUNTERCURRENT-MECHANISM-Q15-Based-on/

시켜 혈압(blood pressure)과 혈액량(blood volume)을 상승시켜 순환혈류량의 항상성을 유지하는 역할을 한다.

- **레닌(renin)의 분비**

  혈압저하로 신관류압(renal perfusion pressure)이 감소되면 원위세뇨관의 Na^+농도가 감소(macula densa 감지)되고, 교감신경자극(β_1-adrenergic receptor)으로 사구체옆기구(juxtaglomerular apparatus: JGA)에서 레닌(renin)이 분비된다.

- **안지오텐신 II (angiotensin II) 생성과정**

  레닌은 혈장 내 안지오텐시노겐(angiotensinogen, 간에서 합성)을 분해하여 안지오텐신 I(angiotensin I)을 형성한다. 안지오텐신 I은 폐와 혈관내피세포의 안지오텐신전환효소(ACE, angiotensin-converting enzyme)에 의해 안지오텐신 II(angiotensin II)로 전환된다.

- **안지오텐신 II의 생리적 작용**
  - 안지오텐신 II는 강력한 혈압상승인자로 작용하여 혈관을 수축(vasoconstriction)시켜 말초혈관의 저항을 증가시키고 혈압상승을 일으킨다.
  - 부신피질에서 알도스테론(aldosterone)분비를 자극하여 Na^+와 물재흡수촉진(원위세뇨관, 집합관), 혈액량(blood volume)을 증가시키고 혈압상승을 일으킨다.
  - 뇌하수체후엽에서 항이뇨호르몬(ADH, vasopressin)분비를 자극하여 집합관에서 수분재흡수와 혈액량을 증가시켜 혈압상승을 일으킨다.
  - 시상하부에 작용하여 갈증유발(thirst stimulation)을 일으켜 수분섭취를 증가시킴으로써 혈압을 상승시킨다.

② 에리트로포이에틴(erythropoietin, EPO)과 적혈구생성

EPO는 신장에서 저산소증에 반응하여 분비되어 골수의 적혈구전구세포 분열, 성숙을 촉진시켜 적혈구수를 증가시키고, 산소운반능력을 개선하여 조직의 산소공급을 정상화하는 핵심호르몬이다.

- **분비부위와 자극**
  - 주 분비부위는 신장의 수질 옆(interstitial fibroblast-like cells, peritubular capillary region)이다.
  - 주요분비자극은 빈혈(anemia), 출혈(hemorrhage), 고지대생활(high altitude)등과 같은 혈액의 산소분압(PO_2)이 저하되는 조직저산소증(hypoxia)에 의해 분비된다.

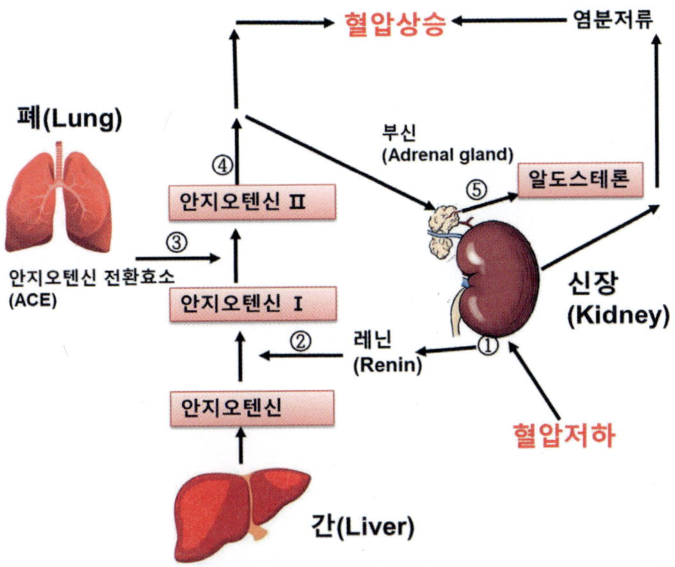

| 그림 8-7 | 신장의 레닌-안지오텐신 시스템(renin-angiotensin system, RAS)의 혈압조절기전

- EPO의 작용 기전
  - 골수자극(bone marrow stimulation): 골수의 적혈구계통 전구세포(erythroid progenitor cells, CFU-E, proerythroblasts)에 작용하여 세포분열촉진 및 생존을 연장하여 세포아포토시스를 억제한다.
  - 적혈구성숙촉진(RBC maturation): 전적혈구(proerythroblast) → 정적혈구(normoblast) → 망상적혈구(reticulocyte) → 성숙적혈구(erythrocyte)로 빠르게 분화한다.
  - 혈중적혈구수 증가, 순환하는 적혈구수 증가, 혈색소(Hb)농도를 상승시켜 산소운반능력을 향상시킨다.

4) 생리적 효과

혈액 내 산소공급능력회복, 저산소증으로 EPO분비가 증가되어 적혈구생성응 촉진시킨다. 산소공급이 회복되면 EPO분비가 억제된다(음성되먹임, negative feedback).

Clinical Note

신부전(renal failure): 신장이 제 기능을 하지 못하면 BUN과 크레아티닌수치가 상승하고 요독증(uremia)이 발생한다. 동물보건사는 혈액검사결과와 환자의 상태를 이해하고, 수액요법이나 식이요법보조에 참여할 수 있어야 한다.

영상학적 평가: 개에서는 복부방사선촬영시 요추길이와 비교하여 신장크기를 평가한다. 신장이 과도하게 커지거나 작으면 비뇨기계질환을 의심할 수 있다.

빈뇨, 다뇨 관찰: 환자가 소변을 자주 보거나 소변량이 많아지는 것은 신장기능이상을 나타낼 수 있으므로, 보호자와 수의사에게 정확히 전달하는 것이 중요하다.

2. 요관(ureter)

1) 해부학적 구조

요관은 신장에서 생성된 소변을 방광으로 운반하는 가느다란 관으로, 좌우

한 쌍이 존재한다. 기원과 경로는 신우(renal pelvis)에서 시작하여 복강과 골반강을 지나 방광의 삼각부(trigone)부위에 열린다. 벽구조는 다음과 같다. 점막(mucosa)은 이행상피(transitional epithelium)로 되어있고, 근육층(muscular layer)은 평활근으로 구성되어 연동운동을 담당한다. 외막(adventitia)은 결합조직으로 되어 있다. 방광접합부요관은 방광벽을 비스듬히 관통하여 들어오므로, 방광이 소변으로 팽창할 때 역류(reflux)를 방지할 수 있는 구조로 되어 있다.

2) 요관의 생리

요관은 단순히 수동적으로 소변을 흘려보내는 것이 아니라, 주기적인 연동운동(peristalsis)으로 소변을 방광으로 밀어낸다. 요관의 수축은 자율신경(교감·부교감)에 의해 조절되며, 요량과 신장압력에 따라 조절된다. 방광내압이 상승하면 방광-요관연결부가 닫혀 소변의 역류를 막는다.

Clinical Note

요관결석(Ureterolithiasis): 요관에 결석이 걸리면 소변의 흐름이 막혀 수신증(hydronephrosis)이나 신부전으로 진행할 수 있다. 방사선 촬영이나 초음파로 진단하며, 치료는 수술적 요관절개술(ureterotomy) 또는 스텐트 삽입이 필요하다. 동물보건사는 환자의 배뇨 양상 관찰과 영상검사 보조에 중요한 역할을 한다.

요관 협착(Ureteral stricture): 염증, 외상, 수술 후 반흔 등으로 요관이 좁아져 소변 흐름이 제한될 수 있다. 요관 질환은 빠른 진단과 치료가 중요하므로, 환자의 소변량 감소(oliguria, anuria)를 보호자로부터 정확히 기록 · 보고하는 것이 필수적이다.

3. 방광(urinary bladder)

1) 해부학적 구조

방광은 골반강 내에 위치하며 소변을 저장하는 주머니형태의 기관이다. 방광은 크게 저부(apex), 체부(body), 기저부(fundus or neck)로 나뉜다. 방광벽의 구조는 가장 안쪽에 있는 점막(mucosa)은 이행상피(transitional epithelium)로 이루어져 있으며, 소변량에 따라 신축성 있게 늘어난다. 근육층(muscular layer)은 배뇨시 수축하는 배뇨근(detrusor muscle)으로 구성되어 있으며, 장막(serosa)은 방광의 바깥면으로 다른 복강장기들과 접촉한다. 특히 방광 내 방광삼각부(trigone)는 요관이 합류하고 요도가 시작되는 부위로, 임상적으로 결석이나 종양이 잘 발생하는 부위이다.

2) 방광의 생리

방광은 소변을 일정량 저장한 후 배뇨반사에 의해 비워진다. 저장기(storage phase)에는 교감신경(α, β 수용체)에 의해 배뇨근은 이완, 내요도괄약근은 수축하여 소변이 저장된다. 배뇨기(voiding phase)에는 부교감신경(콜린성)에 의해 배뇨근이 수축, 요도괄약근이 이완되면서 배뇨가 이루어진다. 배뇨는 반사작용이지만, 대뇌피질과 뇌간에서 조절받아 의식적인 조절도 가능하다.

Clinical Note

- 방광결석(urolithiasis): 방광 내 결석이 형성되면 혈뇨, 배뇨곤란, 잦은 배뇨 등의 증상이 나타난다. 수의사의 처방에 따라 수술(방광절개술, cystotomy)이나 식이요법이 필요하다. 동물보건사는 보호자에게 수분섭취 및 처방식의 중요성을 교육할 수 있다.
- 방광염(cystitis): 세균감염으로 인해 방광점막에 염증이 생겨 소변이 탁해지고 빈뇨, 혈뇨가 발생하는 것을 말한다. 간호시 배뇨횟수기록과 소변검사보조가 중요하다.
- 신경성배뇨장애(neurogenic bladder): 척수손상이나 신경계이상으로 방광이 수축하지 못하거나 과도하게 수축함으로써 요실금 또는 배뇨불능이 발생할 수 있다. 동물보건사는 이러한 경우 방광마사지나 배뇨유도보조를 배워야 한다.

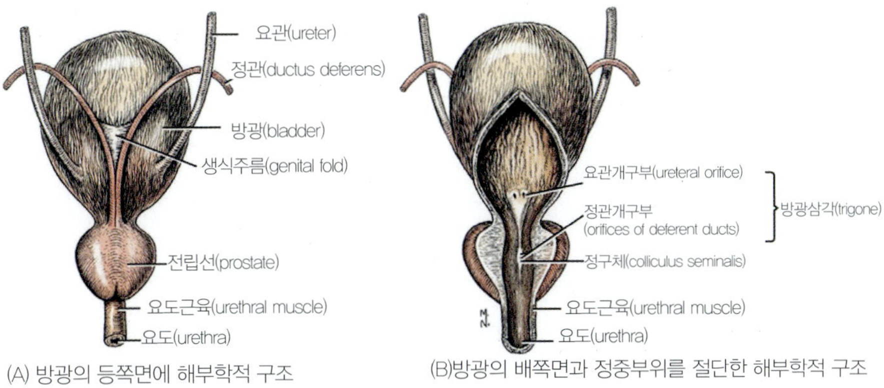

| 그림 8-8 | 방광의 해부학적 모식도
출처: Guide to the dissection of the dog. Howard Evans. 7 edition

4. 요도(urethra)

1) 해부학적 구조

요도는 방광에서 소변을 체외로 배출하는 관으로, 수컷과 암컷에서 구조와 길이에 차이가 있다. 수컷요도는 방광경부에서 전립선 내를 지나는 전립선부(prostatic urethra)요도와 골반강을 통과하는 막양부(membranous urethra)와 음경을 따라 외요도구까지 연결된 해면체부(penile urethra)요도로 구성된다. 길이가 길고 내강이 좁으며, 특히 음경골내강을 지나는 요도는 확장되기 어려워 결석 등에 의한 폐색이 잘 발생한다. 사정시 정액의 이동통로역할도 겸한다. 암컷요도는 짧고 곧은 구조로, 방광경부에서 시작해 질과 합류 후 외음부로 개구한다. 길이가 짧아 상행성세균감염에 취약하다.

2) 요도의 생리

소변의 흐름은 방광의 내압이 상승하여 요도괄약근이 이완되면 소변이 배출된다. 요도는 내요도괄약근(internal sphincter, 평활근)과 외요도괄약근(external sphincter, 횡문근)으로 조절되는데, 내괄약근은 자율신경(주로 교감신경)에 의해 수의적 조절이 불가하고, 외괄약근은 체성신경에 의해 수의적으로 조절이 가능하다.

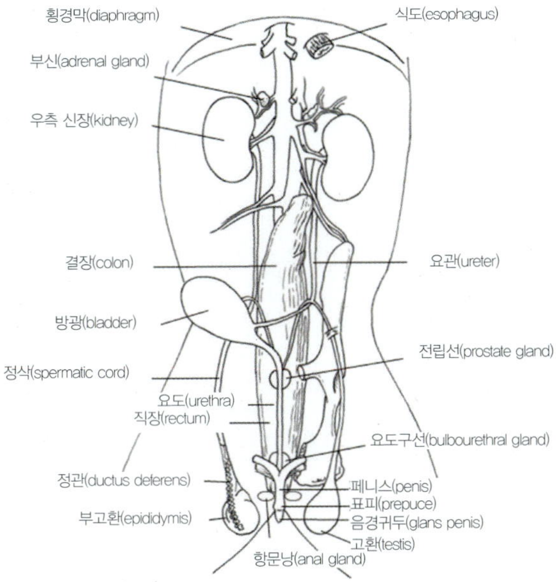

| 그림 8-9 | 수컷고양이의 배측면 비뇨생식기계 구조

출처: Veterinary Technician's Daily Reference Guide: Canine and Feline Second Edition

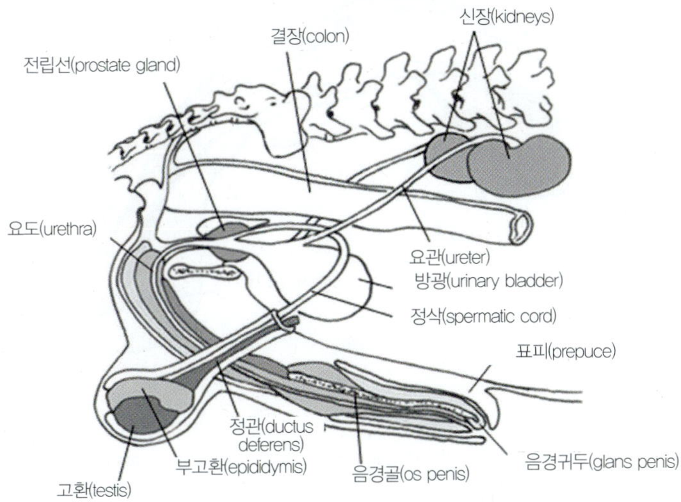

| 그림 8-10 | 수컷개의 외측면 비뇨생식기계 구조

출처: Veterinary Technician's Daily Reference Guide: Canine and Feline Second Edition

Clinical Note

- 요도결석(urethrolithiasis)은 수컷 개에서 흔하며, 특히 음경골(os penis) 부위에서 잘 걸린다. 완전 폐색 시 급성 신부전이나 요독증으로 진행할 수 있어 응급 상황이다. 동물보건사는 배뇨 여부와 환자의 불안, 통증을 신속히 관찰해 수의사에게 보고해야 한다.
- 요도염(urethritis)은 세균 감염이나 결석, 외상으로 인해 발생. 혈뇨, 배뇨통, 잦은 배뇨를 동반한다. 요도 손상은 교통사고, 외상, 카테터 삽입 시 발생할 수 있으며, 요 누출로 인한 복막염 위험이 있다. 요도 카테터 삽입은 동물보건사가 자주 보조하는 술기로, 무균적 기술과 정확한 고정, 배뇨량 측정 기록이 필수적이다.

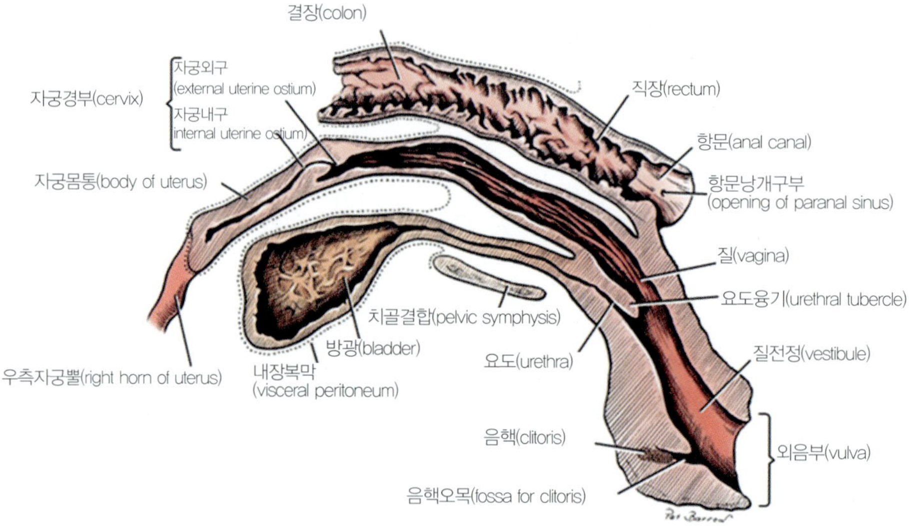

| 그림 8-11 | 암컷개의 외측면 비뇨생식기계 구조
출처: Guide to the dissection of the dog. Howard Evans. 7 edition

5. 비뇨기계의 생리

비뇨기계(신장, 요관, 방광, 요도)는 단순히 소변을 배출하는 역할을 넘어 체액 항상성유지, 노폐물배설, 혈압조절, 전해질·산-염기 균형유지, 호르몬분비에 중요한 기능을 담당한다. 특히 신장은 비뇨기계에서 가장 중요한 기관이다.

1) 신장의 주요기능

- 체내대사산물(요소, 크레아티닌, 요산 등)과 약물, 독성물질을 소변으로 배설(excretory function)한다.
- Na^+, K^+, Cl^-, Ca^{2+}, 인(P) 등의 재흡수를 통해 수분·전해질의 균형을 조절(regulation of water and electrolyte balance)하고 삼투압 및 체액량을 조절하여 신체의 항상성을 유지한다.
- H^+ 이온분비, HCO_3^- 재흡수하여 혈액 pH(7.35-7.45)를 일정하게 유지하여 산-염기 균형을 유지(acid-base balance)한다.
- 레닌-안지오텐신-알도스테론시스템(RAAS)활성화, 항이뇨호르몬(ADH), ANP 등과 연계하여 혈압조절(blood pressure regulation)과 혈액량을 조절한다.
- 내분비기능(endocrine functions)으로 신장은 에리트로포이에틴(erythropoietin, EPO)분비로 골수적혈구생을 촉진시키고, 칼시트리올(calcitriol, 활성형 비타민 D_3)을 통해 칼슘,인 대사조절 및 뼈건강을 유지하고, 레닌(renin)을 분비해 혈압을 조절한다.

- 대사기능(metabolic functions)으로 비타민D 활성화 및 일부 펩타이드호르몬의 분해 및 대사에 관여한다.

2) 사구체여과(glomerular filtration)

신장으로 들어온 혈액은 사구체(glomerulus)에서 1차 여과되어 원뇨(primary urine)가 형성된다. 사구체여과율(GFR, glomerular filtration rate)은 신장기능의 대표적인 지표이며 GFR은 혈압, 신혈류량, 사구체내압에 의해 조절된다.

3) 세뇨관재흡수(tubular reabsorption)

여과된 원뇨의 대부분은 체내에 필요한 물질이므로 다시 흡수된다. 근위곡세뇨관은 포도당, 아미노산, Na^+, 물의 대부분을 재흡수한다. 헨레고리는 삼투기울기를 형성하여 수분재흡수를 조절하고 원위곡세뇨관과 집합관은 Na^+, Cl^-를 조절하고, 호르몬의 영향을 많이 받는다.

4) 세뇨관분비(tubular secretion)

노폐물이나 과잉이온은 세뇨관 내로 추가배출되며, 대표적 분비물질은 H^+, K^+, 크레아티닌, 약물대사산물 등이다.

5) 산-염기 균형(acid-base balance)

신장은 H^+ 이온을 분비하고, HCO_3^-을 재흡수하여 혈액의 pH를 일정하게 유지한다. 이는 호흡기와 함께 체내 산-염기 항상성유지에 중요한 역할을 한다.

6) 호르몬조절(hormonal regulation)

- **항이뇨호르몬(ADH)**: 집합관에서 수분재흡수촉진 → 소변농축
- **알도스테론(aldosterone)**: Na^+ 재흡수·K^+ 배설촉진
- **심방 나트륨이뇨펩타이드(ANP)**: Na^+와 수분배설촉진 → 혈압하강
- **레닌(renin)**: 혈압조절을 위한 레닌-안지오텐신-알도스테론계 활성화

생식기계는 정자와 난자를 생산하여 수정, 임신, 분만, 수유를 가능하게 하는 기관계이다. 수컷과 암컷의 생식기는 형태적으로 차이가 있으나, 모두 호르몬과 신경조절을 통해 유기적으로 기능한다. 생식기계의 해부학적 구조를 이해하는 것은 번식생리의 이해뿐만 아니라 임상에서 불임, 생식기질환, 종양과 같은 문제를 다루는 데 중요한 기초가 된다.

Clinical Note

급성신부전(acute renal failure)은 사구체여과가 급격히 감소하여 무뇨 · 핍뇨가 발생하는 것이다. 조기수액요법과 원인치료가 필요하다. 만성신부전(chronic renal failure)은 장기간에 걸쳐 GFR이 점진적으로 감소하여 다뇨, 다음, 체중감소가 주요 증상으로 나타나며, 식이관리와 약물치료가 필요하다. 단백뇨(proteinuria)는 사구체여과막 손상시 단백질이 소변으로 배출되는 것을 말한다. 보호자에게 소변검사결과 설명 및 추적관찰의 중요성을 안내하는 것이 동물보건사의 역할이다.

요검사는 소변비중(specific gravity), 단백질, 포도당, 케톤, 혈뇨확인 등 신장기능 평가에 필수적이다. 동물보건사는 정확한 채뇨 및 검사보조를 담당한다.

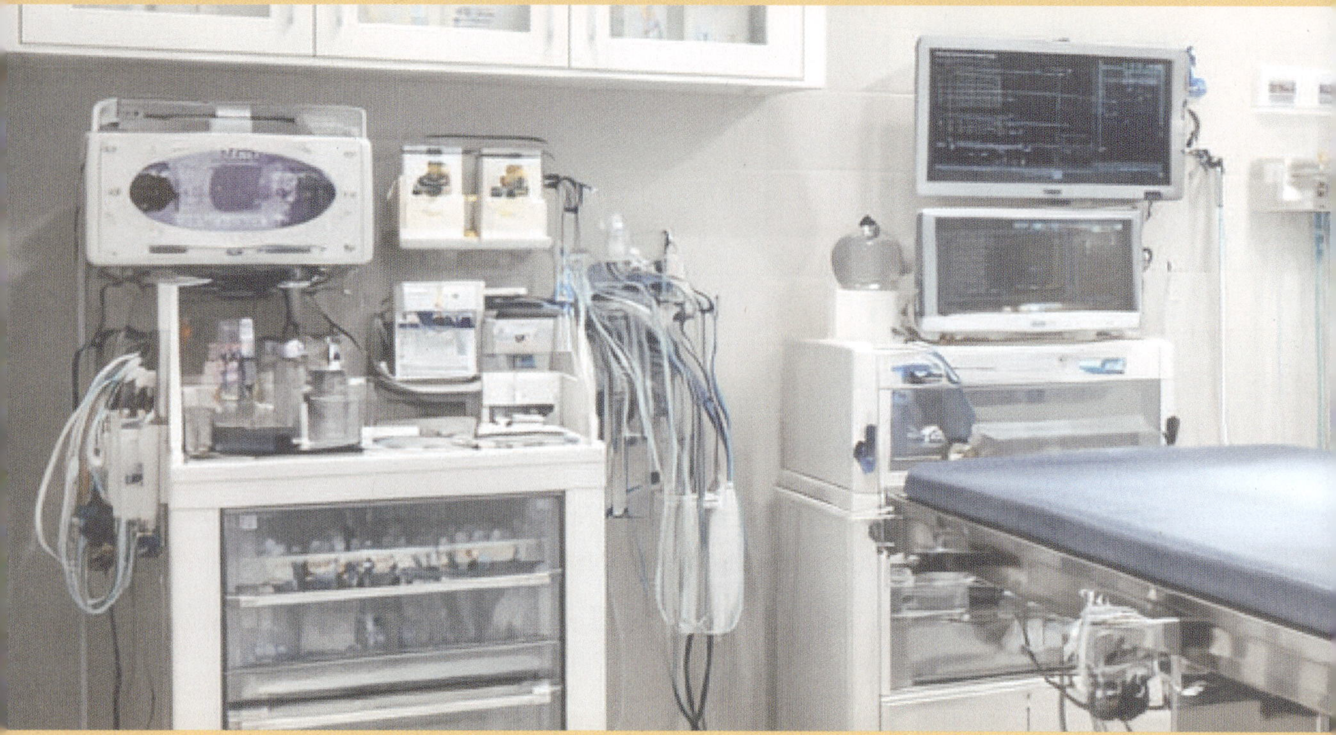

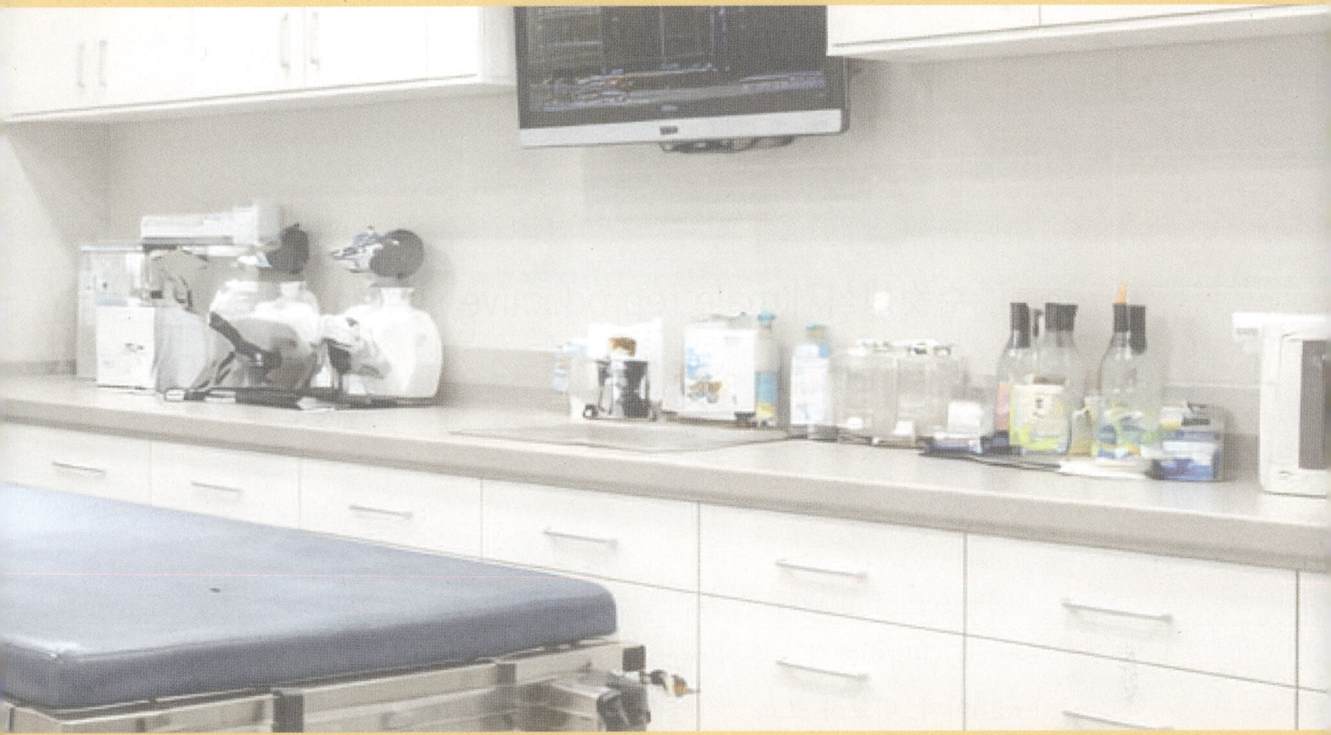

chapter 9
생식기계

학습목표

1. 수컷 생식기의 해부학적 구조와 호르몬의 역할을 이해한다.
2. 암컷 생식기의 해부학적 구조와 호르몬의 역할을 이해한다.
3. 개와 고양이의 발정과 번식과정을 이해한다.

1. 수컷생식기(male reproductive system)

1) 고환(testis)

음낭(scrotum) 내에 한 쌍으로 존재하며, 개에서는 수평(horizontal orientation), 고양이에서는 수직(vertical orientation)방향이다. 개의 고환은 타원형(oval)이며, 비교적 크고 납작한 형태로 표면은 매끄럽고 고환초막(tunica vaginalis)에 싸여 있다. 고양이의 고환은 작고 길쭉한 타원형이며, 피부가 얇아 외관이 쉽게 관찰된다. 내부구조는 외피가 단단한 백막(tunica albuginea)으로 둘러싸여 있다. 내부에는 격막(septa testis)이 뻗어 들어가 소엽을 형성하며, 소엽 내에는 정자형성의 주된 장소인 세정관(seminiferous tubule)이 위치한다.

(1) 수컷호르몬(androgen)

고환의 레이디그세포(Leydig cell)에서는 수컷호르몬인 테스토스테론(testosterone)을 분비한다. 이는 정자형성과 성숙을 유지하고, 성욕(libido)을 일으키며, 2차성징(근육 발달, 체모, 음성 굵어짐 등)을 발현시킨다. 또한 부속생식샘을 발달시킨다.

① 난포자극호르몬(follicle stimulating hormone: FSH)

뇌하수체전엽에서 분비되는 호르몬으로 고환의 세르톨리 세포(Sertoli cell)에 작용하여 정자발생(spermatogenesis)촉진과 안드로겐결합단백질

(ABP)을 분비, 고환 내 테스토스테론농도를 유지하여 정자발달에 필요한 성장인자 및 영양을 공급한다.

② **황체형성호르몬(luteinizing hormone:LH)**

뇌하수체전엽에서 분비되는 호르몬으로 고환의 라이디히세포(Leydig cell)에 작용하여 테스토스테론 합성 및 분비를 촉진하고, 수컷의 2차성징(근육, 골격, 성행동)을 일으킨다.

③ **고환은 태아발생기와 태생기에 복강 내에 존재한다.**

고환내림(testicular descent)을 통해 출생 이후 음낭으로 하강한다. 고환에서의 정자생성은 온도의 영향을 받는데, 고환내림이 이루어지지 못하는 잠복고환은 향후 온도스트레스에 의한 종양발생가능성이 높아진다. 정상적인 정자의 연속적인 생산을 위해서는 심부체온보다 4~7℃ 낮은 온도가 유리하다.

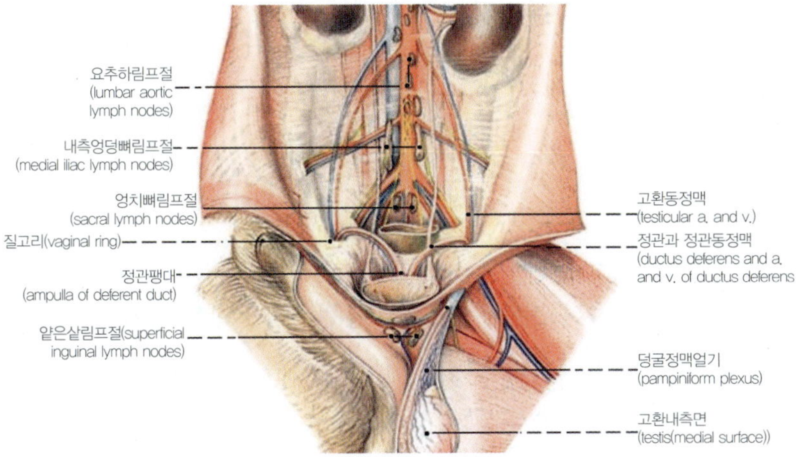

| 그림 9-1 | 수컷개의 생식기계구조
출처: anatomy of the dog Klaus-Dieter Budras fifth revised edition

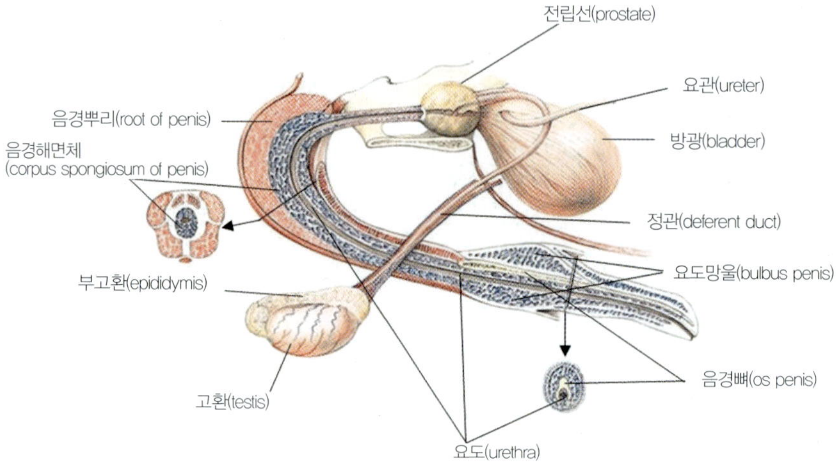

| 그림 9-2 | 수컷개의 생식기계구조의 측상
출처: anatomy of the dog Klaus-Dieter Budras fifth revised edition

2) 부고환(epididymis)

부고환은 고환의 측면을 따라 길게 부착되어 있으며, 정자의 저장과 성숙에 관여한다. 부고환은 두부(head), 체부(body), 미부(tail)로 나뉘며, 미부는 정자 저장이 주기능이다. 개에서 부고환두부는 전내측, 미부는 후외측에 위치하고, 고양이는 고환의 등쪽을 따라 길게 부착되어 있다.

3) 정관(ductus deferens)

부고환미부에서 시작하여 정자를 요도로 운반한다. 복강 내에서 정삭(spermatic cord)의 일부로 존재하다가 전립선 부근에서 요도로 합류한다. 정관과 요도의 연결부위는 정관벽이 두껍고 샘조직으로 되어 있으며 전체를 전립샘(prostate gland)이 둘러싸고 있다. 정관은 혈관, 신경과 함께 정삭(spermatic cord)이라고 하는 결합조직에 둘러싸여 있다.

4) 부속생식샘(accessory glands)

종별차이가 존재하는데 개는 전립선(prostate gland)만 존재한다. 고양이는 전립선과 구요도샘(bulbourethral gland)이 존재하고, 정낭(vesicular gland)은 없다. 전립선은 요도를 둘러싸며, 정액의 액체성분을 분비하는 역할을 한다.

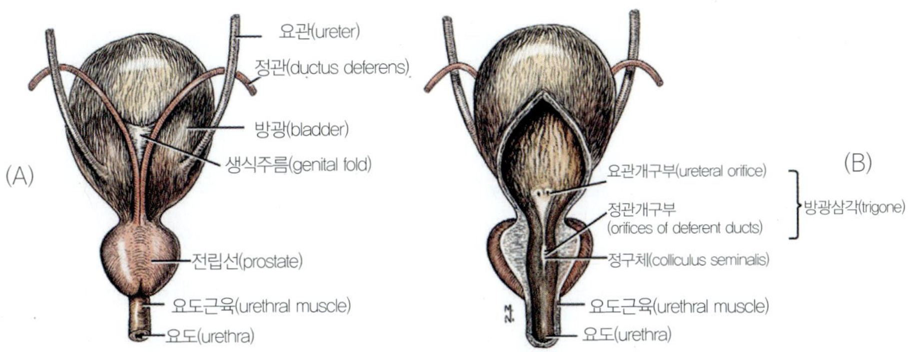

| 그림 9-3 | 수컷개의 전립선과 정관의 등쪽(A)과 배쪽 절개면(B)의 구조
출처: Guide to the dissection of the dog. Howard Evans. 7 edition

5) 음경(penis)

개의 음경은 해면체구조(corpus cavernosum, corpus spongiosum)를 가지며, 음경골(os penis)이 존재한다. 귀두에는 구상팽대(bulbus glandis)가 있어 교미시 발정기암컷의 질 내에서 팽창하여 교미를 유지하는 기능을 한다. 고양이

음경은 상대적으로 작고, 귀두에는 미세한 가시돌기(spines)가 분포하며 교미 시 자궁경부를 자극하여 교미유도배란을 일으키는 역할을 한다.

(1) 기능(function)

- 교배 동안에 정자와 정액을 고환으로부터 암컷 생식기관으로 운반한다.
- 오줌을 방광으로부터 요도를 거쳐 몸 밖으로 배출한다.
- 요도는 방광의 기저부에서 음경의 끝까지 이어져 있는 부위로, 수컷의 요도는 오줌과 정자를 몸 밖으로 운반하는 역할을 하는 생식기계통과 비뇨기계통으로 구분된다

6) 정자(sperm)

정자는 수컷의 고환에서 만들어지는 생식세포로, 난자와 결합하여 새로운 개체를 형성하는 역할을 한다. 올챙이와 유사한 모양을 가지고 있으며, 머리부분에는 유전물질(DNA)이 들어 있는 핵이 있고, 그 앞을 덮는 첨체(acrosome)에는 난자의 투명대를 뚫고 들어가는 효소가 들어 있다. 머리와 꼬리를 연결하는 목(neck)과 중편(midpiece)에는 미토콘드리아가 밀집해 있어 정자가 움직이는 데 필요한 에너지를 공급한다. 꼬리부분은 편모(flagellum)형태로 파동운동을 하여 정자가 난자를 향해 전진할 수 있도록 한다.

(1) 두부(head)

타원형(oval) 모양으로 약 7 × 4 μm 정도의 크기이다. 고도로 응축된 염색질과 유전정보(DNA)를 저장하는 핵(nucleus)을 가지고 있다.

(2) 첨체(acrosome)

핵의 앞부분을 덮는 모자모양의 구조로 수정시 난자의 투명대(zona pellucida)를 분해하는 효소(히알루로니다아제, 아크로신 등)를 방출하여 난자에 침투가 가능하게 한다.

(3) 목부(neck)

두부와 중편을 연결하는 부위로 기저체(basal body), 원주체(centriole)로 구성되며, 편모운동의 시작점으로 두부와 꼬리를 안정적으로 연결한다.

(4) 중편(midpiece)

두껍고 짧은 원통형태로 개에서는 나선형 미토콘드리아배열이 뚜렷하며 미토콘드리아가 치밀하게 감겨 있다. ATP를 생성하여 편모(flagellum)의 운동에너지를 공급하는 역할을 한다. 개의 경우 중편이 비교적 긴 편으로 운동성유지에 유리하다.

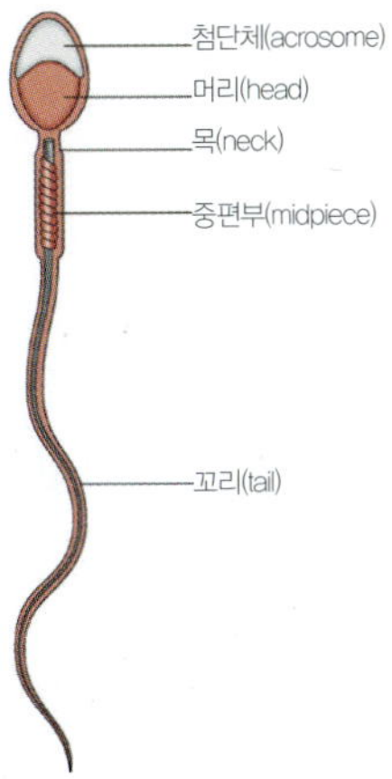

| 그림 9-4 | 정상적인 정자의 모습
출처: 역서(동물해부생리학개론)

(5) 주편(principal piece, tail)

가장 긴 부분으로 전체길이의 대부분을 차지한다. 축사(axoneme)둘레에 섬유초(fibrous sheath)를 가지고 있어 꼬리의 탄성을 유지하며 채찍운동(wave-like motion)을 통해 정자의 전진운동을 담당한다.

Clinical Note

잠복고환(cryptorchidism)은 고환이 음낭에 내려오지 않는 상태로, 고온스트레스에 의한 종양발생위험이 높다. 고환종양(testicular tumor)은 개에서 흔히 발생하며, 중성화수술을 통해 예방할 수 있다. 중성화수술이 안된 노령의 수컷개에서는 전립선비대, 염증, 종양 등의 전립선질환(prostatic disease)이 흔히 관찰될 수 있다.

2. 암컷생식기(female reproductive system)

1) 난소(ovary)

난소는 복강 내 신장후방에 위치하며, 난소낭(ovarian bursa)으로 싸여 있다. 개의 난소는 타원형이며, 크기는 개체와 발정주기에 따라 다양하다. 고양이의 난소는 작은 콩모양이며, 난자의 생성(난포발달, 배란)과 호르몬(에스트로겐, 프로게스테론)을 분비한다.

(1) 에스트로겐(estrogen)

에스트로겐은 주로 난포(follicle)에서 분비되며, 발정주기 동안 자궁내막을 증식시키고 외부생식기와 행동변화를 일으켜 수컷을 받아들일 준비를 하게 한다. 또한 뼈와 근육, 대사에도 영향을 주어 암컷의 2차성징을 유지한다.

(2) 프로게스테론(progesterone)

프로게스테론은 배란 후 형성되는 황체(corpus luteum)에서 분비된다. 이 호르몬은 자궁내막을 임신에 적합하도록 변화시키고, 임신이 유지되도록 돕는다. 만약 수정이 이루어지지 않으면 황체가 퇴화하고 프로게스테론분비도 감소하여 새로운 발정주기가 시작된다.

(3) 에스트로겐과 프로게스테론의 조절기전

에스트로겐과 프로게스테론의 분비는 시상하부, 뇌하수체, 난소축을 중심으로 정교하게 조절된다. 시상하부는 주기적으로 GnRH(gonadotropin-releasing hormone)를 분비하고, 이는 뇌하수체전엽을 자극하여 FSH와 LH를 분비하게 한다. FSH는 난포의 성장을 촉진하며 과립막세포에서 에스트로겐분비를 증가시킨다. 에스트로겐은 저농도일 때는 GnRH, FSH, LH 분비를 억제하는 음성되먹임으로 작용하지만, 발정기 말 고농도에 이르면 양성되먹임으로 작용하여 LH surge를 일으킨다. 이 LH surge가 배란을 유도하며, 난포는 배란 후 황체로 변하여 프로게스테론을 분비하게 된다. 프로게스테론은 자궁내막을 임신에 적합한 상태로 만들고, 자궁수축을 억제하여 임신을 유지한다. 또한 시상하부와

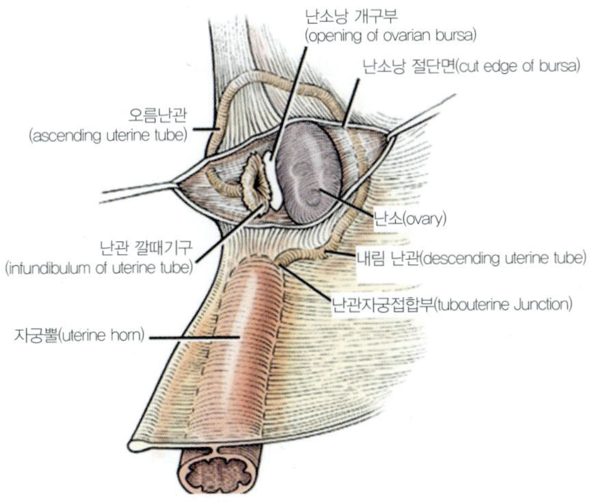

| 그림 9-5 | 난소와 난관의 구조
출처: Guide to the Dissection of the Dog. 7th edition

뇌하수체에 강한 음성되먹임을 작용하여 GnRH와 LH 분비를 억제함으로써 새로운 발정주기의 개시를 막는다. 만약 임신이 이루어지지 않으면, 자궁에서 분비되는 프로스타글란딘(PGF2α)이 황체를 퇴화시켜 프로게스테론분비가 감소하고, 이로써 새로운 발정주기가 다시 시작된다.

2) 난관(oviduct)

난소와 자궁 사이를 연결하며, 팽대부(ampulla)에서 수정이 일어난다. 난관의 끝은 깔때기모양의 누두(infundibulum)로 난자를 포획하고, 자궁뿔로 난자를 이동시키며, 난자와 정자의 생존을 위한 좋은 환경을 제공한다.

3) 자궁(uterus)

종에 따라 형태차이가 크며 개,고양이는 쌍각자궁(bicornuate uterus)으로 길게 발달한 두 개의 자궁뿔과 짧은 자궁체로 구성된다. 자궁벽은 점막(endometrium), 근육층(myometrium), 장막(perimetrium)으로 구성되어 있다. 자궁목(cervix of uterus)은 짧고 두꺼운 벽의 조임근육으로 되어 있고 자궁몸통과 질을 연결한다.

4) 질(vagina)과 외부생식기(vulva)

질(vagina)은 교미와 분만의 통로로 자궁목 뒤쪽부터 외음부까지 이어진다. 질과 질어귀(vestibule)는 자궁목과 음부(vulva)를 연결하는 통로이다. 외음부는 음순(labia)으로 이루어져 발정기에 뚜렷한 종창이 관찰되고, 비뇨생식기관이 외부로 열리는 구멍이다.

①음순(labia)

한 쌍의 입술처럼 생긴 주름으로 등쪽과 배쪽이 결합된 상태로 존재한다.

②음핵(clitoris)

음부의 틈새안쪽 음핵오목에 놓여 있는 해면발기조직으로 둥근형태를 갖는다.

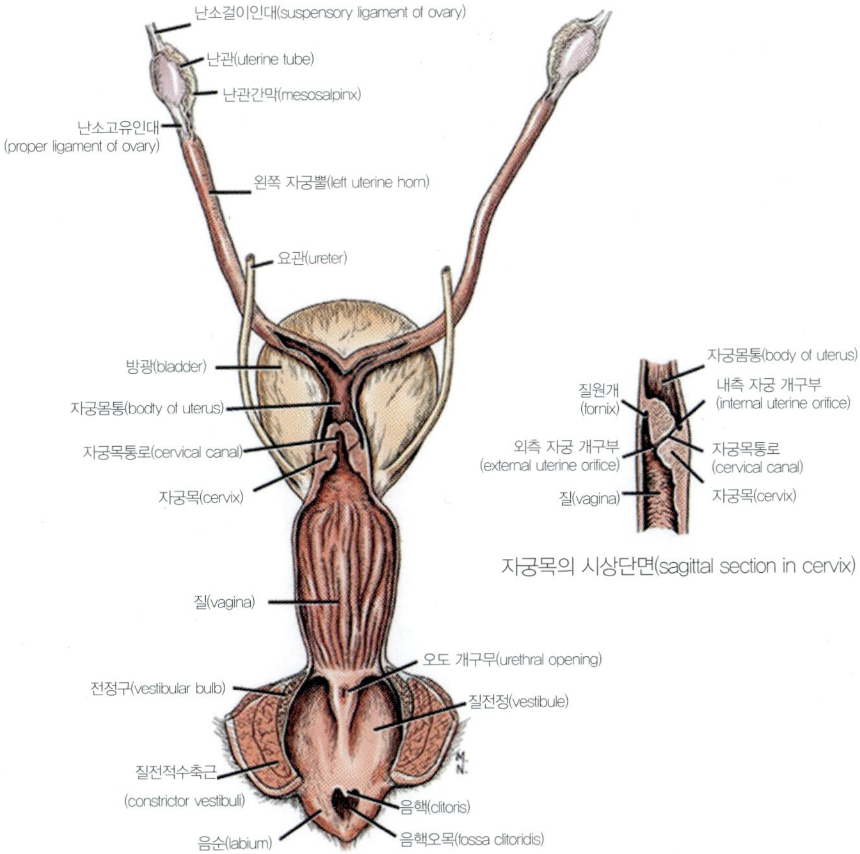

| 그림 9-6 | 암컷생식기계의 정중절개 후 등쪽면구조
출처: Guide to the Dissection of the Dog. 7th edition

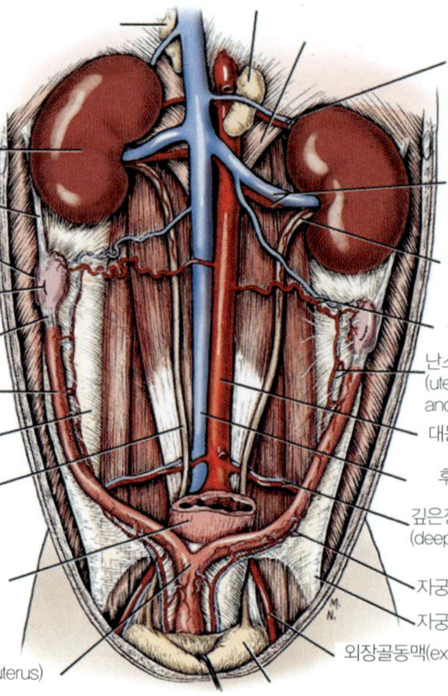

| 그림 9-7 | 암컷개의 복강 내 생식기계구조
출처: Guide to the Dissection of the Dog. 7th edition

5) 암컷생식기관의 혈액공급

난소동정맥(ovarian artery and vein)은 콩팥동맥 뒤쪽의 대동맥으로부터 기시하여 난소, 난관, 자궁뿔에 혈액을 공급한다. 자궁동정맥(uterine artery and vein)은 난소동정맥과 문합을 이루고 생식기관의 뒤쪽부분에 혈액을 공급한다. 이 혈관은 자궁목의 양쪽을 달리는 비교적 큰 혈관이다.

6) 난자

난자는 암컷의 난소에서 형성되는 생식세포로, 수정과 배아발달의 출발점이

된다. 정자보다 크고 세포질이 풍부하여 초기배아가 발달하는 데 필요한 에너지와 단백질을 저장하고 있다. 중앙에는 유전정보를 담고 있는 핵이 있으며, 이를 둘러싼 세포질은 배아의 첫 세포분열을 지원한다. 바깥쪽에는 투명대(zona pellucida)라는 두꺼운 당단백질층이 있어 정자와의 결합을 조절하고, 여러 정자가 동시에 들어오는 것을 막는다. 그 바깥을 감싸는 방사관세포(corona radia-ta)는 난자를 보호하고 정자의 침투를 돕는다.

(1) 난자

둥근모양을 가지고 있으며 정자에 비해 훨씬 큰 형태를 유지하고 있다, 포유류의 세포 중에서 가장 큰 세포이다.

(2) 난핵

DNA가 들어 있는 핵으로 정자와 결합하여 수정란(zygote)의 유전정보 절반을 제공한다. 감수분열과정을 거쳐 배란시 제2차난모세포로 배출된다.

(3) 세포질(ooplasm, cytoplasm)

난자의 세포질은 단백질, RNA, 효소 등이 풍부하고, 초기배아발달에 필요한 에너지 및 단백질합성을 지원한다. 정자에 비해 세포질이 방대하여 배아초기발달의 자원공급원 역할을 한다.

(4) 투명대(zona pellucida)

난자 주위를 둘러싼 두꺼운 당단백질층으로 종의 특이적인 정자결합(spe-cies-specific binding)이 가능하게 한다. 정자 1개만 들어오도록 다정자수정(polyspermy)을 방지하고, 배아발달초기에 구조적 보호막역할을 담당한다.

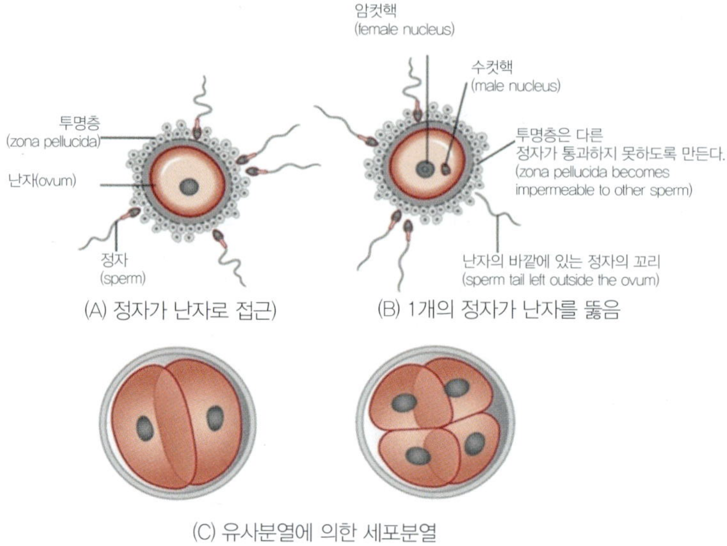

| 그림 9-8 | 난자의 수정
출처: 역서(동물해부생리학개론)

3. 개와 고양이의 번식

1) 발정주기(estrous cycle)

(1) 개의 발정주기(canine estrous cycle)

개의 발정주기는 평균 6개월마다 반복되며 무발정기, 발정전기, 발정기, 발정후기로 구분된다. 무발정기는 비교적 길고 자궁과 난소는 휴지기에 해당한다.

발정전기에는 에스트로겐의 영향으로 외음부가 붓고 혈액성분비물이 나타나며, 발정기에는 암컷이 교미를 허용하고 배란이 일어난다. 발정후기에는 황체에서 프로게스테론이 분비되어 임신이 유지되며, 임신하지 않은 경우에도 황체가 오래 지속되어 가상임신이 나타날 수 있다.

무발정기(anestrus) → 발정전기(proestrus) → 발정기(estrus) → 발정후기(diestrus)

① 무발정기(anestrus)

개의 무발정기는 발정주기 중 가장 긴 시기로, 보통 2~5개월간 지속된다. 이 시기에는 난소활동이 거의 없으며, 자궁과 생식기는 휴지상태에 있다. 외음부는 정상크기로 돌아가고 질 분비물도 보이지 않는다. 행동적으로는 성적활동성이 전혀 없으며, 수컷에게도 반응하지 않는다. 무발정기는 자궁내막이 회복되고 다음 발정주기를 준비하는 중요한 휴지기로, 개의 발정주기 전체리듬을 조절하는 역할을 한다.

② 발정전기(proestrus)

개의 발정전기는 보통 7~10일 정도 지속되며, 난포발달로 인해 에스트로겐분비가 증가하는 시기이다. 이로 인해 자궁내막이 증식되고, 외음부가 붓고 혈액성의 외음부분비물이 나타난다. 암컷은 수컷에게 관심을 보이지만 아직 교미를 허용하지 않는 것이 특징이다. 이 시기는 본격적인 발정을 준비하는 단계로, 곧 이어지는 발정기에서 배란과 교미가 가능하도록 생식기와 행동이 변화한다.

③ 발정기(estrus)

개의 발정기는 평균 7~10일간 지속되며, 암컷이 실제로 교미를 허용하는 시기이다. 이 시기에는 고농도의 에스트로겐이 난포에서 분비되어 시상하부와 뇌하수체에 양성되먹임으로 작용하고, 그 결과 LH surge가 일어나 배란이 유도된다. 외음부의 종창은 발정전기에 비해 조금 가라앉고, 질분비물은 혈성이 줄어들면서 맑고 묽게 변한다. 암컷은 수컷을 받아들이며, 꼬리를 옆으로 젖히고 엉덩이를 들어올리는 특징적인 교미자세를 취한다(standing heat). 따라서 개의 발정기는 교미와 배란이 동시에 이루어지는 번식의 핵심시기라 할 수 있다.

④ 발정후기(diestrus)

개의 발정후기는 발정이 끝난 뒤 약 2개월간 지속되는 시기로, 배란이 일어난 후 형성된 황체에서 프로게스테론이 분비되는 것이 특징이다. 이 호르몬은 자궁내막을 임신에 적합하게 유지하고 자궁수축을 억제하여, 수정란이 착상하고 태아가 발달할 수 있는 환경을 조성한다. 그러나 개에게서는 임신하지 않아도 황체가 비교적 오래 유지되기 때문에, 실제임신과 유사한 행동이나 유방발달, 젖분비가 나타나는 가상임신(pseudopregnancy) 현상이 흔하게 발생한다. 발정후기가 끝나면서 황체가 퇴화하면 프로게스테론농도가 감소하고, 자궁은 회복기에 들어가며 다시 무발정기로 전환된다.

(2) 고양이의 발정주기(estrous cycle in cats)

고양이는 계절다발정동물로, 주로 일조시간이 긴 봄부터 가을까지 발정이 반복된다. 발정전기에는 수컷에게 관심을 보이지만 교미를 허용하지 않고, 발정기에는 특유의 울음과 몸을 구르는 행동을 보이며 수컷의 교미를 허용한다. 고양이는 교미자극유발 배란동물이므로 교미자극이 있어야 LH가 분비되고 배란이 일어난다. 교미가 없으면 발정과 간발정기가 반복되며, 교미가 이루어지면 황체가 형성되어 임신이나 가상임신이 진행된다.

① 무발정기(anestrus)

고양이의 무발정기는 주로 겨울철과 같이 일조시간이 짧은 계절에 나타나는 발정주기의 휴지기이다. 이 시기에는 난소의 기능이 거의 정지상태에 있어 에스트로겐과 프로게스테론의 분비가 낮고, 발정행동도 나타나지 않는다. 암컷은 수컷에 대한 관심이 없으며 외부생식기에서도 특별한 변화가 관찰되지 않는다. 무발정기는 다음 발정기가 시작되기 전 자궁과 난소가 회복하고 준비하는 기간으로, 고양이가 계절다발정동물임을 잘 보여주는 특징적인 단계라 할 수 있다.

② 발정전기(proestrus)

고양이의 발정전기는 보통 1~3일간 지속되는 짧은 시기로, 난포에서 분비되는 에스트로겐이 점차 증가하면서 발정을 준비하는 단계이다. 이 시기 암컷은 수컷에게 관심을 보이고 주변을 맴도는 등 호의적인 행동을 보이지만, 실제 교미를 허용하지는 않는다. 외부생식기에는 뚜렷한 변화가 크지 않으며, 주로 행동학적 변화가 특징적이다.

③ 발정기(estrus)

고양이의 발정기는 보통 4~7일간 지속되며, 암컷이 실제로 교미를 허용하는 시기이다. 이때 난포에서 분비되는 에스트로겐이 최고조에 달하며, 암컷은 특유의 울음소리를 크게 내고 몸을 구르거나 땅에 엎드린 채 허리를 올리는 등 교미수용자세를 보인다. 꼬리를 옆으로 젖히는 행동이 뚜렷하여 수컷의 교미를 용이하게 한다. 고양이는 유발배란동물이기 때문에, 교미시 수컷음경의 자극에 의해 LH가 분비되고 그 결과 배란이 유도된다. 교미가 이루어지지 않으면 발정기는 종료된 뒤 짧은 간발정기를 거쳐 다시 발정이 반복된다.

④ 발정후기(diestrus)

고양이의 발정후기는 교미가 이루어진 경우에만 나타나는 단계로, 교미자극에 의해 LH가 분비되어 배란이 일어난 후 시작된다. 배란된 난포는 황체로 발달하며, 이때 분비되는 프로게스테론이 자궁내막을 임신에 적합한 상태로 유지한다. 임신이 성립되면 발정후기는 약 63~65일간 지속되며 임신유지에 관여하고, 임신이 되지 않은 경우에도 황체는 약 30~40일간 존속하면서 일시적인 가상임신(pseudopregnancy)을 유발할 수 있다. 발정후기가 종료되면 황체는 퇴화하고 프로게스테론농도가 감소하여 다시 발정주기가 시작된다.

⑤ 간발정기(interestrus)

고양이의 간발정기는 발정은 있었으나 교미가 이루어지지 않아 배란이 일어나지 않았을 때 나타나는 단계이다. 이 시기는 보통 1~3주 정도 지속되며, 발정기에서 보였던 울음이나 교미수용행동이 사라지고 비교적 조용한 상태가 된다. 그러나 난소에서는 새로운 난포가 점차 성장하여, 일정기간이 지나면 다시 발정기에 돌입한다. 즉, 간발정기는 발정과 발정 사이에 존재하는 짧은 휴지기로, 고양이가 유발배란동물임을 보여주는 중요한 특징이다.

2) 교미

교미는 수컷과 암컷의 생식기가 결합하여 수컷의 정자가 암컷의 생식기로 전달되는 행위이다. 이는 수정이 이루어지기 위한 필수적인 과정으로, 발정기에 들어선 암컷이 수컷의 접근을 허용할 때 가능하다. 교미시 수컷은 음경을 발기시켜 암컷의 질 내에 삽입하고, 사정을 통해 정액을 배출한다. 배출된 정자는 자궁과 난관으로 이동하여 이후 수정이 가능하게 된다.

(1) 개의 교미

개의 교미는 발정기에 들어선 암컷이 수컷의 교미를 허용할 때 이루어진다. 수컷은 암컷의 후방에서 탑승하여 음경을 질 내에 삽입하고 사정을 한다. 이때 개의 음경에는 귀두구부(bulbus glandis)라는 발기조직이 있어, 사정직후 질 내에서 크게 팽대된다. 이로 인해 수컷과 암컷의 생식기가 분리되지 않고 수 분에서 수십 분간 붙잡힌 상태로 유지되는데, 이를 교미결합(copulatory tie)이라고 한다. 이 결합 동안 정자가 자궁 내로 효율적으로 이동할 수 있어 수정가능성을 높여준다. 개의 교미는 이러한 교미결합현상이 특징적이며, 이는 다른 동물종에서는 잘 나타나지 않는 독특한 번식생리학적 현상이다. 교미가 끝난 후 귀두구부의 발기가 가라앉으면 수컷과 암컷은 자연스럽게 분리된다.

(2) 고양이의 교미

고양이의 교미는 발정기에 들어선 암컷이 수컷을 받아들일 때 이루어진다. 암컷은 몸을 낮추고 허리를 올리며 꼬리를 옆으로 젖히는 교미수용자세(lordosis)를 취해 수컷이 쉽게 교미할 수 있도록 한다. 수컷은 암컷의 목덜미를 물고 교미를 진행하는데, 이는 암컷의 움직임을 안정시키는 역할을 한다. 고양이 수컷의 음경에는 작은 가시돌기(spines)가 존재하는데, 이는 삽입 후 철수할 때 암컷의 질을 자극하여 강한 신경자극을 유발한다. 이러한 자극은 뇌하수체에서 LH분비를 촉진하며, 그 결과 배란이 일어나게 된다. 따라서 고양이는 유발배란동물로, 교미가 있어야만 배란과 임신이 가능하다. 교미 후 암컷은 땅을 구르거나 몸을 비비는 특징적인 행동을 보이며, 이는 교미직후의 생리적 반응으로 알려져 있다. 또한 고양이는 다수의 수컷과 교미할 수 있으며, 이 경우 서로 다른 아비로부터 수정이 이루어지는 다부수정(superfecundation)현상이 나타날 수 있다.

3) 임신(pregnancy)과 분만(parturition)

임신은 수정란이 자궁내막에 착상하여 배아가 발달하고 태아로 성장하는 과정을 말한다. 임신기간 동안 황체에서 분비되는 프로게스테론이 자궁내막을 안정된 상태로 유지하고 자궁수축을 억제하여 태아가 정상적으로 발달할 수 있도록 한다. 분만은 임신말기에 도달한 태아와 태반이 자궁에서 배출되는 과정으로, 산과학에서 가장 중요한 사건 중 하나로 모체와 태아 모두에게 큰 영향을 준다. 분만개시 요인은 태아의 부신에서 코르티솔(cortisol)이 분비되어 프로게스테론감소와 옥시토신분비와 에스트로겐과 프로스타글란딘(F2α)증가로 자궁수축과 자궁경부가 열리고 태아가 만출되게 된다. 개의 임신기간은 약 63일(58~68일)이고 고양이는 63~65일이다. 태반의 형태는 내배엽융모융합형(endotheliochorial, zonary type)이며 다태임신이 일반적이다.

(1) 분만 단계

① 제1기(개구기: cervical dilation stage)

제1기(개구기:cervical dilation stage)에는 자궁수축(약하고 불규칙 → 점차 강해짐)이 시작되어 자궁경부가 점차 열리고, 외음부가 이완된다. 점액성분비물이 관찰되며 산모는 불안해하고, 보금자리만들기(nesting behavior)행동을 한다.

② 제2기(배출기: fetal expulsion stage)

제2기(배출기:Fetal expulsion stage)에는 강한 자궁수축과 복압에 의해 태아가 산도를 통해 배출되는 기간으로 개는 보통 강한 수축이 시작된 후 1~2시간 이내 첫 새끼를 출산하고 새끼출산 사이 간격은 30분~1시간이다. 양막파열 후 태아가 산도(산도)를 통해 만출되며, 정상태위는 두부와 전지가 먼저 나오는 두전위(anterior presentation)이고 비정상태위(둔위, 횡위)는 난산(dystocia)의 원인이 될 수 있다.

③ 제3기(후산기: placental expulsion stage)

제3기(후산기:Placental expulsion stage)에는 자궁수축이 계속되어 태반이 자궁 밖으로 배출되며 분만이 완료된다. 개와 고양이는 보통 태아 1마리 분만 후 태반 1개를 배출하는 순으로 교대로 배출된다. 자연상태에서는 모체가 태반을 먹는데 소화불량의 가능성이 있어 확인시 제거해 주는 것이 좋다.

Clinical Note

개와 고양이는 다태임신이 많아 태아-태반 교대로 배출하는 특성이 있음. 난산(dystocia)은 태아 크기, 골반협착, 자궁무력증 등이 원인으로 발생시 신속한 산과적 개입이 필요하고, 제왕절개술이 필요한 경우가 많다.

4) 유방의 발달과 젖분비

유방은 성호르몬의 영향을 받아 발달하며, 특히 에스트로겐과 프로게스테론이 중요한 역할을 한다. 사춘기에는 에스트로겐이 유관과 기질의 성장을 촉진하고, 프로게스테론이 유선소엽의 발달을 돕는다. 임신기간 동안은 난소, 태반, 뇌하수체에서 분비되는 호르몬들이 함께 작용하여 유방이 완전히 발달하고 수유 준비가 이루어진다.

젖분비(lactation)는 두 단계로 나누어진다. 첫째, 유즙생성(lactogenesis)은 주로 프로락틴(prolactin)의 작용으로 유선세포에서 젖이 합성·분비되는 과정이다. 둘째, 유즙분출(let-down reflex)은 송아지나 강아지 등이 젖을 빠는 자극이 신경을 통해 시상하부로 전달되면서 뇌하수체후엽에서 옥시토신(oxytocin)과 프로락틴이 분비되고, 이 호르몬이 유방의 근상피세포를 수축시켜 젖이 유두로 분출되는 반사작용이다. 유방발달은 에스트로겐·프로게스테론 등 성호르몬이 주도하며, 젖분비는 프로락틴이 젖을 만들고 옥시토신이 젖을 내보내는 협력 작용으로 이루어진다. 프로락틴(prolactin)은 모체에서 모성애를 일으키는 것으로 알려져 있다.

| 표 9-1 | 개와 고양의 발정 비교

구분	개(Dog)	고양이(Cat)
발정형태	단발정(mono-estrous)	계절다발정(seasonally polyestrous, 장일성)
배란방식	자발배란(spontaneous ovulator)	유발배란(induced ovulator)
주기길이	평균 6개월	발정간격 2~3주(교미 없으면 반복)
주기단계	무발정기→ 발정전기→ 발정기→ 발정후기	무발정기→ 발정전기→ 발정기→ 발정후기(교미시) / 간발정기(교미없을시)
발정전기	7~10일, 외음부종창, 혈성분비물, 교미거부	1~3일, 수컷관심, 교미거부
발정기	7~10일, 교미허용, 배란(LH surge 후2~3일)	4~7일, 울음 · 구르기 · 교미허용, 교미시 LH 분비→ 배란
발정후기	약2개월, 황체유지, 임신 or 가상임신	교미시 황체형성→ 임신(63~65일) / 비임신시 가상임신(30~40일)
무발정기	2~5개월, 생식기휴지기	겨울철(일조량감소), 성적활동 없음
산후발정	일반적으로 없음(긴 휴지기 후 발정재개)	빠른 산후발정 가능(수유중에도 발정재개)

Clinical Note

자궁축농증(pyometra)은 중성화하지 않은 개와 고양이에서 상행감염에 의하여 흔히 발생하는 질병으로 응급수술이 필요하다. 난소종양은 드물지만 호르몬이상이 동반되는 경우가 많다.

유선종양(mammary tumor)은 중성화하지 않은 암컷 개에서 흔히 발생하며 예방을 위한 중성화수술이 추천된다. 유방염(mastitis)은 수유기 세균감염으로 발생, 통증과 유즙변화가 특징적이다.

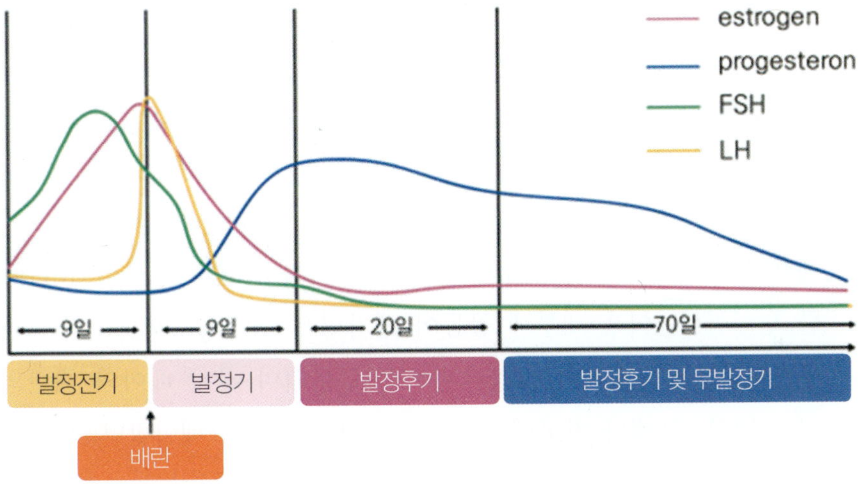

| 그림 9-9 | 암컷개의 발정주기에 따른 호르몬변화

출처: 반려동물해부생리학 첫걸음. 최선혜. 박영사

5) 수정과 배아 및 태아의 발달

(1) 수정(fertilization)

수정은 수컷의 정자와 암컷의 난자가 결합하여 새로운 개체의 출발점인 수정란(zygote)을 형성하는 과정이다. 교미를 통해 사정된 정자는 자궁과 난관을 따라 이동하며, 보통 난관의 팽대부(ampulla)에서 난자와 만나게 된다. 정자는 난자주위를 둘러싼 방사관세포와 투명대를 통과하기 위해 첨체반응(acrosome reaction)을 일으켜 효소를 방출하고, 하나의 정자가 난자와 융합한다. 정자가 난자 안으로 들어가면 난자는 제2차감수분열을 마치고 난핵(female pronucleus)을 형성한다. 동시에 정자의 핵도 팽창하여 수정자의 핵(male pronucleus)이 되고, 두 원핵이 합쳐져 완전한 염색체세트를 가진 수정란이 된다. 이렇게 형성된 수정란은 이후 세포분열을 시작하여 배아로 발달한다.

(2) 세포분열(mitosis)과 배아(embryo) 및 태아(fetal)의 발달

① 세포분열(mitosis)

수정이 이루어진 후 형성된 수정란은 곧바로 세포의 수만 늘어나고 전체 크기는 변하지 않는 유사분열(mitosis)을 시작한다. 초기에는 2세포기, 4세포기, 8세포기로 진행되며, 세포들이 점차 응집하여 상실배(morula)를 형성한다. 이후 내부에 공동이 생기면서 포배(blastocyst)기 단계로 발달하고, 내세포괴와 영양막세포로 구분되며 각각 배아와 태반의 기원이 된다. 포배가 자궁내막에 착상하면 본격적인 배아발달(embryonic development)이 시작된다.

② 배아의 발달(embryonic development)

배아시기에는 주요장기와 기관의 기초구조가 형성되며, 세포들이 분화하여 신경관, 심장, 사지 등 기본체계가 만들어진다. 이 시기는 종에 따라 다르지만, 대체로 임신 초기 약 1/3에 해당한다.

③ 태아의 발달(fetal development)

태아발달(fetal development)단계는 이미 형성된 기관들이 점차 성숙하고 기능을 갖추어 간다. 태아는 체중과 크기가 급격히 증가하고 근육과 골격이 발달하며 생리적기능이 완성되어, 출산 후 독립적인 생존이 가능하도록 준비된다. 임신말기에 태아가 충분히 성장하여 분만이 이루어진다.

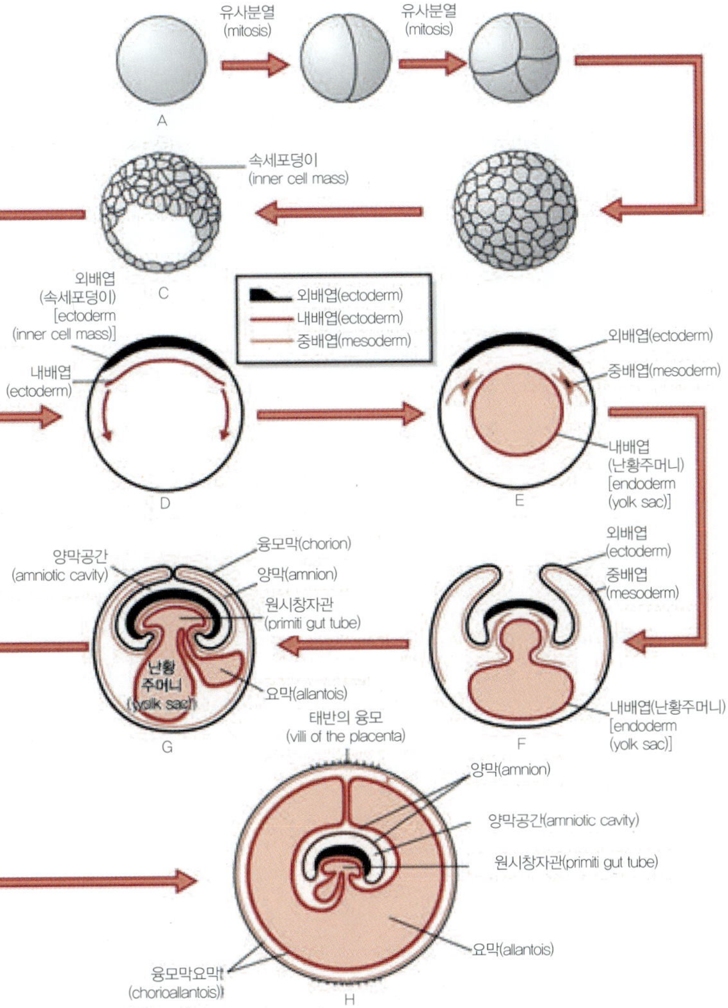

(A)수정란은 유사분열을 시작한다.
(B)둥근 오디모양의 오디배를 형성한다.
(C)오디배는 속공간이 액체로 채워진 영양막을 형성한다.
(D)내배엽층이 영양막으로부터 발달한다.
(E)난황주머니가 형성되기 시작한다.
(F)원시창자관으로부터 요막이 형성된다.
(G)난황주머니는 퇴행하기 시작한다.
(H)융모가 배아바깥막 둘레에 띠모양으로 형성된다.

| 그림 9-10 | 초기배아의 발생 출처: 역서(동물해부생리학개론)

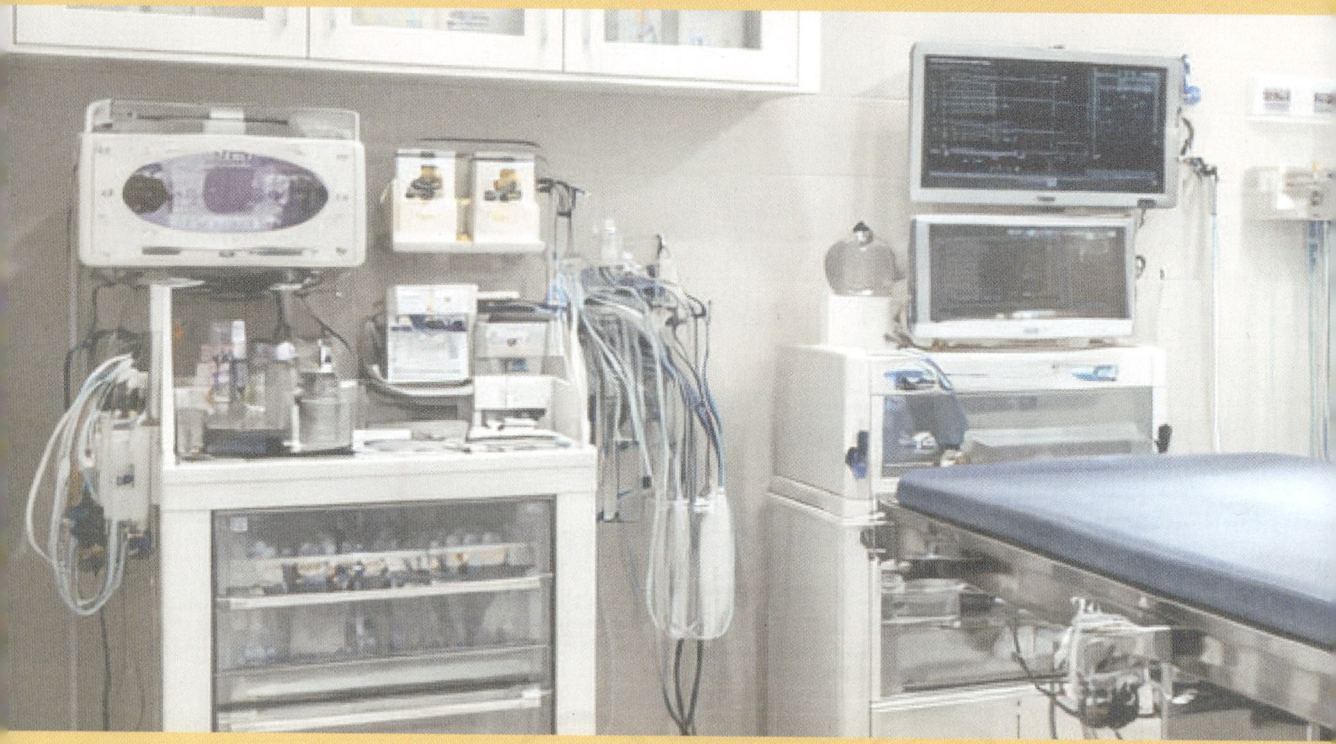

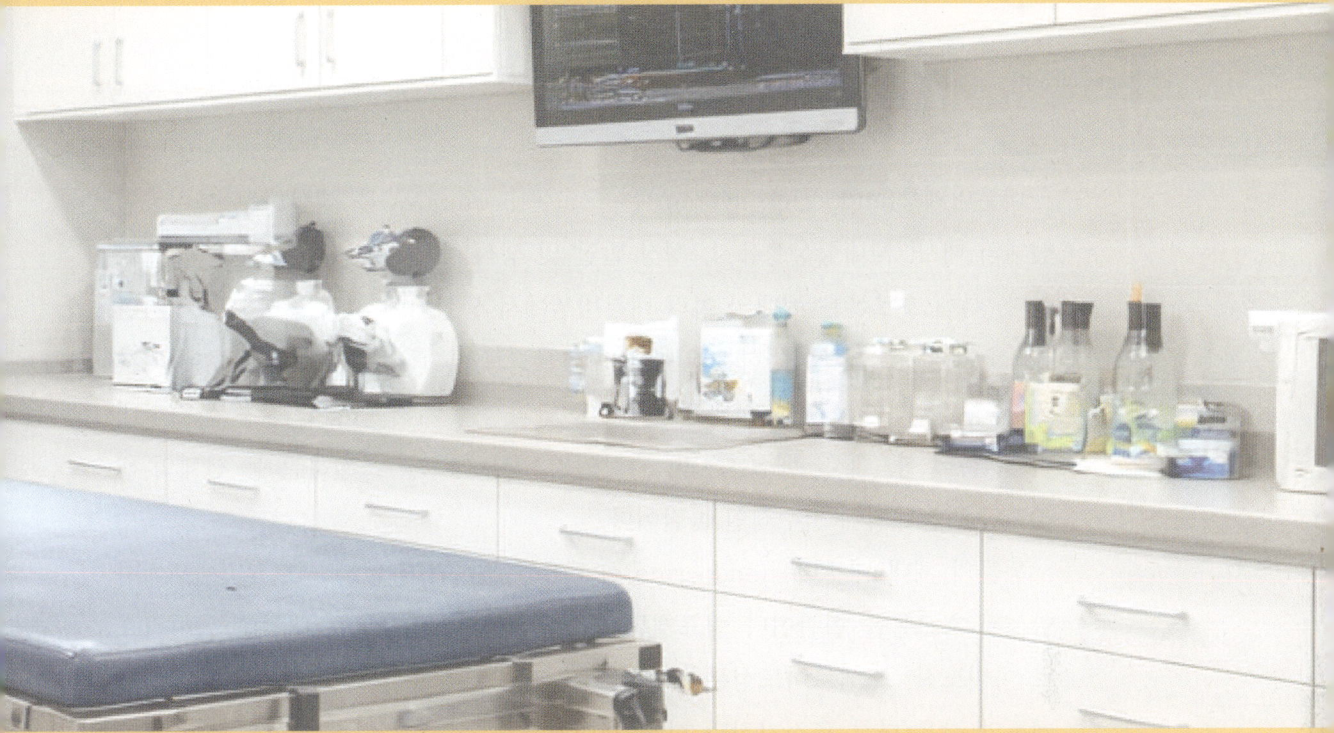

chapter 10

내분비계

학습목표

1. 호르몬의 일반적인 특성에 대해 이해한다.
2. 내분비기관별 분비되는 호르몬의 종류와 그 기능에 대해 파악한다.
3. 각 호르몬의 조절기전에 대해 이해한다.

내분비계통(endocrine system)은 호르몬(hormones)을 생산하고 분비하여 신체의 대사, 체내항상성유지, 성장·발달 및 생식 등을 조절하는 기관들의 모임이다. 특히 호르몬은 체내의 여러 내분비샘에서 생성되어 혈액을 타고 표적기관(target organ)으로 이동하는 일종의 화학물질로서, 표적기관에서 세포 내·외부의 특정수용체와 결합하여 일련의 신호전달과정을 거쳐 다양한 작용을 나타내며 호흡, 소화, 대사, 배설, 수면, 감각인지, 스트레스를 조절하는 등 신체의 생리적인 기능유지에 필수적인 물질이다.

동물의 체내 내분비샘(endocrine gland)은 분비관이 없는 샘으로, 세포에서 합성된 호르몬을 혈관이나 림프계통으로 분비한다. 호르몬은 대부분 화학적으로 아미노산, 스테로이드성분, 프로스타글란딘 등으로 이루어져 있으며, 신경계통과 같은 다른 조절기전과 함께 체내기능을 조절한다. 또한 호르몬의 분비는 혈중화학물질의 수준이나 +/−되먹임고리(feedback loop) 등과 같은 여러 기전에 의해 조절이 되며, 분비된 호르몬은 혈류를 따라 이동하여 특정수용체를 가진 표적기관에서 작용하게 되는데, 이 호르몬은 미량으로도 강력한 생리적인 반응을 유발할 수 있다. 예를 들면 갑상샘(thyroid gland)에서 분비되는 칼시토닌(calcitonin)은 혈중의 칼슘농도를 감소시키는 기능을 담당한다. 또한 이자(pancreas)의 랑게르한스섬 β세포는 인슐린을 분비하여 혈당농도를 낮추는 역할을 담당한다. 호르몬의 공통적인 특징은 다음과 같다.

- 특정조직이나 장기에서 일어나는 반응에 관여하나, 새로운 반응을 일으킬 수는 없다.
- 아주 미량의 양으로도 효과적인 반응을 유발할 수 있다.
- 표적장기에 대한 선택성(selectivity)과 특이성(specificity)을 가진다.
- 영양소로 작용하지 않으며, 구조적 변화가 없다.
- 신경자극과는 달리 호르몬의 작용은 느리고 광범위하게 나타난다.

| 표 10-1 | 내분비샘과 외분비샘의 차이

구분	내분비샘 (endocrine gland)	외분비샘 (exocrine gland)
분비물	호르몬	침, 땀, 소화액, 점액 등
분비경로	분비관 없이 직접 혈류로 분비	분비관 통해 분비
작용범위	전신	국소
예시	뇌하수체, 갑상샘, 이자, 난소 등	침샘, 땀샘, 유선, 피지샘 등

반면, 외분비샘(exocrine gland)은 분비물을 분비관을 통해 체표면이나 체강으로 내보내는 샘조직으로, 대부분 신경계자극이나 국소반사에 의해서 조절된다. 내분비샘의 표적기관이 분비샘과 멀리 떨어져 있을 수 있는 반면에 외분샘의 경우에는 효과기관과 가까운 곳에 위치해 있다. 예를 들면 침샘(salivary gland)은 입근처(턱밑샘, 혀밑샘, 귀밑샘 등)에서 분포하여 분비관을 통해 소화효소인 아밀레이스를 분비하여 탄수화물의 분해를 돕는다. 또한 피지샘(sebaceous gland)은 모낭 근처에 분포하여 모낭으로 피지를 분비하여 표피와 털에 광택, 유연성, 탄력성 등을 준다.

그 외에도 이자(pancreas)나 난소, 고환 등은 내분비샘과 외분비샘의 기능을 모두 갖춘 혼합샘이 있다. 내분비샘은 몸 전체에 분포하고 있으며, 한 종류 이상의 특정 호르몬을 분비한다(그림 10-1). 내분비샘의 종류로는 시상하부(hypothalamus), 뇌하수체(pituitary gland), 갑상샘(thyroid gland), 부갑상샘(parathyroid glands), 부신(adrenal glands), 이자(pancreas), 생식샘(gonads) 등이 있다.

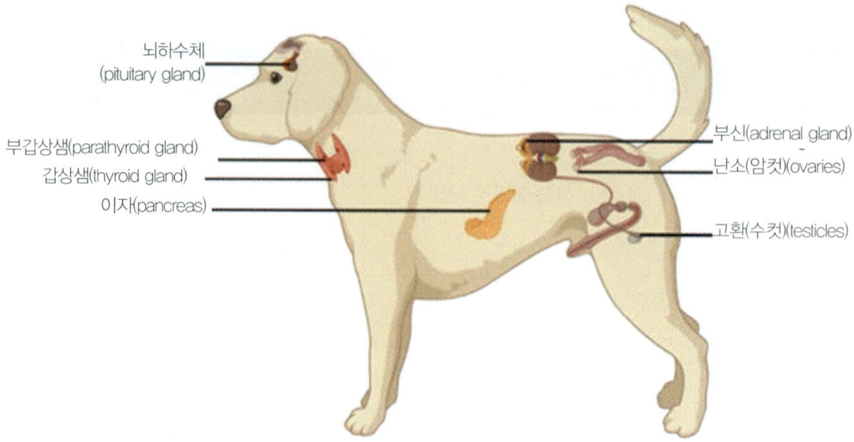

| 그림 10-1 | 개의 내분비샘의 위치
출처: https://www.sciencedirect.com/science/article/abs/pii/B9780443185489000159

1. 시상하부(hypothalamus)

시상의 1/10 크기로 중간뇌의 앞부분이면서 시상의 아랫부분에 위치하고, 각종 호르몬분비를 담당하는 뇌하수체가 매달려 있다. 시상하부는 뇌하수체를 통해 신경계와 내분비계를 연결하여 체내의 생리작용 조절, 자율신경계 조절, 체온·대사작용, 정서와 행동조절 및 뇌하수체 조절에 중요한 역할을 담당한다. 특히 뇌하수체 뒤엽의 호르몬은 시상하부에서 합성이 되며, 뇌하수체 앞엽 호르몬의 생산은 시상하부 호르몬에 의해 조절된다.

| 표 10-2 | 시상하부 호르몬

<table>
<tr><th>시상하부분비 호르몬</th><th colspan="2">주요작용</th></tr>
<tr><td>성장호르몬 방출호르몬
(growth hormone -releasing hormone, GHRH)</td><td rowspan="7">뇌하수체 앞엽
호르몬 분비조절</td><td>성장호르몬 분비자극</td></tr>
<tr><td>성장호르몬 억제호르몬
(growth hormone -inhibiting hormone, GHIH)</td><td>성장호르몬,
갑상샘자극호르몬 분비억제</td></tr>
<tr><td>프로락틴 방출호르몬
(prolactin-releasing hormone, PRH)</td><td>프로락틴 분비자극</td></tr>
<tr><td>프로락틴 억제호르몬
(prolactin-inhibiting hormone, PRH)</td><td>프로락틴 분비억제</td></tr>
<tr><td>갑상샘 자극호르몬 방출호르몬
(thyrotropin -releasing hormone, TRH)</td><td>갑상샘자극호르몬 분비자극</td></tr>
<tr><td>부신피질자극호르몬 방출호르몬
(corticotropin-releasing hormone, CRH)</td><td>부신피질자극호르몬 분비자극</td></tr>
<tr><td>성선자극호르몬 방출호르몬
(gonadotropin-releasing hormone, GnRH)
황체형성호르몬 방출호르몬
(luteinizing hormone-releasing hormone, LHRH)
여포자극호르몬 방출호르몬
(follicle-stimulating releasing hormone, FRH)</td><td>황체형성호르몬,
여포자극호르몬 분비자극</td></tr>
<tr><td>항이뇨호르몬(antidiuretic hormone, ADH)</td><td colspan="2" rowspan="2">뇌하수체 뒤엽으로 전달, 저장, 분비</td></tr>
<tr><td>옥시토신(oxytocin)</td></tr>
</table>

2. 뇌하수체(pituitary gland)

1) 뇌하수체 앞엽(anterior pituitary gland, 샘뇌하수체-adenohypophysis)

- 성장호르몬(growth hormone, GH): 소마토트로핀(somatotrophin)이라고

도 하며, 단백질합성을 촉진하여 체세포의 증식과 성장에 관여한다. 동물이 성장하는 초기에 분비가 억제되면 왜소증(dwarfism)이 생길 수 있으며 반면 과도하게 분비되면 거인증(gigantism)이 유발될 수 있다.

- **갑상샘자극호르몬(thyroid-stimulating hormone, TSH)**: Tyrotropin이라고 하며, 갑상샘에서 티록신(tyroxine, T4)과 삼요오드타이로닌(tri-iodothyronine, T3)의 분비를 촉진시킨다. 갑상샘자극호르몬의 분비는 더울 때 또는 고농도의 혈중갑상선호르몬에 의해서 억제된다. 즉, 시상하부에서 갑상샘자극호르몬 방출호르몬(TRH)합성의 음성되먹임억제와 뇌하수체에서의 TSH 활동의 억제를 통해서 조절된다.

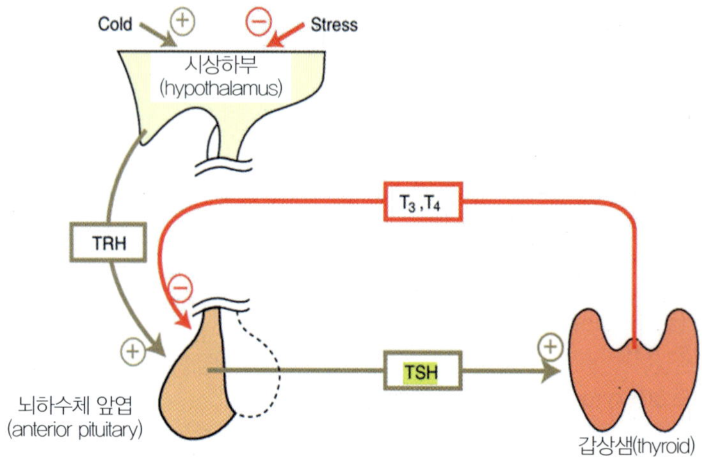

| 그림 10-2 | 시상하부-뇌하수체-갑상샘 축의 조절기전
출처: Cunningham's textbook of veterinary physiology, 6th edition. Fig. 34.6

- **부신피질자극호르몬(adenocorticotrophic hormone, ACTH)**: 부신피질자극호르몬 방출호르몬(CRH)에 의해 조절되며, CRH의 분비는 공포, 불안, 스트레스 등에 의해서 증가한다(그림 10-3). 또한 ACTH의 분비는 이른 아침에 높고 저녁때에 낮은 주기성을 가진다고 알려져 있으며, ACTH는 부신피질을 자극하여 당류코르티코이드(코르티솔, 코르티코스테론 등)의 형

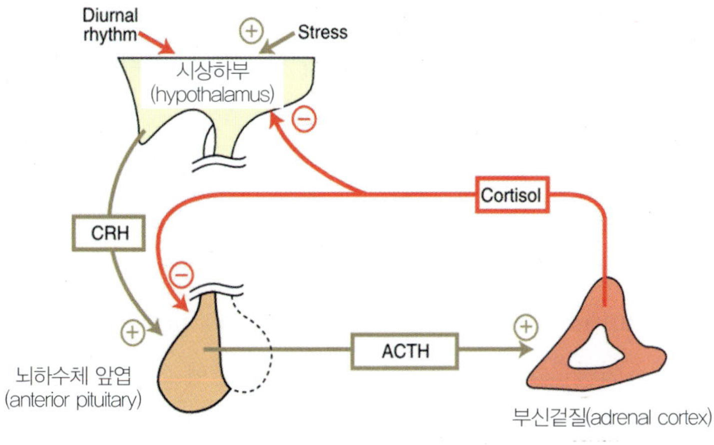

| 그림 10-3 | 시상하부-뇌하수체 축에서의 코르티솔 분비 조절기전
출처: Cunningham's textbook of veterinary physiology, 6th edition. Fig. 34.6

성 및 알도스테론형성을 촉진한다.

- **난포자극호르몬(follicle stimulating hormone, FSH)**: 암컷에서는 난포발육을 자극하고 황체형성호르몬과 함께 난포를 성숙시킨다. 또한 수컷에서는 정소의 세르토리세포(Sertoli's cell)에서 정자생성을 촉진시킨다. 난포자극호르몬은 황체형성호르몬과 함께 성선자극호르몬(gonadotropin, GTH)이라고 불리며, 난포로부터 성스테로이드호르몬(에스트로겐, 프로게스테론)의 합성 및 분비를 촉진시킨다.
- **황체형성호르몬(luteinizing hormone, LH/ interstitial cell-stimulating hormone, ICSH)**: 암컷에서 난포자극호르몬과 함께 난포로부터 에스트로겐과 프로게스테론의 분비를 자극한다. 또한 분비된 황체형성호르몬은 배란을 일으키고, 배란된 자리에 황체를 형성하여 황체에서 프로게스테론이 분비되도록 한다. 수컷의 경우 사이질세포(interstitial cell/라이디히세포, Leydig's cell)를 자극하여 테스토스테론을 분비하는 작용을 하므로, 황체형성호르몬을 사이질세포자극호르몬(interstitial cell stimulating

hormone, ICSH)이라고도 한다.

- **프로락틴(prolactin, PRL)**: 젖샘의 발육을 자극하고, 젖의 분비를 촉진시킨다.

2) 뇌하수체 뒤엽(posterior pituitary gland, 신경뇌하수체-neurohypophysis)

항이뇨호르몬(antidiuretic hormone, ADH, Vasopressin): 신장에서 수분 재흡수를 늘려 소변량을 감소시키는 등 체내수분 균형조절에 가장 중요한 호르몬이며, 혈관평활근의 수축을 조절하여 혈압유지에 영향을 미친다. 요붕증(diabetes insipidus)은 수분대사장애를 특징으로 하는 질병으로, 항이뇨호르몬의 분비장애 또는 신세뇨관이 항이뇨호르몬에 반응하지 못하여 발생한다.

- **옥시토신(oxytocin)**: 자궁수축을 통해 분만을 촉진시키고, 수유 중 젖분비

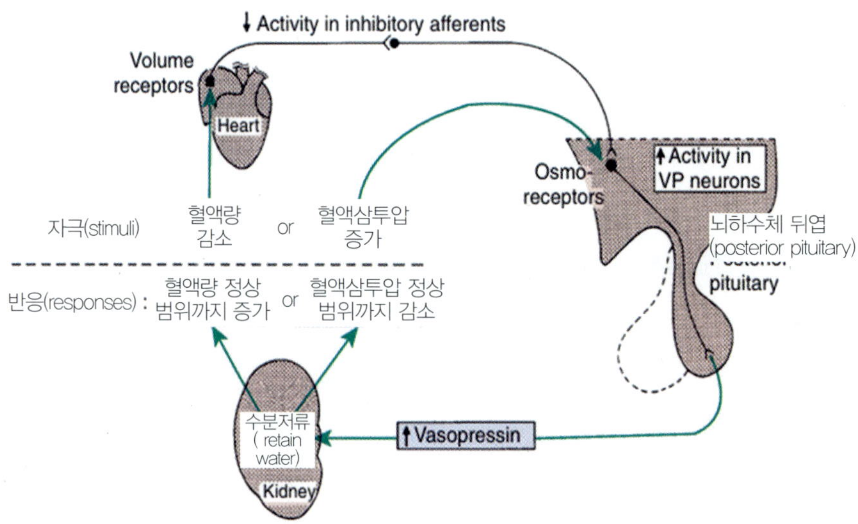

| 그림 10-4 | 항이뇨호르몬분비를 조절하는 주요기전
출처: Cunningham's textbook of veterinary physiology, 6th edition. Fig. 33.14

를 촉진하는 '사출반사'를 유발하여 모유를 분비시키는 역할을 담당한다. 또한 출산 후 자궁의 수축을 돕고, 출혈을 감소시킨다.

3. 갑상샘(thyroid gland)

갑상샘은 기관(trachea)의 위쪽, 첫번째 또는 두 번째 기관고리(tracheal ring) 높이에 위치한다(그림 10-5). 갑상샘호르몬분비는 주로 시상하부-뇌하수체-갑상샘 축의 반응을 통한 음성피드백제어(negative feedback control)에 의해 조절된다.

- **티록신(thyroxin, T4)과 삼요오드타이로닌(tri-iodothyronine, T3)**: 미토콘드리아 산소소비를 자극하여, 갑상샘의 발열효과에 직접적으로 작용한다. 또한 성장호르몬 및 인슐린과 함께 단백질합성을 자극하여 성장, 분화, 증식 및 성숙과 같은 생리학적 과정에 영향을 미친다. 갑상샘기능저하증(hypothyroidism)은 4~10세 강아지에서 가장 흔히 발생하는 대표적인 대사성질환이다. 대체적으로 중형 및 대형견에서 나타나며 골든 리트리버, 도베르만 핀셔, 닥스훈트, 코커 스파니엘 등에서 호발한다. 개에서 갑상샘기능저하증과 관련된 다양한 임상증상은 세포대사의 둔화와 직접적으로 관련되는데 식욕저하, 무기력, 운동불내증, 체중증가 등을 꼽을 수 있다.
- **칼시토닌(calcitonin)**: 신장에서 칼슘과 전해질(특히 인)의 흡수를 감소시키고 배설을 촉진시키며, 칼슘의 뼈흡수를 감소시켜 체내칼슘의 수치를 감

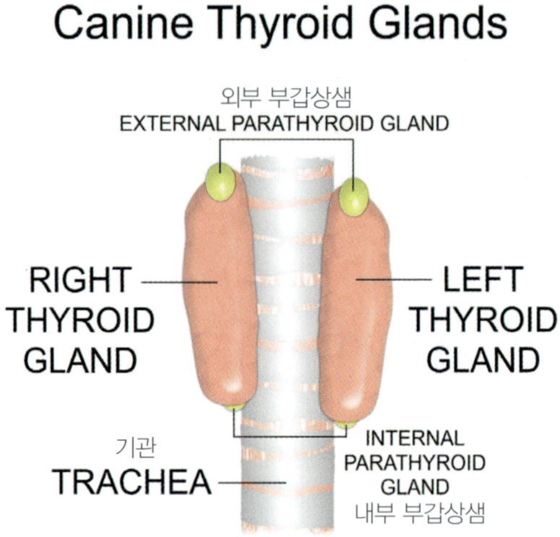

| 그림 10-5 | 갑상샘과 부갑상샘의 위치
출처: https://shoppettest.com/blog/hypothyroidism-in-dogs/?srsltid=AfmBOorv1LrgcRYwfmJxoVffz-8t8nEh7ZPgpq7_fH_azT0wuET6YoHe

소시키는 역할을 한다. 주로 부갑상샘호르몬과 길항작용을 하며, 칼시토닌분비조절은 시상하부 호르몬칼슘에 의해 이뤄진다. 예를 들어 고칼슘혈증의 경우 칼시토닌의 분비는 증가하며 이와 더불어 부갑상샘호르몬의 분비는 억제된다.

4. 부갑상샘(parathyroid gland)

개의 부갑상샘은 갑상샘의 좌·우 엽의 끝부분에 두 쌍이 위치하고 있으며(예외로 돼지는 1쌍), 부갑상샘호르몬(parathormone, PTH)은 체내의 칼슘과 인산염의 대사에 관여하는데, 뼈, 신장 및 소화관 등에서 세포외액의 칼슘농도는 증가시키고 인산염의 농도는 감소시키는 효과를 나타낸다. 즉, 뼈에서 칼슘의 방출을 촉진하고, 신장에서는 칼슘의 재흡수를 증가시키고, 인의 재흡수를 감소시키며, 소화관에서는 칼슘의 흡수를 촉진시킨다. 부갑상샘호르몬의 분비는 중추신경계의 영향을 받는 다른 호르몬과는 달리 혈중의 칼슘농도에 의해서만 조절되며, 칼시토닌과 함께 혈중칼슘농도가 일정하게 유지되도록 한다.

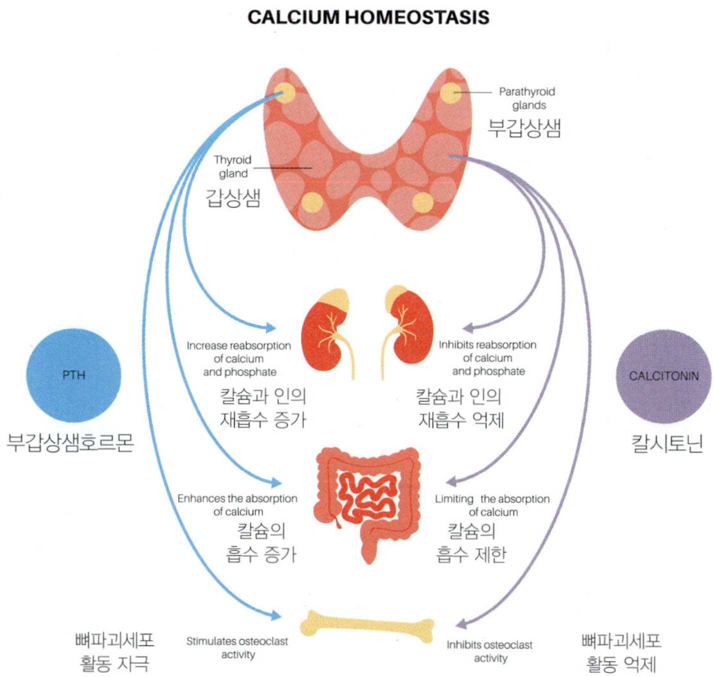

| 그림 10-6 | 칼시토닌과 부갑상샘호르몬의 혈중칼슘항상성 유지기전
출처: https://www.shutterstock.com/image-vector/thyroid-parathyroid-gland-anatomical-poster-pth-2093865427

5. 부신(adrenal glands)

부신은 두 콩팥의 앞쪽 끝에 붙어 가슴과 허리가 이어지는 부위의 복강 등쪽에 위치하고 바깥쪽은 겉질(cortex), 안쪽은 속질(medulla)로 되어 있다.

1) 부신겉질(adrenal cortex)

토리층(사구대, zona glomerulosa), 다발층(속상대, zona fasciculate), 그물층(망상대, zona reticularis)으로 구성되어 있으며, 두 개의 주요한 스테로이트 호르몬인 무기질코르티코이드(mineralocorticoids)와 당류코르티코이드(glucocorticoids)를 생성한다. 토리층에서는 무기질코르티코이드를 분비하며, 다발층과 그물층에서는 당류코르티코이드와 성호르몬(adrenal androgen)을 각각 분비한다.

- **무기질코르티코이드(mineralocorticoids)**: 체내의 전해질균형에 중요한 역할을 담당하고 있으며, 이를 통해 혈압을 조절한다. 무기질코르티코이드의 대표적인 호르몬은 알도스테론(aldosterone)이다. 알도스테론의 분비는 레닌-안지오텐신시스템, 혈장내칼륨이온의 농도 및 부신피질자극호르몬 등에 의해 조절되는데, 먼쪽곱슬세관과 집합관에서 나트륨이온의 재흡수를 촉진하고, 칼륨과 수소이온의 분비를 증가시키는 역할을 한다.
- **당류코르티코이드(glucocorticoids)**: 당류코르티코이드의 분비는 주로 부신피질자극호르몬에 의해 조절된다. 당류코르티코이드는 탄수화물, 단

백질 및 지질대사작용에 관여하고, 간의 글리코겐합성과 포도당신생작용을 촉진하는 역할을 하여 혈당을 높인다. 대표적인 호르몬은 코르티솔(cortisol)과 코르티코스테론(corticosterone)으로 스트레스상황에서 증가하며, 항염작용 및 면역반응 조절작용을 담당한다.

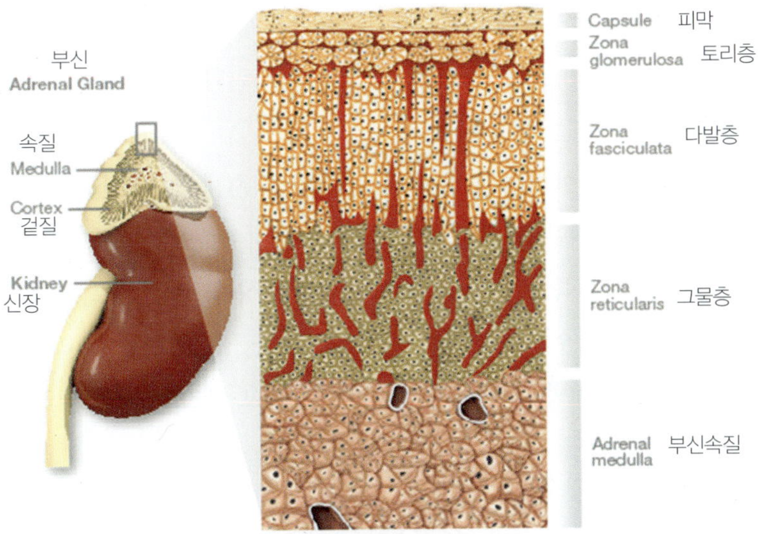

| 그림 10-7 | 부신의 위치 및 해부학적 구조
출처: https://www.dechra.co.uk/addisons-connect/canine-hypoadrenocorticism

6. 이자(pancreas, 췌장)

이자는 복강의 앞쪽에 위치하는 샘조직으로, 외분비샘과 내분비샘을 모두 가진 혼합샘이다. 외분비샘의 경우 이자관을 통해서 십이지장으로 소화액인 이자액을 분비하여 위액의 산성을 중화시키고, 소화효소를 통해 영양소를 소화시키는 역할을 한다. 반면 내분비샘은 랑게르한스섬(islets of Langerhans, 이자섬)의 여러 세포에서 호르몬을 분비한다.

- **α세포**: 혈당이 낮을 때 글루카곤을 분비한다. 글루카곤은 간에서 글리코겐(glycogen)을 분해하고, 아미노산으로부터 포도당의 생성을 촉진시켜 혈당을 높인다. β세포에서 분비되는 인슐린과 길항작용을 하면서 포도당 대사를 조절하는 역할을 한다.
- **β세포**: 랑게르한스섬에서 가장 풍부하게 존재하고, 인슐린(insulin)을 생산한다. 인슐린은 혈당농도에 의해 조절이 되는데 높은 혈당에 반응을 하여 분비된다. 즉, 간에서 글리코겐의 합성을 촉진하고 포도당의 방출을 억제하여 혈당수준을 낮추는 역할을 한다. 또한 혈중 유리된 지방산농도를 낮춰 중성지방의 합성을 촉진하고, 세포 내로 아미노산의 운반을 촉진

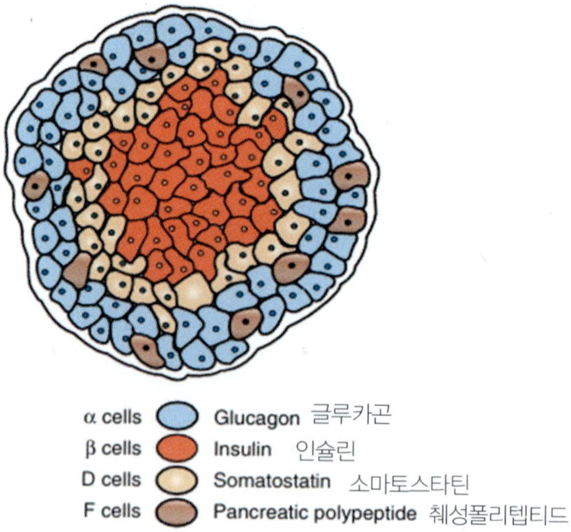

| 그림 10-8 | 랑게르한스섬의 여러 세포

출처: Cunningham's textbook of veterinary physiology, 6th edition. Fig. 33.14

시켜 단백질합성을 증가시킨다. 인슐린결핍시 당뇨병(diabetes mellitus)이 유발된다.

- D세포: 소마토스타틴(somatostatin)을 분비하는데, D세포에서의 분비는 포도당과 아미노산과 같은 영양소나 자율신경계의 신경전달물질(예, 아세틸콜린, 에피네프린, 노르에피네프린 등)에 의해 증가한다. 또한 소마토스타틴은 소화과정을 억제하고, 이자의 랑게르한스섬의 모든 내분비세포 형태의 분비를 억제하는 역할을 담당한다.
- F세포: pancreatic polypeptide를 분비하는데, 이 호르몬은 이자효소(pancreatic enzymes)의 분비와 담낭의 수축은 억제하고, 장의 운동성과 위배출 등은 증가시킨다.

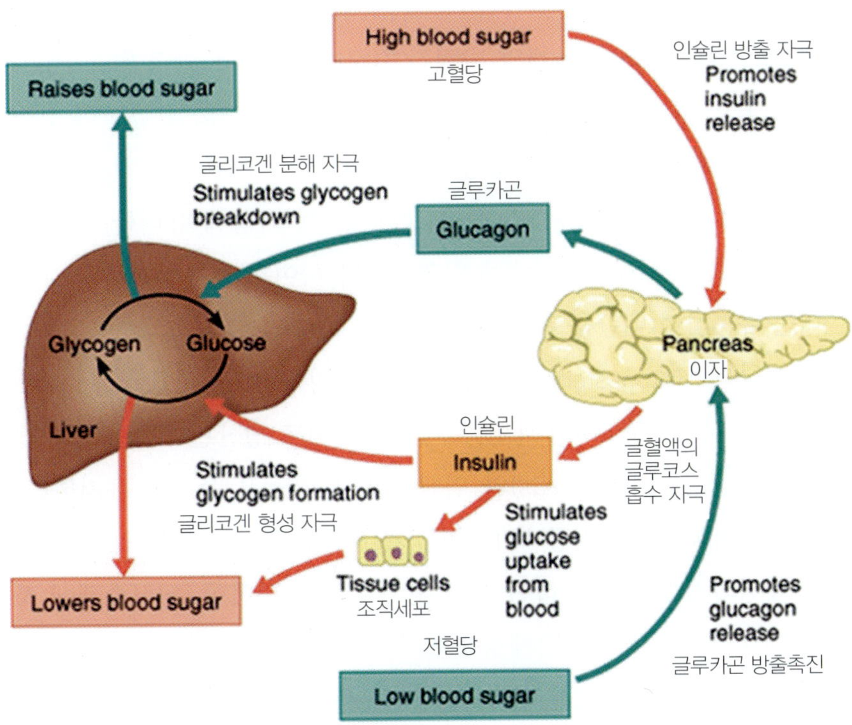

| 그림 10-9 | 인슐린과 글루카곤에 의한 혈당조절
출처: https://www.atrainceu.com/content/4-regulation-blood-glucose

7. 생식샘(gonads)

1) 난소(ovary)

암컷 포유류는 2개의 난소가 복강내 콩팥 뒤쪽의 등쪽에 위치한다. 난소는 난자를 생성하는 외분비샘기능과 성호르몬을 분비하는 내분비샘기능을 가진 혼합샘이다.

- **에스트로겐(estrogen)**: 개의 발정전기(proestrus)와 발정기(estrus) 동안 농도가 현저히 상승하여 암컷의 생리적, 행동적 변화를 유발하여 발정기 전후로 교미 및 생식기관 활성화에 필수적인 호르몬으로 작용한다. 또한 자궁내막의 비후, 혈류증가 등을 통해 수정란착상에 유리한 환경을 조성한다. 에스트로겐은 뇌하수체 앞엽에 작용하여 황체형성호르몬(LH)의 분비를 유도하여 배란을 촉진시킨다.
- **프로게스테론(progesteone)**: 배란 이후에 형성된 황체(corpus luteum)에서 주로 분비되고, 이외 태반, 부신겉질에서도 생산된다. 프로게스테론은 개에서 발정후기(diestrus)와 임신기간 동안 높은 농도를 유지하면서 임신을 유지시키는데 자궁내막분비를 촉진하고, 자궁수축을 억제시킨다. 또한 젖샘의 발달을 자극하여 분만 후 수유를 준비하며, 뇌하수체에 작용하여 난포자극호르몬과 황체형성호르몬의 분비를 억제함으로써 추가적인 배란이 일어나지 않도록 하고, 발정행동을 억제하여 교미거부반응을 유도한다.

2) 고환(testis)

수컷포유류는 2개의 고환을 가지며 정삭(spermatic cord)에 의해 음낭 안에 매달려 있으며, 배안의 외부에 위치한다. 고환은 정자를 생성하는 외분비샘기능과 성호르몬을 분비하는 내분비샘이 있는 혼합샘이다.

- **테스토스테론(testosterone)**: 고환 내 라이디히세포(leydig cell)에서 분비되며, 수컷생식기와 부속생식기관(정관, 전립샘 등), 음경 등을 발달시키고 정자생성을 촉진한다. 또한 골격근단백질합성을 촉진하고, 수컷의 전형적인 행동과 특징을 유발하며, 수컷의 2차성징을 발현시킨다.
- **에스트로겐(estrogen)**: 고환의 정세관버팀세포(sertoli cell)에서 소량이 생성되며, 정자의 수송과 성숙에 관여한다.

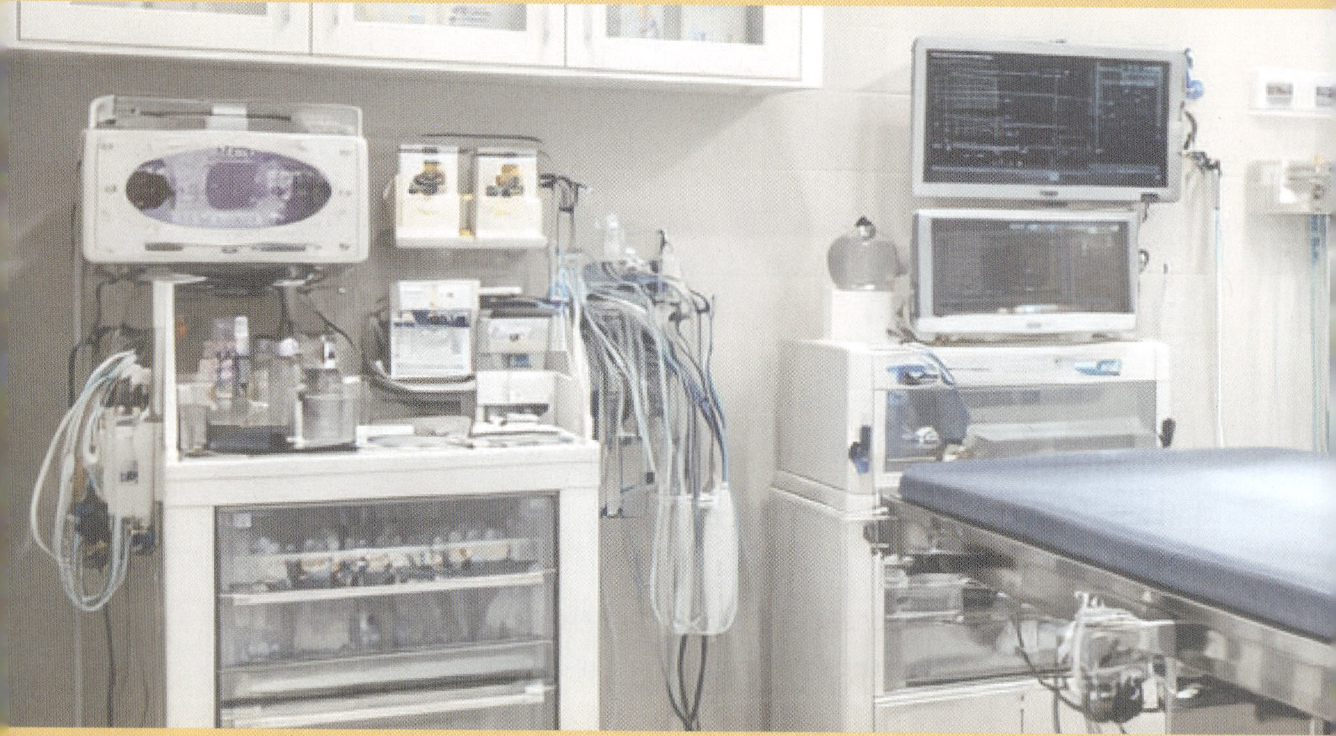

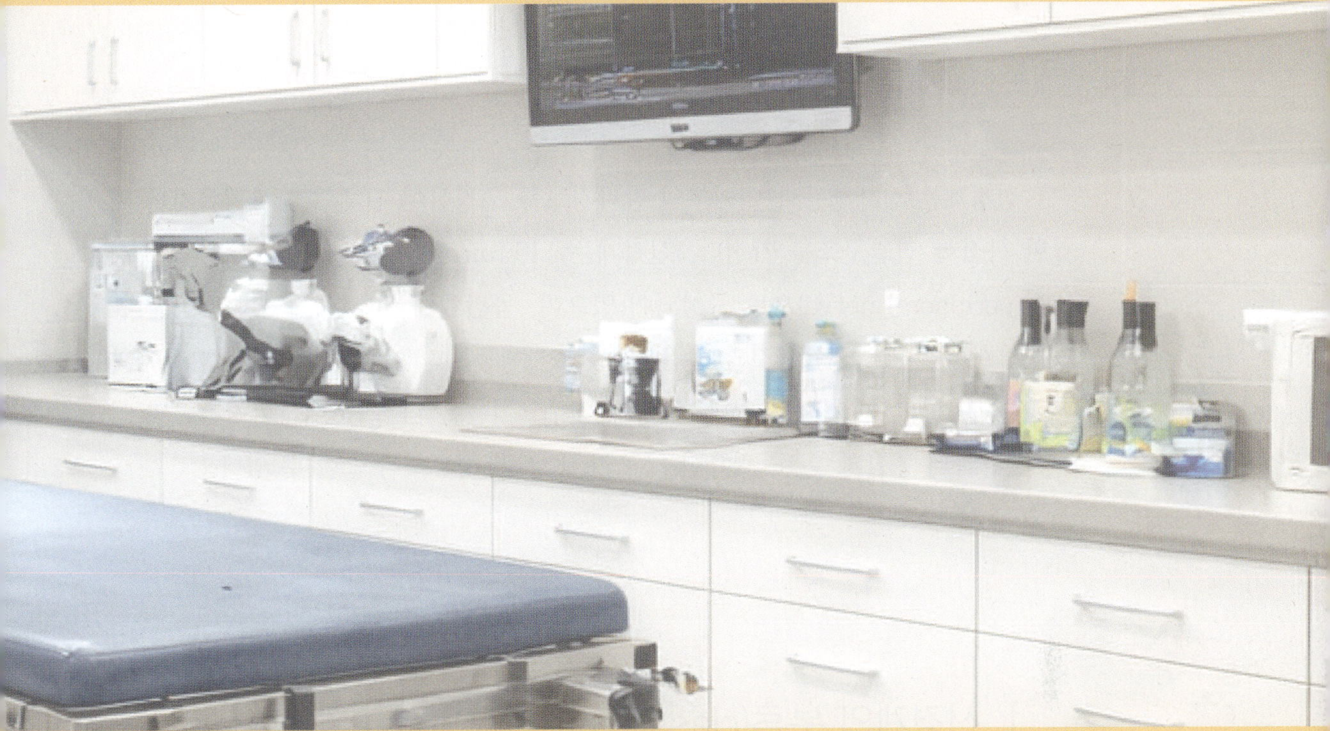

chapter 11

신경계

학습목표

1. 신경계를 중추신경계와 말초신경계, 몸신경계과 자율신경계, 교감신경과 부교감신경을 구분하고 특징을 이해한다.
2. 신경계의 기본구조와 기능을 이해한다
3. 신경아교세포에 대하여 알아본다.
4. 신경반사를 이해한다.

신경계는 신체행동과 내외부의 감각정보를 조정하여 신체의 항상성유지를 위한 복잡한 연결구조를 가진다. 신경계는 뇌(brain), 척수(spinal cord), 말초신경(peripheral nerve)으로 구성되어 있으며, 몸전체에 신호를 전달하고 받는다. 신경계는 걷거나 뛰는 것과 같은 자발적인 행동뿐만 아니라 호흡, 심장박동과 같은 무의식적인 기능도 있다. 신경계의 주요기능은 외부 및 내부환경자극의 인지, 자극의 통합과 분석, 필요한 자극의 생성 및 행동이라고 할 수 있다.

1. 신경계의 분류(classification of nerve system)

신경계는 해부학적으로 중추신경계(CNS, central nervous system)와 말초신경계(PNS, peripheral nervous system)로 구분하며, 중추신경계는 뇌(brain)와 척수(spinal cord)이고 말초신경계는 뇌와 척수에서 뻗어나온 신경을 말한다.

- **중추신경계(central nervous system, CNS)**: 뇌와 척수로 구성되며, 신경정보를 통합하고 명령을 내리는 역할을 하여 신체의 감각, 운동, 생체기능을 조절한다.
- **말초신경계(peripheral nervous system, PNS)**: CNS에서 뻗어나온 신경으로 감각뉴런과 운동뉴런을 포함하며, 신체 곳곳의 감각수용체로부터 정보를 받아 CNS에 전달하고, CNS의 명령을 받아 근육, 장기, 샘 등에 신호를 전달한다.

말초신경계는 몸신경계(somatic nervous system, SNS)와 자율신경계(autonomic nervous system, ANS)로 구분한다. 몸신경계는 뇌와 척수에서 골격근으로 가는 운동신경과, 감각기관에서 들어온 감각정보를 CNS로 전달하는 감각신경으로 구성되어 있어, 신체의 의지적인 움직임과 감각을 담당한다. 자율신경계(ANS)는 뇌의 명령 없이도 스스로 작동하며 민무늬근, 심장근, 샘 등과 같은 내부기관의 활동을 조절하여 신체의 항상성을 유지한다. 자율신경계에는 교감신경과 부교감신경으로 구분되며, 교감신경계(sympathetic nervous system)는 스트레스, 두려움, 운동과 같은 상황에서 활성화되어 심박동증가, 혈압상승, 호흡횟수증가, 근육수축력증가, 소화기능저하, 혈액공급증가 등이 일어나며, 부교감신경계(parasympathetic nervous system)은 휴면, 수면, 식사 후에 활성화되어 몸의 이완, 심박감소, 혈압감소, 호흡횟수감소, 소화기능촉진 등이 일어난다.

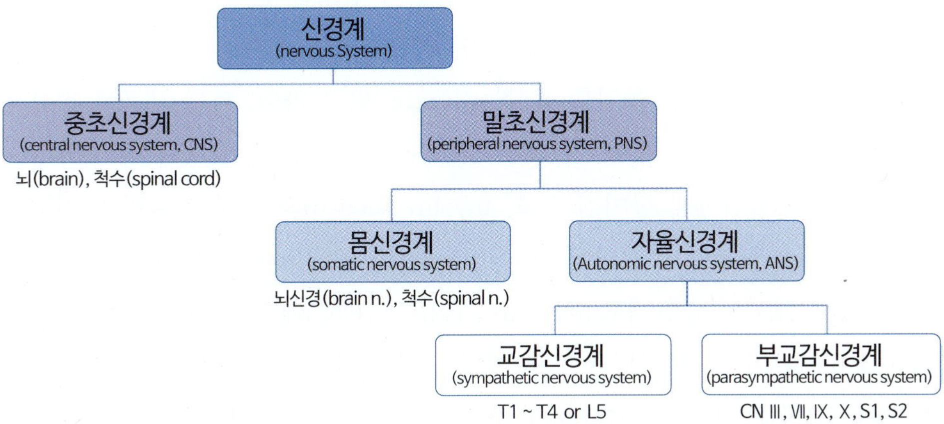

| 그림 11-1 | 신경계의 분류

2. 신경세포(nerve cell, neuron)

1) 신경세포의 기본구조(structure of neuron)

신경세포(neuron)는 시냅스(synapse)라는 특수연결을 통해 다른 세포에 전기화학적 신호를 전달하는 세포이다. 신경세포의 크기, 모양, 기능은 다양하나 일반적으로 세포체, 돌기(가지, 축삭)로 이루어져 있으며 신경세포체(soma, cell body)에는 핵(nucleus)이 존재하며 여러 돌기가 세포체에서 분지한다. 돌기는 세포체에서 분지(1차 분지)하여 나온 짧은 돌기를 큰가지돌기(수상돌기, dendron), 큰가지돌기에서 분지(2차 분지)된 짧은 돌기를 가지돌기(수지상돌기, dendrite)라고 한다. 돌기는 다른 뉴런으로부터 신호를 받아들여 신경세포체로 전달하는 역할을 하며, 많은 신호를 받기 위하여 많은 가지돌기를 가지고 있다. 큰가지돌기에서 가장 긴 돌기를 축삭돌기(axon)라고 하며, 다른 세포로 정보를 전달하는 역할을 한다.

신경세포는 축삭에서 말이집(수초, myelin sheath)의 유무에 따라 말이집신경(myelinated nerve)과 민말이집신경(unmyelinated nerve)으로 구분한다. 말이집은 PNS에서는 슈반세포(Schwann cell)가, CNS에서는 희소돌기아교세포(oligodendrocyte)가 생성된다. 축삭에서 말이집에 쌓여 있지 않는 부분(말이집과 말이집 사이)을 말이집마디(node of Ranvier, 랑비에르마디)라 한다. 말이집은 절연체로서 활동전위는 말이집마디를 따라 도약전도(saltatory conduction)를 하며 빠르게 정보를 전달할 수 있어 신경의 전도속도는 말이집신경이 민말이집신경보다 빠르다. CNS에는 말이집신경만 존재하고, PNS에는 말이집신경과 민말이집신경이 존재한다.

• 신경세포체(soma, cell body)

신경세포핵이 존재, 신경세포체 내 자유리보소체(free ribsome)와 거친소포체(rough endoplasmic reticulum, rER)에서 만들어진 과립을 니슬소체(nissl body)라고 하며 니슬소체염색법으로 확인이 가능하다.

• 큰가지돌기(dendron, 가지돌기 dendrite)

신경세포 외부의 신호를 신경세포체에 전달하는 세포돌기이며, 가지돌기의 세포질에는 세포체와 동일한 소기관들이 있고, 원형질막에는 신경전달물질 수용체단백질이 있다.

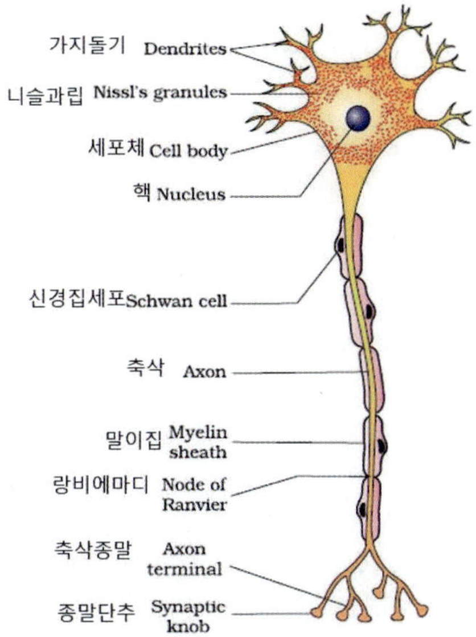

• 축삭(axon)

축삭은 돌기에서 가장 긴 돌기로 신경자극을 신경세포체에서 다른 세포(신경, 근육, 샘 등)에 전달하는 기능을 한다. 신경세포체와 축삭의 팽대된 연결부위를 축삭둔덕(axon hillock)이라 하며 많은 나트륨과 칼륨 통로가 존재하여 활동전위(action potential)를 생성한다. 생성된 전위는 축삭을 따라 이동한다. 축삭에는 니슬소체가 없다. 축삭의 끝인 축삭종말(axon termial)은 신경세포나 조직에 연접하여 시냅스를 형성하고, 활동전위가 축삭종말에 전달되면 신경전달물질(Epi., Norepi.)이 방출되어 다른 신경이나 조직에 신호를 전달하게 된다.

• 말이집(myelin sheath)

신경세포의 축삭을 둘러싼 절연체로서 이온의 출입이나 물질교환이 일어나지 않아 활동전위가 발생하지 않는다. 신경신호가 전도도약을 할 수 있도록 한다.

• 말이집마디(node of Ranvier 랑비에르마디)

축삭에서 말이집(myelin sheath)이 없는 부위로 이온채널이 밀집되어 있어 활동전위가 발생하며, 생성된 활동전위는 말이집을 거치지 않고 다음 랑비에르마디로 점프하듯 전달된다. 또한 이곳은 영양분과 산소를 공급받는 곳이다.

| 그림 11-2 | 신경세포의 기본구조
출처: https://biology4isc.weebly.com/nervous-system.html

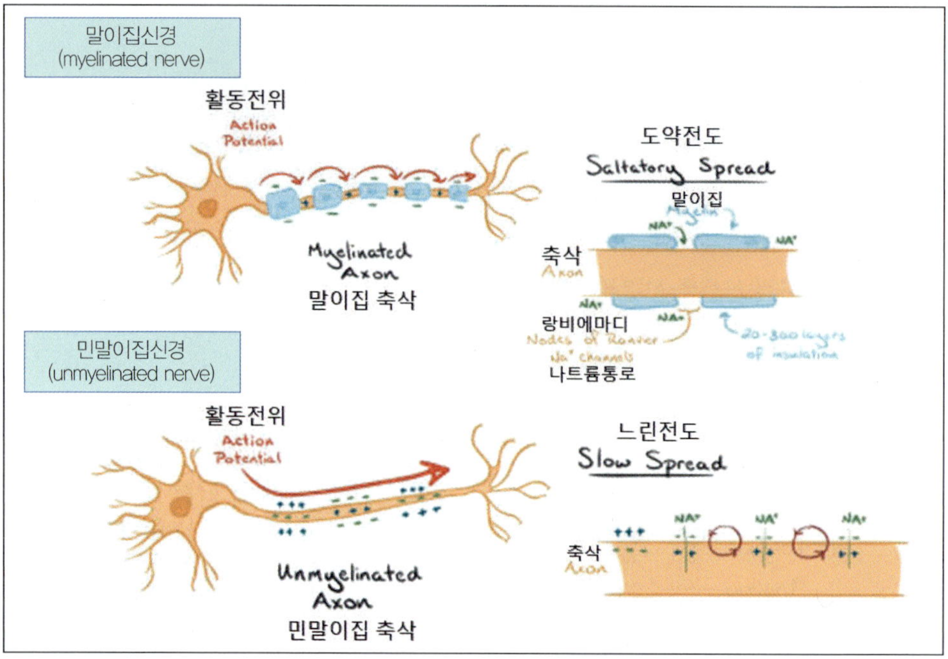

| 그림 11-3 | 말이집신경과 민말이집신경
출처: Action potential velocity (article) | Khan Academy

2) 신경세포의 해부학적 종류(morphological type of neuron)

신경세포는 축삭(axon)의 수와 가지돌기(dendrite)의 배열에 따라 크게 홑극성, 두극성, 뭇극성, 거짓홑극성 등 4가지 형태로 분류한다.

- **홑극신경세포(unipolar neuron, 단극신경세포)**: 돌기가 1개이며, 이 돌기가 축삭과 가지돌기의 역할을 한다. 척수에는 존재하지 않는다.
- **두극신경세포(bipolar neuron, 양극신경세포)**: 1개의 축삭과 1개의 가지돌기를 가지고 있으며 망막, 후각신경과 같은 감각기관에 주로 존재한다.
- **뭇극신경세포(multipolar neuron, 다극성신경세포)**: 1개의 축삭과 여러 개의

가지돌기를 가지고 있으며, 뇌와 척수에 존재하는 대부분의 신경세포형태로 사이신경세포(interneuron)와 운동신경(motor neuron)의 역할을 한다.

- **거짓홑극신경세포(pseudounipolar neuron, 위단극성신경세포)**: 세포체에서 1개의 돌기가 나와서 2개의 돌기로 나눠지며 하나는 축삭, 다른 하나는 가지돌기와 같은 기능을 한다. 감각신경으로서 척수등쪽신경절에 존재한다.
- **무축삭신경(anaxonic neuron)**: 축삭이 없거나 가지돌기와 구분이 어려운 신경세포로 다단계전위(graded potentials)에 의존하여 주위 뉴런에 영향을 미쳐 국소정보처리와 통합에 중요한 역할을 한다.

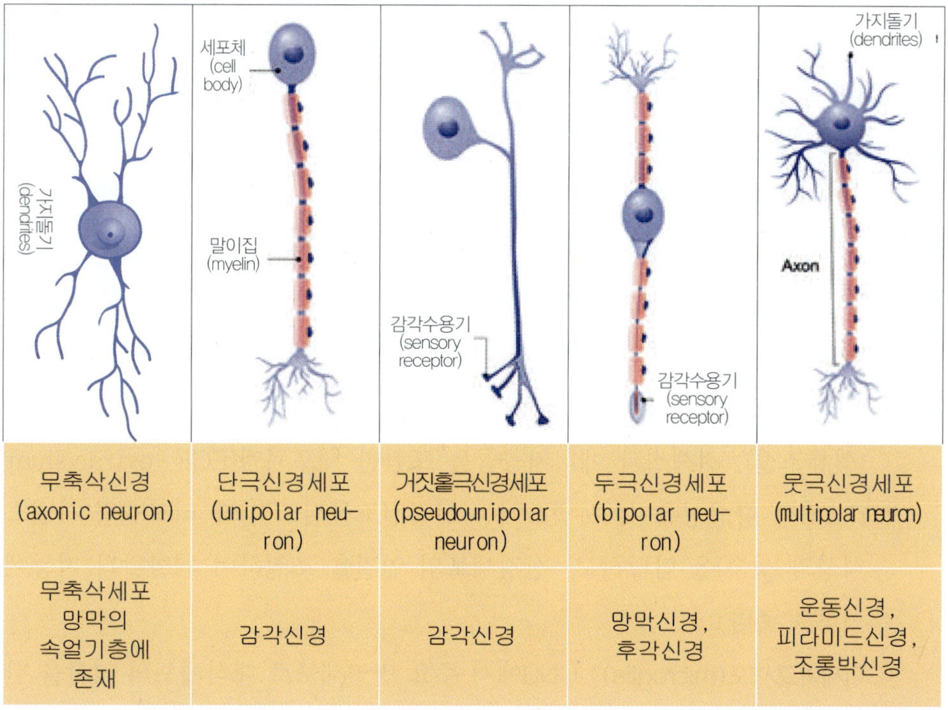

무축삭신경 (axonic neuron)	단극신경세포 (unipolar neu-ron)	거짓홑극신경세포 (pseudounipolar neuron)	두극신경세포 (bipolar neu-ron)	뭇극신경세포 (multipolar neuron)
무축삭세포 망막의 속얼기층에 존재	감각신경	감각신경	망막신경, 후각신경	운동신경, 피라미드신경, 조롱박신경

| 그림 11-4 | 신경세포의 형태학적 분류(morphological type of neuron)
출처: Types of neurons - Queensland Brain Institute - University of Queensland
Primary brain cells in in vitro controlled microenvironments : single cell behaviors for collective functions

3) 신경아교세포의 종류(type of glial cells)

〈CNS에 존재하는 신경아교세포 glial cells in CNS〉

신경아교세포는 뇌와 척수를 포함한 신경계에서 발견되는 세포로 뉴런과 함께 신경계를 구성하며, 뉴런의 기능유지와 보호하는 기능을 한다.

- **뇌실막세포(ependymal cell)** : 뇌실과 척수중추관을 따라 배열된 섬모상피세포로서 뇌척수액(CSF, cerebrospinal fluid)생산을 조절하며 뇌의 대사와 노폐물제거를 담당한다. 또한 신경세포를 지지하는 역할도 한다.
- **희소돌기아교세포(oligodendrocyte)**: CNS에 존재하는 신경아교세포로서 신경세포의 축삭을 감싸서 말이집(myelin sheaths)을 형성한다. 손상된 신경축삭을 복구하는 역할도 한다. 희소돌기아교세포 손상 시 다발성경화증(multiple sclerosis)과 같은 신경질환이 유발될 수 있다.
- **별아교세포(astrocyte)**: 뇌와 척수에 존재하는 별모양의 세포로서 CNS를 형성하고, 신경신호전달환경을 유지하는 기능을 한다. 뇌의 구조와 형태유지에 도움을 주는 골격제공, 영양공급과 노폐물제거, 혈액뇌장벽조절(혈류조절), 전해질과 에너지공급을 포함한 세포외액(ECF, extracelluar fluid)의 항상성유지, 시냅스기능(신경전도물질조절)과 리모델링(시냅스형성과 성숙)을 담당하고, 신경세포의 연결을 조절하여 뇌발달과 기능에 영향을 준다.
- **미세아교세포(microglia)**: CNS에서 주요 면역세포로 대식세포의 역할을 한다. 면역방어(염증, 병원체, 손상으로부터 뇌보호), 신경계기능조절(뇌의 발달, 기능유지, 손상회복에 관여, 신경세포의 연결을 조절하고 신경신호전달을 조절), 재생(손상세포제거, 조직복구)기능을 하며 지속적으로 뇌

를 순환하여 손상이나 병리신호를 감지한다.

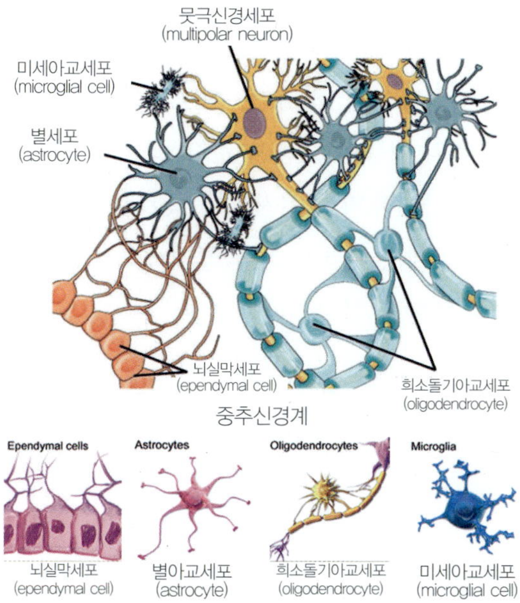

| 그림 11-5 | 중추신경계의 신경아교세포 (neuroglia cells in CNS)

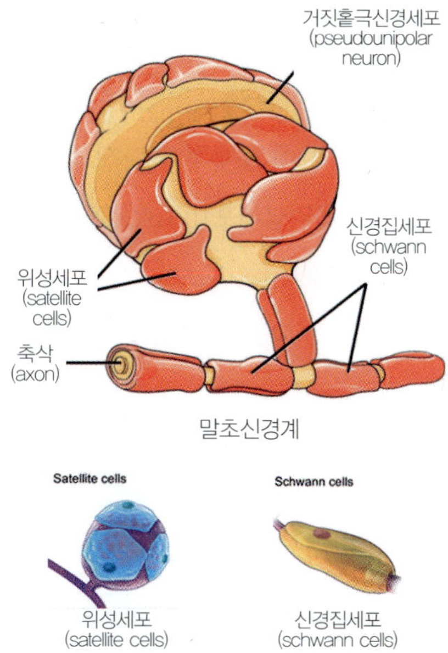

| 그림 11-6 | 말초신경계의 신경아교세포 (neuroglia cells in PNS)

출처: Glial Cells | Biology for Majors II
Types of glia – Queensland Brain Institute – University of Queensland

〈PNS에 존재하는 신경아교세포 glial cells in PNS〉

- **위성(아교)세포(satellite(glial) cell)**: 위성세포는 PNS의 감각신경, 교감신경, 부교감신경에서 존재하며, 신경세포체를 얇은 수초(sheath)로 완전히 덮어 위성세포와 신경세포간의 긴밀한 상호작용을 할 수 있게 한다. 주요 기능은 신경세포의 항상성유지(이온, 영양, 노폐물을 조절), 통증과 염증에 대한 자극반응(proinflammatory cytokines, other mediators를 분

비), 신경재생(손상된 신경세포 재생과 수리), 신호전달(틈새이음, gap junction)과 화학전령(chemical messengers)으로 신호경로를 통해 신경세포와 신호를 전달한다.

- **신경집세포(schwann cell, 슈반세포)**: PNS에서 axon에 말이집을 형성하는 신경아교세포로서 주요기능은 말이집형성, 영양공급, 신경재생(axon성장과 말이집재형성), 신경세포의 구조와 기능에 도움을 준다.
- **근육위성세포(muscle satellite cell)**: 근섬유의 근육세포막(sarcolemma)과 바닥막(basement membrane) 사이에 존재하며 근육줄기세포로서 골격근의 성장, 유지, 재생산에 중요한 역할을 한다.

4) 신경전도(nerve conduction)

신경세포 내 신경자극은 전기적 신호로 전달되며, 나트륨이온(Na+)과 칼륨이온(K+)의 세포막에 대한 투과성변화로 일어난다. 자극이 통과되면 일순간 다른 자극에는 재반응하지 않는 굴절(refractive)상태가 되어 한 방향으로만 자극이 전도되는 역할을 한다.

신경전달의 원리로는 특정강도의 자극에 도달(역치, threshold)하면 세포는 동일한 활동전위(action potential)를 발생시키거나 전혀 발생하지 않는 실무율(all-or-none law)이 있다. 또한 자극강도와 빈도에 따른 활동전위의 변화(약한 자극은 긴 간격으로 약한 자극을 생성, 강한 자극은 짧은 간격으로 빠른 자극을 생성, 반복적인 약한 자극시 강한자극보다 더 많은 영향 미칠 수 있음), 자극강도에 따른 활성화 신경세포수의 변화(강한 자극시 많은 신경세포가 활성화되며, 약한 자극시 적은 수의 신경세포가 활성화), 자극신경세포의 유형에 따라 흥분과 억제효과가 나타난다.

자극발생시 감각신경은 자극을 받아들이고 축삭을 통해 자극을 CNS에 전

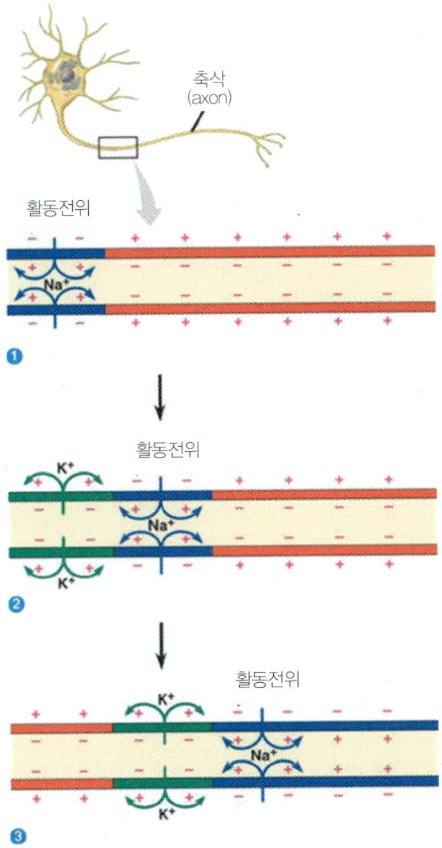

| 그림 11-7 | 신경전도(nerve conduction):
K+, Na+의 세포막투과성변화로 신경신호전달(방향: 왼쪽->오른쪽)
출처: Conduction of the Action Potential – Notes on Medicine/Surgery

달한다. CNS는 자극정보를 분석하여 운동신경에 명령을 내리고 근육, 샘 등이 이에 반응한다. 이때의 감각신경은 중추신경으로 자극을 운반하기에 들신경(afferent nerve), 운동신경은 중추신경에서 나오는 자극을 운반하기에 날신경(efferent nerve)이라고도 부른다.

신경정보의 이동경로: 감각신경 sensory nerve → 중추신경 CNS → 운동신

경 motor nerve

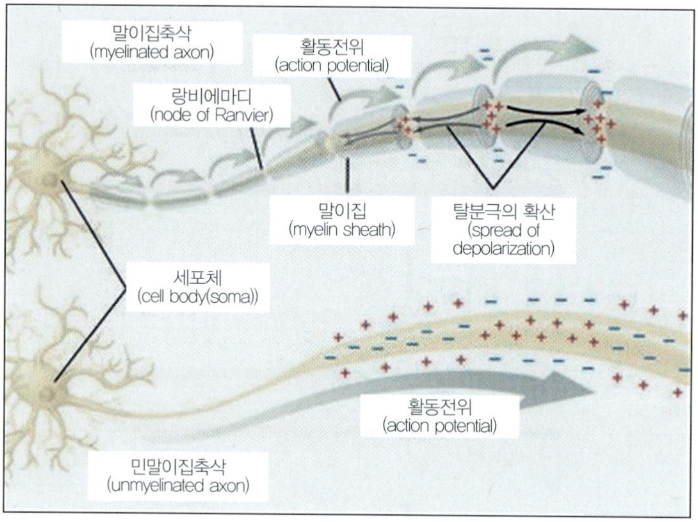

| 그림 11-8 | 말이집신경과 민말이집신경의 신경전도방식
(nerve conduction patterns of myelinated and unmyelinated nerves)
출처: Action potential | Definition,Steps, & Facts | Britannica

신경의 전달은 축삭-가지돌기 신경연접(axon-dendrite synapse)이나 신경근이음(neuromuscular junction)이라는 구조물을 통하여 신호를 전달한다. 축삭의 종말부분에서 아세틸콜린(acetylcholine, 교감신경 절후신경종말에서는 norepinephrine)을 분비하여 근육이나 신경에서는 이 화학적 신호를 받아들이는 수용체(receptor)가 존재한다.

신경-신경 연접(neuron-neuron synapse)은 축삭돌기의 연접앞종말(pre-synaptic terminal of axon), 연접틈새(synaptic cleft), 가지돌기의 연접뒤막(postsynaptic membrane of dendrite)으로 구성되며 전기적 신호, 연접앞종말에서 연접틈새로 신경전달물질의 분비와 칼슘이온통로개방이 일어나며 신경전달물질이 연접뒤막의 수용체에 결합함으로써 신경신호가 전달된다. 콜린에스터

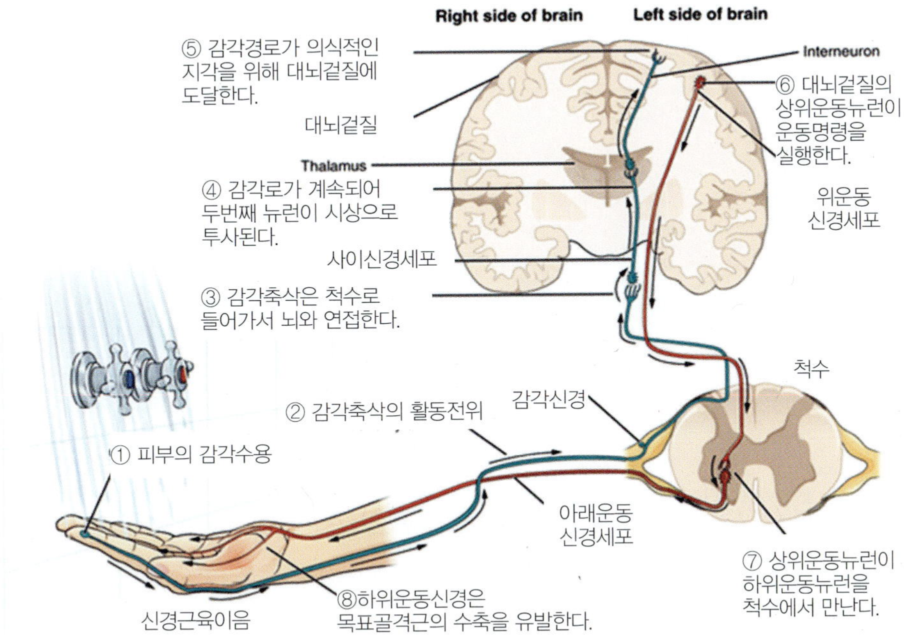

| 그림 11-9 | 신경정보의 이동방향(direction of neuronal information transmission): 감각신경(sensory nerve) -> 중추신경(CNS) -> 운동신경(motor nerve)
출처: 13.3 The Function of Nervous Tissue – Fundamentals of Anatomy and Physiology

분해효소(cholinesterase)는 신경틈새에 남은 아세틸콜린(acetylcholine)을 제거하고 안정상태가 된다.

CNS에서 근육샘으로 신경정보를 보내는 경로는 다음과 같다.

CNS〔신경세포체(soma) → 축삭둔덕(axon hillock) → 축삭(axon)〕 → 신경연접(synapse)〔신경-신경연접(neuron-neuron synapse)〕 → 다른 신경세포〔가지돌기(dendrite) → 신경세포체(soma) → 축삭둔덕(axon hillock) → 축삭(axon)〕 → 신경근이음(neuromuscular junction)〕 → 근육, 샘 등

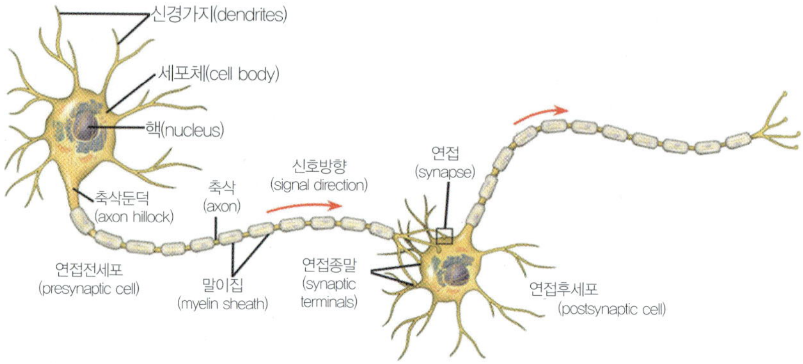

| 그림 11-10 | 신경세포간의 신경전도(nerve conduction between nerve cells)
출처: Neuron Structure – MCAT Biology | Med-SchoolCoach

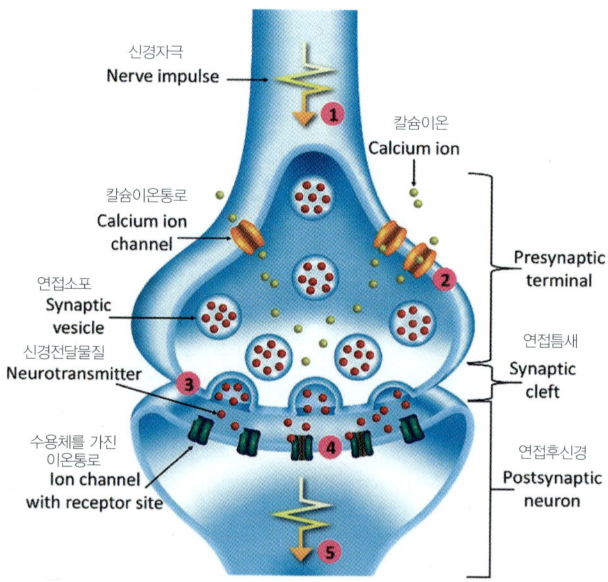

| 그림 11-11 | 신경연접(synapse)
출처: Diagram of synaptic transmission | Okinawa Institute of Science and Technology OIST

5) 신경반사(nerve reflex)

〈조건반사 vs 무조건반사〉

- **무조건반사(unconditioned reflex)**: 척수, 연수 등이 관여하는 무의식적(대뇌 무관여)인 자동행동반응(의식적으로 극복할 수 없는 반사)으로 생존과 직결되는 반사작용이 많으며 무릎반사, 구토, 재치기, 회피반사 등이 있다.
- **조건반사(conditioned reflex)**: 대뇌가 관여하는 학습함(의식적으로 극복가능)으로서 생기는 반사로서 뜨거운 쇠를 손으로 잡고 있는 것, 파블로프의 개, 클리커를 이용한 훈련, 과거의 기억에 따른 반사 등이 이에 해당한다.

(1) 척수반사(spinal reflex)

척수를 중추로 일어나는 반사작용으로 외부자극에 대한 신속한 반응을 위해 척수자체에서 자극에 대한 정보처리작업이 일어난다. 척수반사는 자극을 감지하는 수용체, 감각신경, 척수의 연결뉴런(interneuron in spine), 운동신경, 근육과 장기로 구성되는 반사궁(reflex arc)을 통해 일어난다. 척수반사의 특징으로는 뇌와 관계없이 척수에서 일어나는 빠른 반응속도, 의식적인 통제 없이 자동으로 일어나는 자동성, 위험자극에 대한 신속한 반응으로 신체를 보호한다.

(2) 몸반사(somatic reflex), 체성반사

뼈대근육에서 일어나는 예측가능한(같은 자극에 같은 반응) 비자발적 급속반사로, 자세를 유지하고 균형을 맞추고 움직임을 조정하는 데 중요한 역할을 한다. 대표적으로 무릎반사, 회피반사(withdrawal reflex) 또는 발반사(pedal reflex), 항문반사(anal reflex), 피부반사(panniculus reflex), 눈꺼풀반사(palpebral reflex, 안검반사) 등이 있다.

(3) 내장반사(visceral reflex)

자율신경계에 속하는 기관에서 일어나는 비자발적 반사로 소화기운동, 혈압 조절, 심박수 등을 조절하여 항상성을 유지하기 위한 반사이다.

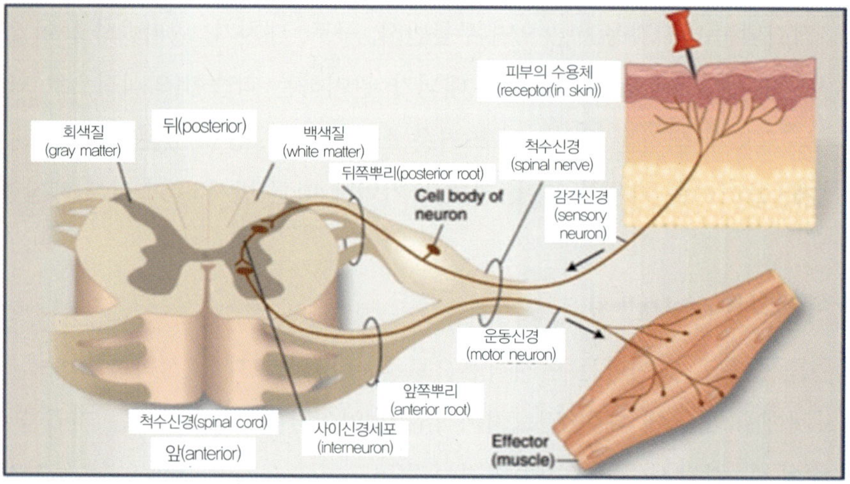

| 그림 11-12 | 척수반사 모식도(schematic diagram of spinal reflexes)
출처: Head, Neck and Neuro 2 낱말 카드 | Quizlet

〈몸반사의 종류〉

- **무릎반사(patellar reflex, knee jerk reflex)**: 슬개골 인대에 빠른 자극시 무릎 관절이 펴지는 반사로서 넓적다리신경(femoral n.)과 L4~L6 매개반응이며, 단일연접반사로 반사경로는 다음과 같다.
  - 힘줄을 가볍게 치면 근육섬유는 뻗는다(늘어난다).

- 이것은 근육방추(muscle spindle, 근육의 수축정도, 속도를 감지하는 수용체)를 자극하고, 흥분반응이 시작되며, 이 흥분신경자극은 감각신경을 따라 척수로 전달된다.
- 척수의 회색질에서는 감각신경에서 운동신경으로 연접(1번만 연접)되며 수축을 일으키는 넓적다리네갈래근으로 신호(폄신호)를 전달한다.
- 다리를 뻗거나 차는 반응(폄반사)으로 반사궁이 완성된다.

- **회피반사(withdrawal reflex)**: 회백질에서 하나 이상의 사이신경세포와 연결(다연접반사)되며, 무조건반사이면서 척수반사이다. 유해자극으로부터 몸을 보호하기 위한 반사로서 뜨겁거나 날카로운 물체에 닿았을 때 순간적으로 발을 떼는 행동, 눈을 보호하기 위해 각막에 자극이 가해지며 눈꺼풀이 감기는 반사인 각막반사(corneal reflex), 사지의 피부에 자극을 주면 해당부위근육이 수축하며 굽혀지는 반사인 굽힘근반사(flexor muscle reflex) 등이 있다.
- **발반사(pedal reflex)**: 귓바퀴–발반사(pinnal–pedal reflex)로 개의 귀덮개(flap)를 문지르면 뒷다리가 긁는 동작을 하는 반사로서 진단방법[옴(scabies, mange)감염과 같은 심한 가려운 상태나 심한 아토피피부염 등에서 나타날 수 있으므로 유의]으로 사용한다.
- **항문반사(anal reflex)**: 회음부반사(perineal reflex)라고도 하며, 부드러운 회음부를 자극하면 항문괄약근(anal sphincter)의 수축과 꼬리굽힘(tail flexion)이 나타난다. S1~S3와 음부신경(pudendal n.)의 건강평가방법으로 활용한다.
- **피부반사(panniculus reflex)**: 몸통피부반사(cutaneous trunci reflex)라고도 하며 개의 등부위에 바늘따끔검사(pin–prick test)와 같은 촉각자극에 피부와 기저근육이 경련하는 비자발적 반사반응이다. 등쪽과 허리쪽 척수 손상진단에 활용한다.
- **눈꺼풀반사(palpebral reflex, 안검반사)**: 눈의 깜박임반사(blink reflex)로도

알려져 있으며 눈 주위 피부의 자극에 안꺼풀이 닫혀 눈을 보호하는 반사 반응이다. 삼차신경과 얼굴신경의 기능평가에 활용한다.

3. 중추신경계(central nerve system, CNS)

중추신경계는 뇌와 척수로 구성된 신경계의 핵심부분으로 몸에 들어오는 감각정보를 수집, 통합, 처리하고 신체기능을 조절하는 역할을 한다. 뇌는 대뇌, 간뇌, 중뇌, 소뇌, 연수로 구성되어 있고, 척수는 뇌와 신체의 다른 부분사이를 연결하는 통로 역할을 한다.

1) 뇌(brain)

뇌는 신체의 중추신경계를 관장하는 기관으로 신경세포가 하나의 큰 덩어리를 이루어 몸의 움직임과 행동을 관장, 신체의 항상성유지(심박, 혈압, 혈액 내 농도, 체온 등), 인지, 감정, 기억학습을 담당한다. 뇌는 안쪽에 뇌실이라는 빈 공간이 존재하며, 머리뼈의 안쪽에 위치하여 물리적 충격으로부터 보호받는다. 뇌실은 앞뇌(prosencephalon), 마름뇌(rhombencephalon)에 존재한다.

- **대뇌(cerebrum)**: 감각, 지각, 운동, 기억, 언어, 추리 등 고등정신활동을 담당
- **소뇌/후뇌(cerebellum)**: 운동조절과 균형유지
- **간뇌(diencephalon)**: 체온조절, 수면, 감정 등 생체기능을 조절

- **중간뇌(mesencephalon)** : 시각, 청각 등 감각정보를 처리하고 운동조절
- **숨뇌(meyleoncephalon, 연수)** : 심장박동, 호흡, 혈압 등 생체기능을 조절

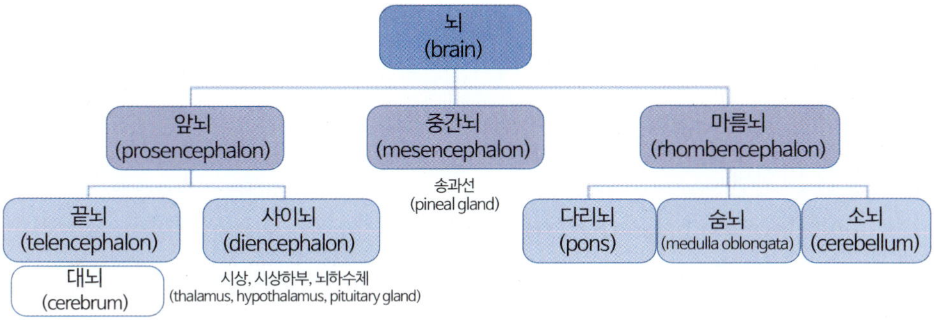

| 그림 11-13 | 뇌의 부위별 기원(origins of each brain region)

(1) 앞뇌(prosencephalon), 전뇌

앞뇌는 끝뇌(telencephalon, 종뇌)와 사이뇌(diencephalon, 간뇌)로 구성되며, 끝뇌는 대뇌(cerebrum)이고 사이뇌는 시상, 시상하부, 뇌하수체를 포함한다. 대뇌는 좌우 한쌍의 대뇌반구(cerebral hemisphere)가 뇌들보(corpus callosum)로 연결되어 있으며, 대뇌의 표면은 주름진 구조로서 표면적을 넓히는 기능을 하고, 능선부분을 이랑(gyri), 홈부분을 고랑(sulci)이라고 한다. 큰고랑을 틈새(fissure)라고 부르며, 대뇌반구의 중간이면서 뇌들보가 있는 부위를 세로틈새(longitudinal fissure)라 부른다.

대뇌는 겉질과 속질로 구성되어 있으며, 겉질은 회색질(gray matter)로 일반 신경세포와는 다른 신경세포체의 집단인 뇌핵(brain nuclei)이 대뇌의 회색질에 존재하고, 특정작업이나 계획된 관련기능을 수행한다. 축삭을 통해 다른 핵과 상호연결되어 복잡한 신경회로(neural circuit)를 형성한다. PNS에서의 신경결절(ganglia)과 해부학적 구조가 비슷하다. 속질은 백색질(white matter)로 말이집신경의 축삭이 많은 부위로 길(tract, 로)이라 부르며, 지방성분이 많기 때문

에 겉질에 비하여 흰색으로 나타난다. 학습과 뇌기능에 영향을 미쳐 활동전위의 분포를 조절, 서로 다른 뇌영역간의 중계역할과 의사소통을 조정한다.

- **시상(thalamus)**: 뇌의 중앙에 위치하여 감각정보를 대뇌겉질로 전달하는 주요 중계역할을 한다. 특히 시각, 청각, 촉각, 미각 등의 감각정보를 처리하여 대뇌피질에 전달하며 운동정보의 조절, 의식, 각성, 수면에도 영향을 미친다.
- **시상하부(hypothalamus)**: 뇌하수체와 연결되어 호르몬분비를 조절하고 체온, 식욕, 갈증, 수면, 성욕 등 다양한 생리기능을 조절한다. 자율신경계(ANS)를 조절하여 신체의 항상성을 유지한다.
  - 자율신경조절: 내장활동과 몸기능을 조절하는 주된 조절중추로서 앞부위는 부교감신경을 흥분하거나 교감신경을 억제하며, 뒤부위는 교감신경을 흥분시키거나 부교감신경을 억제시킨다. 혈압과 심박동의 변화, 입안의 건조, 동공확대 등의 반응이 있다.
  - 뇌하수체조절: 뇌하수체호르몬은 시상하부에서 합성되고, 뇌하수체 전엽의 호르몬은 시상하부에서 생산된 호르몬에 따라 조절된다.
  - 항상성유지: 체온조절(앞시상하부는 체온을 낮추는 역할, 뒤시상하부는 체온을 올리는 역할), 포만중추가 있어 음식물 섭취를 조절(손상시 식욕부진 발생), 갈증포만중추가 있어 수분대사를 조절하며 손상시 요붕증(diabetes insipidus)이 발생한다.
- **뇌하수체(hypophysis, pituitary gland)**: 시상하부 아래쪽에 있는 기관으로 시상하부와 긴밀하게 상호작용하며 다양한 호르몬분비를 총괄(master gland)한다. 뇌하수체는 앞엽, 중간엽, 후엽으로 구분하며 앞엽은 성장호르몬, 갑상샘자극호르몬, 부신피질자극호르몬, 생식샘자극호르모, 젖분비호르몬 등을 분비하고, 중간엽은 멜라닌세포자극호르몬을 분비하며, 후엽은 항이뇨호르몬과 옥시토신을 분비한다.

- **후각망울(olfactory bulb)**: 뇌의 앞쪽에 있는 구조로 비강에서 감지된 냄새 감각정보의 처리를 담당한다. 후각망울이 인지한 냄새정보는 변연계(감정 담당)와 편도체(기억담당), 후각피질을 포함한 다른 뇌영역으로 전달되어 추가분석을 진행한다. 후각세포수(고양이 〉 개 〉 사람)에 따라 냄새를 인지하는 정도가 달라진다.
- **시각교차신경(optic chiasma)**: 뇌의 바로 아래에서 시각신경이 부분적으로 교차하는 부위로 양쪽 눈의 시각정보를 통합하여 깊이와 공간적 관계를 인식할 수 있게 도와준다.

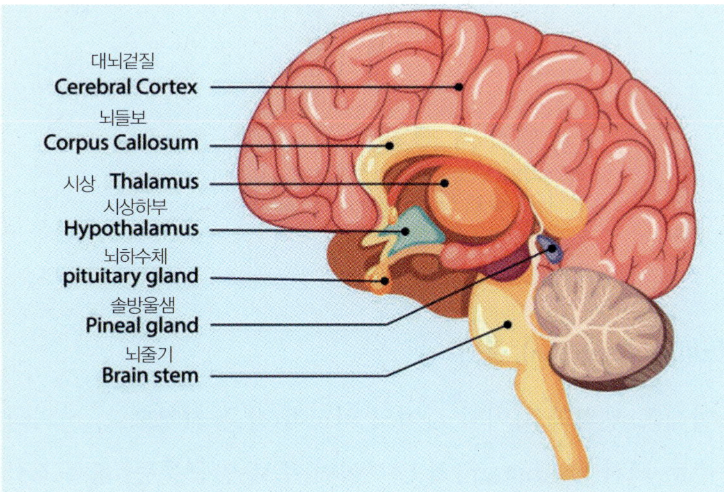

| 그림 11-14 | 시상, 시상하부, 뇌하수체의 위치
(location of thalamus, hypothalamus, pituitary gland)
출처: 뇌와 송과선의 라벨링된 그림 솔방울샘에 대한 스톡 벡터 아트 및 기타 이미지 -솔방울샘, 뇌줄기, 시상 - iStock

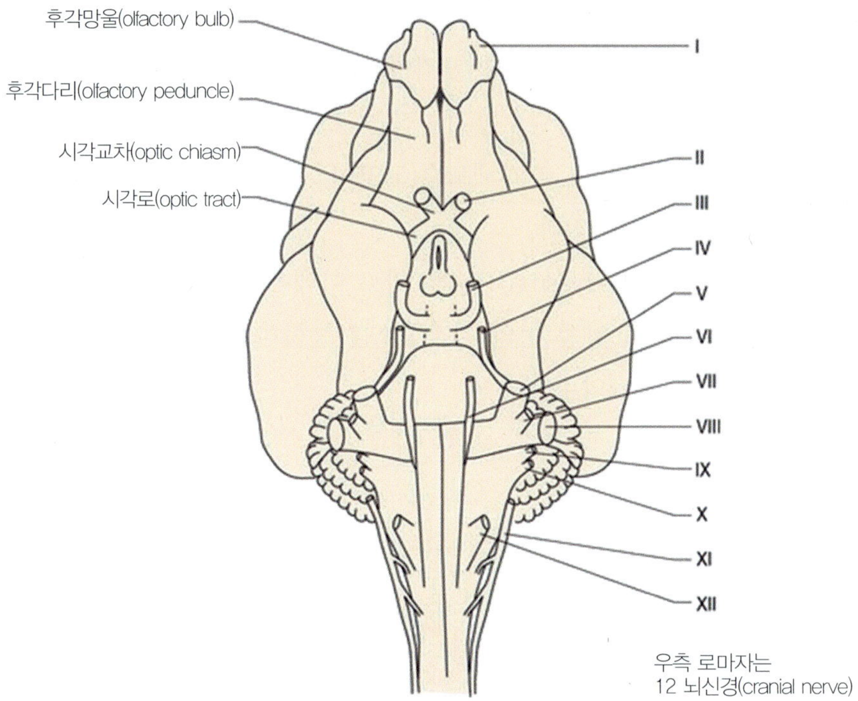

| 그림 11-15 | 후각망울, 시각신경의 해부학적 위치
(anatomical location of olfactory bulb, optic chiasm)
출처: Cranial nerves | Veterian Key

(2) 중간뇌(mesencephalon), 중뇌

뇌줄기 아래쪽 부위와 사이뇌 사이의 비교적 작은 지역으로, 비의식적인 반사운동의 중추로 뇌간(brainstem)의 일부이며 주로 안구운동, 홍채조절의 역할을 한다.

- **송과샘(pineal gland)**: 뇌의 간뇌 등면에 돌출되어 있으며 멜라토닌분비를 통해 일주기 리듬조절역할을 한다.

(3) 마름뇌(Rhombencephalon), 후뇌

척수와 만나는 마지막 뇌의 부위(중간뇌와 척수 사이)로 전신의 운동을 담당하는 다리뇌와 숨뇌, 소뇌가 있다. 호흡리듬, 운동활성, 수면, 각성 등 생존에 필수적인 기능을 조절한다.

- **다리뇌(pons, 뇌교)**: 대뇌와 소뇌를 연결하는 다리역할로 숨뇌의 위쪽과 소뇌의 앞쪽에 위치하며 잠자는 동안의 근육움직임, 호흡조절을 하며 삼킴, 듣는 것과 균형(평형), 침샘분비(미각)과 같은 비자발적 기능을 조절하는 등 중요한 역할을 한다.
- **숨뇌(medulla oblongata, 연수)**: 뇌줄기의 바닥부분에 위치하고 척수와 연결된 부위로 생명과 관련된 호흡, 심박, 혈압, 소화와 같은 자율기능조절에 중요한 역할을 한다. 또한 기침, 구토와 같은 반사작용과 수면주기(sleep-wake)조절에 중요한 역할을 한다.

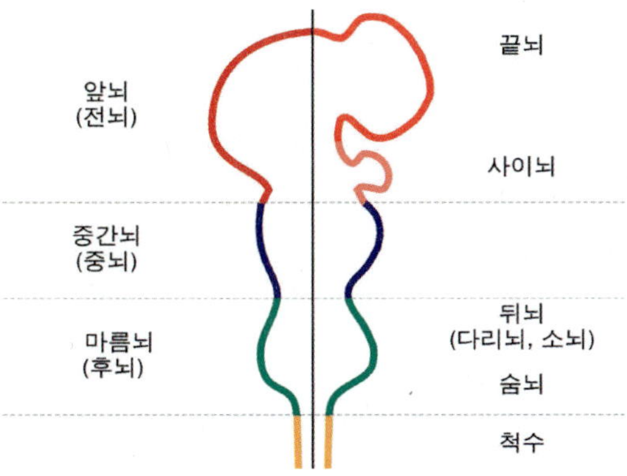

| 그림 11-16 | 앞뇌, 중간뇌, 마름뇌의 위치 모식도 (schematic diagramo f the location of prosencephalon, mesencephalon, rhombencephalon)

출처: 중간뇌 - 위키백과, 우리 모두의 백과사전

- **소뇌(cerebellum)**: 소뇌는 소뇌벌레(cerebella vermis), 소뇌반구(hemisphere), 겉질(cortex)로 구분할 수 있으며, 소뇌벌레는 소뇌의 중앙부분으로 몸의 자세와 균형조절에 관여하며, 소뇌반구는 소뇌의 양쪽부분으로 팔다리의 운동조절 및 학습된 운동기술의 조정에 중요한 역할을 하고, 겉질은 회색질로 신경세포들이 밀집되어 다양한 운동정보를 처리·조절하는

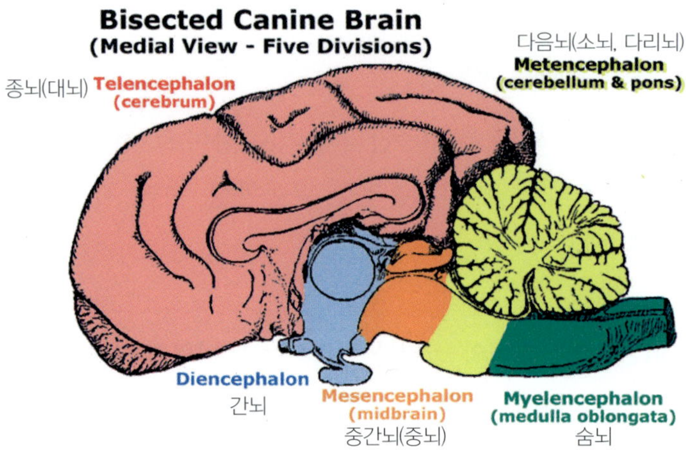

| 그림 11-17 | 뇌의 계통발생학적 구분(phylogenetic classificaiton of brain)
출처: Five Brain Divisions

역할을 한다. 소뇌에도 핵(nuclei)이 있어 처리된 정보를 뇌의 다른 부분으로 전달하는 역할을 한다. 소뇌다리(cerebella peduncle)는 소뇌와 뇌줄기를 연결하는 신경다발로 뇌줄기를 통해 소뇌와 뇌의 다른 부분들이 정보를 주고받을 수 있게 한다. 소뇌는 자발적 움직임을 조정하고 균형을 유지하며 운동능력을 미세하게 조정(근육을 부드럽고 조화롭게 움직이게 함)하는 데 중요한 역할을 한다. 소뇌가 저형성시 운동실조, 떨림, 균형잡기에 어려움이 나타난다.

(4) 뇌실(cerebral ventricle)

뇌 안에 서로 연결된 빈 공간으로 뇌척수액이 채워져 있다. 뇌실 내 맥락총에서 뇌척수액을 생성하여 뇌와 척수를 보호, 영양분을 공급, 노폐물을 제거, 뇌압조절 역할을 한다. 뇌실에는 가쪽뇌실(lateral ventricle), 제3뇌실, 제4뇌실 등이 있으며 반구(hemisphere), 둘레계통(limbic system, 변연계), 뇌줄기(brain stem, 뇌간) 등에 위치한다. 뇌실 이상시 수두증(hydrocephalus), 뇌실출혈(intraventricular hemorrhage), 뇌실확장(ventricular enlargement) 등이 발생한다.

- **뇌실계통(ventricular system)**: 뇌 안의 서로 연결된 빈공간으로 CSF가 순환하는 경로이다.
- **뇌척수액(CSF)**: 뇌실을 채운 액체로 뇌보호, 영양분공급, 노폐물제거기능을 한다.
- **뇌실(cerebral ventricle)**: 측뇌실(제1, 2뇌실)은 대뇌반구에 위치하며 가장 큰 뇌실, 제3뇌실은 시상과 시상하부에 위치, 제4뇌실은 뇌간과 소뇌에 위치하며 척수로 이어진다.

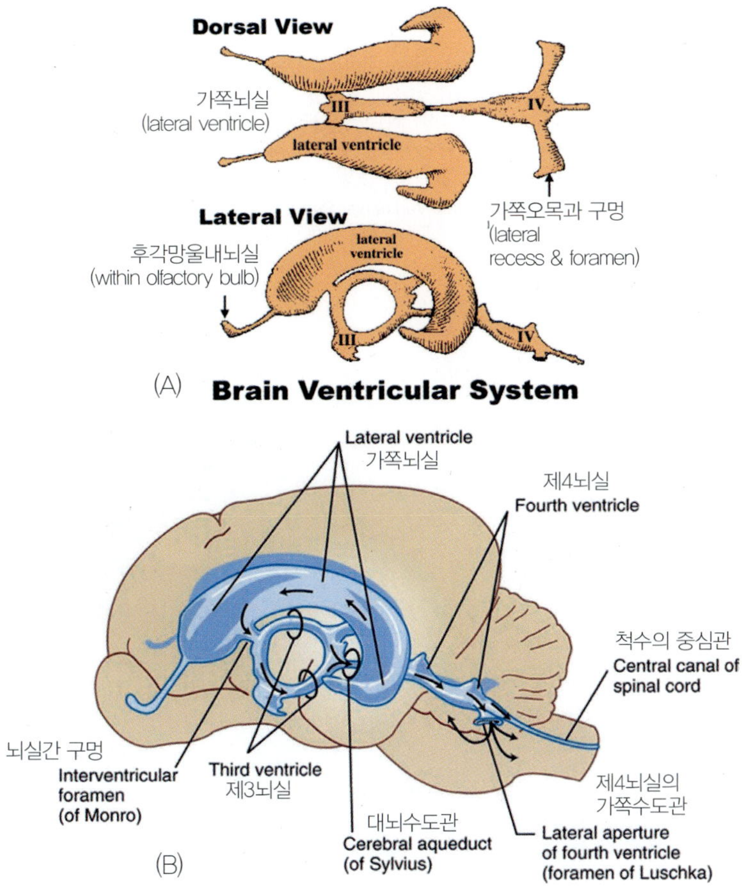

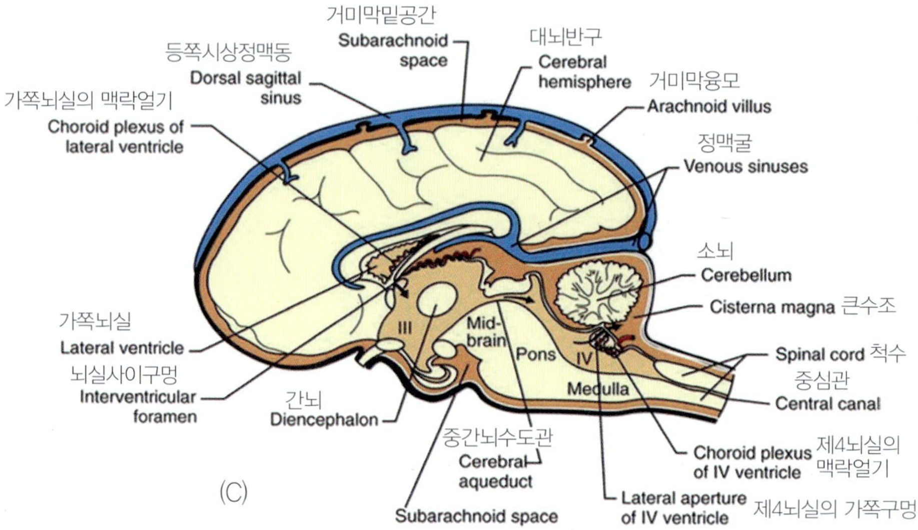

| 그림 11-18 | (a)뇌실계(brain ventricular system)
(b) 뇌척수액의 흐름(뇌실측면)(flow of cerebrospinal fluid, lateral view)
(c)뇌척수액이 분포하는 뇌의 시상면 단면도(뇌실, 지주막하공간 일부, 맥락막, 정맥동)
(midsagittal section of the brain showing portions of the ventricles, subarachnoid space, the choroid plexuses, and the dorsal sagittal sinus)

출처: Brain Ventricular System
Cerebrospinal Fluid and the Blood-Brain Barrier | Veterian Key

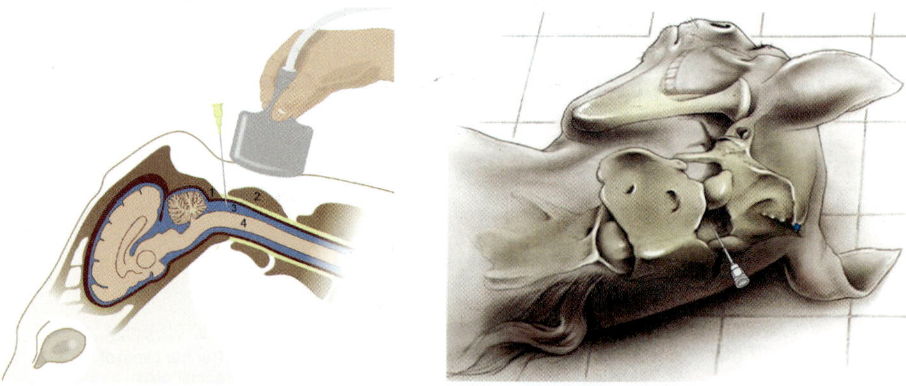

초음파를 이용한 CSF 시료채취(가쪽모습) 등쪽에서 바라본 CSF 채위부위

| 그림 11-19 | 뇌척수액 시료채취부위(site of CSF sample collection)

출처: Ultrasonographic Examination of the Spinal Cord and Collection of Cerebrospinal Fluid from the Atlan-to-Occipital Space in Cattle - Veterinary Clinics: Food Animal Practice
Cerebrospinal Fluid and the Blood-Brain Barrier | Veterian Key

- **맥락얼기(choroid plexus)**: 뇌실 내부에 있는 혈관조직으로 CSF를 생성한다.

뇌척수액(CSF)를 채취하기 위해서는 소뇌숨뇌수조(대수조, cisterna magna)에서 채취한다.

(5) 뇌척수막(meninges)

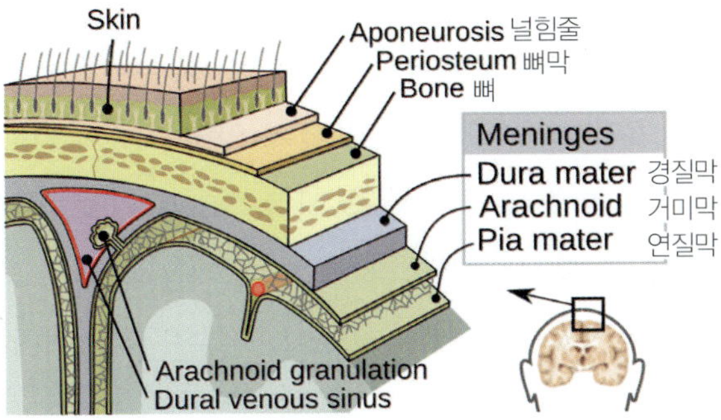

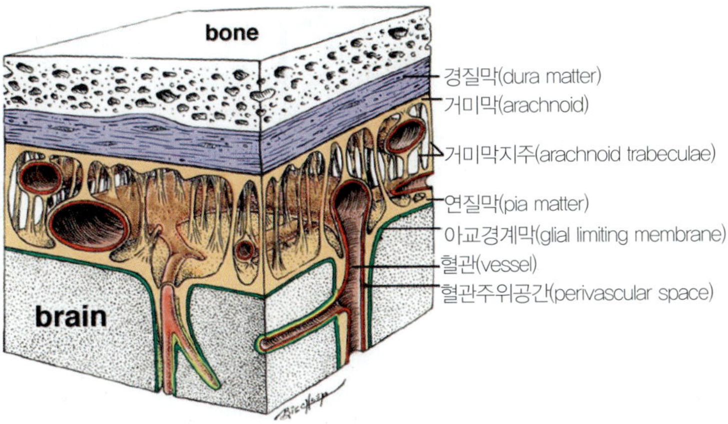

| 그림 11-20 | 뇌척수막구조(structure of meninges)
출처: Meninges-en – Dura mater – Wikipedia
Meninges – Image 1

뇌와 척수를 보호하는 막으로 경막, 거미막, 연막으로 구성되어 있다.

- **경막(dura mater)**: 질긴 섬유성의 결합조직으로 뼈와 연결되어 있는 가장 바깥층이다. 2층으로 구성되어 있어 층 사이에 정맥동이 존재하고, 혈관과 신경을 통해 혈액과 신경공급을 받는다. 뇌보호, 뇌를 두개골에 고정, 혈관과 신경공급역할을 한다.
- **거미막(arachnoid mater)**: 경막과 연막 사이에 있는 막으로 경막보다 얇다. 거미막 안에는 CSF로 가득찬 지주막밑공간(subarachnoid space)이 있어 CNS를 충격으로부터 보호한다.
- **연막(pia mater)**: 거미막과 직접적으로 닿지 않고 지주막밑공간을 통해 연결되며 뇌와 척수표면에 밀착된 가장 안쪽층으로 얇고 섬세하며 혈관이 풍부한 결합조직으로 구성되어 있다. 뇌의 혈관을 감싸고 뇌조직에 혈액을 공급하며 뇌를 보호하고 뇌의 움직임에 도움을 주는 역할을 한다.

(6) 혈액뇌장벽(BBB, blood-brain barrier)

모든 신경세포를 연결하고 지지하는 신경아교세포의 변형된 조직형태로 모세혈관을 둘러싸는 신경아교세포들이 치밀이음부(tight junction)를 구성하여 선택적 물질교환, 뇌에 해로운 물질이나 불필요한 물질로부터 뇌를 보호, 뇌의 대사에 필요한 저분자물질(산소, 나트륨이온, 칼슘이온, 포도당)을 아주 빠르게 투과시키는 기능을 한다.

- **뇌내피세포(cerebral endothelial cells, ECs)**: 뇌혈관을 둘러싸고 있으며 말초내피세포의 다른 형태로 평평한 모양으로 서로 치밀하고 유착성이음으로 연결되어 있다. 치밀이음부는 물질교환통로가 없어 혈액과 뇌 사이 분자교환을 제한한다.
- **혈관주위세포(pericytes)**: 내피세포와 바닥막을 공유하고 밀접하게 소통한

다. 치밀이음부의 수와 성상세포의 분극에 영향을 미친다. 독성화합물을 제거하는 중요한 식세포활성을 나타내고 BBB의 유지 및 조절에 관여, 뇌 혈류, 신경염증 또는 혈관발달과정을 조절한다.

- **별아교세포(astrocytes)**: 별세포의 돌기부분이 내피세포와 혈관을 둘러싸

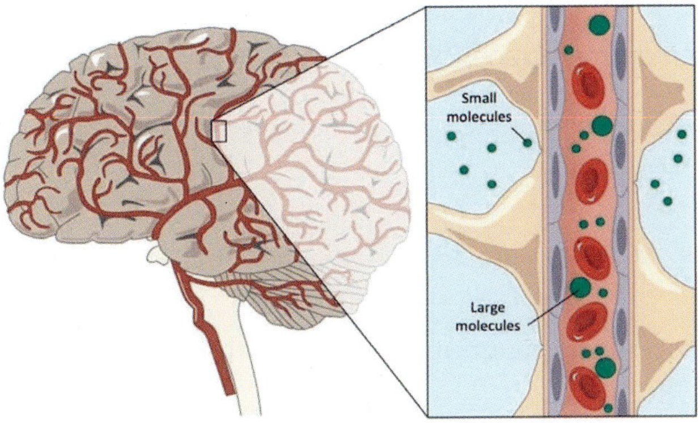

세로단면(longitudinal section)

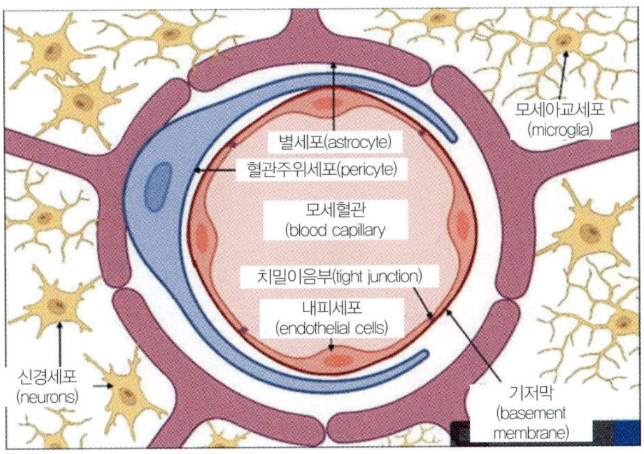

가로단면(cross section)

| 그림 11-21 | 혈액뇌장벽(blood-brain-barrier, BBB): 치밀이음부(tight junction)로 연결된 신경아교세포 구조물
출처: How does the blood-brain barrier work? - Darwin Microfluidics

고 있으며, 발달중인 신경세포의 이동촉진, 칼륨이온과 신경전달물질의 완충역할을 한다. 노폐물관리, 혈류조절, 신경면역조절에 대한 동적신호를 통해 CNS조절에 기여한다.

- **치밀이음부(tight junctions)**: 인접한 세포를 연결하고 세포간공간을 밀봉하여 용질, 이온 및 물의 누출을 방지하는 다중단백질복합체로 분자의 이동을 제한한다.
- **바닥막(basement membrane, 기저막)**: 구조적 지지와 BBB의 기능에 관여한다.

2) 척수(spinal cord)

뇌에서 큰구멍(foramen magnum)을 통해 이어져 척추뼈 안의 척추관을 따라 길게 뻗어 있는 신경다발로 목부위척수(cervical cord, 경수), 가슴부위척수(thoracic cord, 흉수), 허리부위척수(lumbar cord, 요수), 엉치부위척수(sacral cord, 천수), 꼬리부위척수(coccygeal cord, 미수) 등으로 나뉘며 각 분절에는 1쌍의 척수신경(spinal nerves)이 척추사이구멍(intervertebral foramen)을 통해 분지한다. 척수의 굵기는 꼬리쪽으로 갈수록 얇아지지만 앞다리와 뒷다리 부위에서는 공급되는 신경이 많아 두꺼워진다. 꼬리부위척수에서는 말꼬리와 같은 모양의 많은 척수신경가닥들이 모여 있어 말총(cauda equina)이라 한다.

척수는 척수신경, 회색질, 백색질로 구성된다. 척수의 중심에는 나비모양의 회색질이 있고, 그 주위를 백색질이 둘러싸고 있다. 회색질은 신경세포체가 모여 있어 감각정보처리 및 반사작용에 관여하며, 백색질은 회색질주변을 둘러싸고 뇌에서 내려오는 운동명령이나 감각정보를 전달하는 기능을 한다. 중심관(central canal)은 척수의 중심을 통과하는 작은 관으로 뇌척수액이 흐른다. 척수는 뇌와 몸의 다른 부분 사이를 연결하여 정보의 전달, 뇌의 운동명령을 몸에 전달, 반사작용의 중추기능을 담당한다.

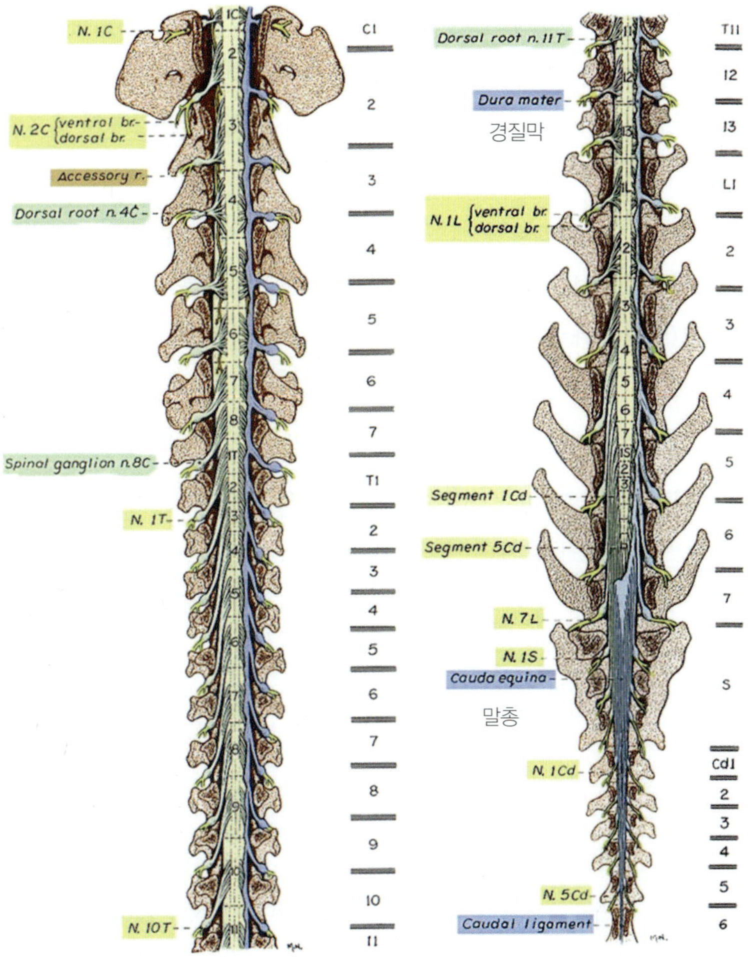

| 그림 11-22 | 척수의 구조(structure of spinal cord)
출처: Canine Spinal Cord

4. 말초신경계(peripheral nerve system, PNS)

말초신경계는 뇌, 척수에서 뻗어나온 신경을 말하며, 몸신경계(somatic nervous system)와 자율신경계(autonomic nerve system, ANS)로 구분한다. 말초신경계는 CNS와 달리 두개골과 척추외부와 내장장기에 분포하며 외부자극을 뇌로, 뇌의 명령을 근육과 장기로 전달하여 몸의 환경을 일정하게 유지한다.

- **감각신경(sensory nerve)**: 몸의 외부자극을 받아들여 뇌, 척수와 같은 중추신경계로 전달한다.(예를 들어 시각신경, 후각신경, 속귀신경 등)
- **운동신경(motor nerve)**: 중추신경계에서 내려오는 명령을 근육, 샘에 전달하여 움직임이나 분비를 일으킨다.(예를 들어 눈돌림신경, 도르래신경, 갓돌림신경, 더부신경, 혀밑신경 등)
- **혼합신경(mixed nerve)**: 감각신경과 운동신경을 모두 포함하여 2가지 기능을 동시에 수행한다.(예를 들어 척수신경, 삼차신경, 안면신경, 혀인두신경, 미주신경 등)

1) 몸신경계(somatic nervous system)

말초신경계의 구성요소인 몸신경계(somatic nervous system)는 신체에서 CNS로 감각정보(촉감, 온감, 열감 등)를 전달하고, CNS에서 골격근으로 전달되는 자발적인 운동명령(걷기, 뛰기, 꼬리흔들기 등)을 수행한다. 이 신경계에는 뇌신경(cranial nerve)과 척수신경(spinal nerve)이 속한다.

〈뇌신경 cranial nerve〉

뇌에서 뻗어나온 말초신경계의 몸신경으로 주로 머리와 목부위에 닿는 12쌍의 신경으로 운동, 감각, 혼합신경들이 존재한다. 뇌신경은 뇌의 앞쪽에서부터 번호를 부여하며 Ⅰ, Ⅱ, Ⅷ 신경은 감각신경, Ⅲ, Ⅳ, Ⅵ, Ⅺ, Ⅻ는 운동신경, Ⅴ, Ⅶ, Ⅸ, Ⅹ는 혼합신경으로 구분한다.

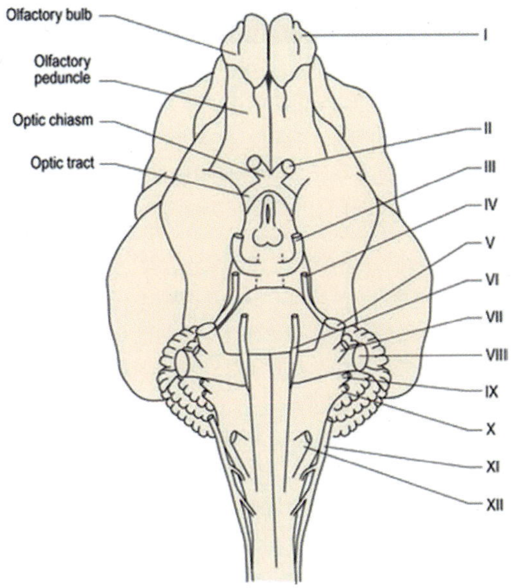

| 그림 11-23 | 뇌신경(I~XII cranial nerves), 우측 로마자
출처: Cranial nerves | Veterian Key

| 표 11-1 | 뇌신경의 기능(classification of 12 cranial nerves)

뇌신경	기능	내용
① 후각신경 (olfactory n.)	감각	제1뇌신경(central nerve Ⅰ, CN Ⅰ)으로 운동기능이 없으며, 비강에서 뇌로 냄새정보를 전달하는 신경이다. 후각신경의 장애나 손상은 후각기능 상실이나 저하가 발생하며 후각신경말단은 외부에 노출되어 이물질에 취약한 구조이나, 재생이 가능한 신경이다.
② 시각신경 (optic n.)	감각	제2뇌신경(CN Ⅱ)으로 눈망막에서 시각정보를 받아 뇌로 전달하는 역할을 한다. 망막에서 나온 시각신경은 신경교차 후에 시상을 거쳐 대뇌 뒤통수엽에 있는 대뇌시각피질로 들어간다. -손상 시 시각장애, 시야손실, 시력저하, 색맹 등 발생
③ 눈돌림신경 (oculomotor n. 동안신경)	운동	제3뇌신경(CN Ⅲ)으로 위눈확틈새를 통해 눈확으로 들어가 안구운동을 가능하게 하고, 바깥눈근육(눈꺼풀올림), 내재눈근육(동공수축, 조절)에 분포한다. - 곧은근, 아래빗근을 조절하여 안구운동제어 - 눈에 들어오는 빛의 양을 조절하기 위해 동공조임근을 수축시켜 동공을 축소시킴 - 손상 시: 안검하수, 사시, 복시, 초점이상, 동공부동증 등 발생

뇌신경	기능	내용
④ 도르래신경 (torchlear n. 활차신경)	운동 (원심성)	제4뇌신경(CN Ⅳ)으로 위빗근도르래(trochlea of superior olique)를 통해 작동하는 눈의 윗빗근에 신경이 분포하여 안구를 아래쪽 및 바깥쪽으로 회전하는 작용으로 안구운동을 정밀하게 제어한다. 축삭의 수를 기준으로는 제일 작은 뇌신경이다. - 손상 시: 안구운동이상, 복시(diplopia 겹보임) 발생
⑤ 삼차신경 (trigeminal n.)	혼합	제5뇌신경(CN Ⅴ)으로 얼굴감각전달과 물기, 씹기 등의 운동조절에 관여하는 신경이다. 뇌신경 중에서 가장 복잡한 구조를 가지며, 하나의 삼차신경이 세 개(눈신경, 위턱신경, 아래턱신경)로 갈라져 삼차신경이라 부른다. 눈신경과 위턱신경은 감각신경이고, 아래턱신경은 감각, 운동신경을 포함한다. - 눈신경: 두피, 이마, 윗눈꺼풀을 포함한 안면상부의 감각정보를 뇌에 전달 - 위턱신경: 아래눈꺼풀, 윗입술, 볼, 코 측면을 포함한 안면중간부의 감각정보를 뇌에 전달 - 아래턱신경: 턱근육, 아래턱의 피부와 점막에 대한 감각을 뇌에 전달하고 턱을 움직이는 근육을 조절(턱의 개구운동, 저작운동, 발음)
⑥ 갓돌림신경 (abducens n. 외전신경)	운동	제6뇌신경(CN Ⅵ)으로 가쪽곧은근(lateral rectus m.)의 움직임을 제어하여 옆쪽으로 응시할 수 있게 하는 뇌신경이다. - 옆을 보거나 활발한 물체운동을 추적에 적용된다. - 손상 시: 복시 발생
⑦ 얼굴신경 (facial n. 안면신경)	혼합	제7뇌신경(CN Ⅶ)으로 얼굴표정근육을 움직이고 혀앞쪽의 미각을 전달하는 기능을 가진 신경이다. 안면표정근육운동, 혀 앞쪽 2/3에서 미각을 뇌로 전달, 눈물샘과 타액샘의 활동을 조절하여 눈물과 침분비를 돕는다. - 손상 시: 벨마비(Bell's palsy-안면신경마비), 안면처짐, 눈꺼풀연축(blepharospasm), 미각변화
⑧ 속귀신경 (vestibuloco- chlear n. 전정와우신경)	감각	제8뇌신경(CN Ⅷ)으로 속귀에서 뇌로 청각정보, 평형정보(신체균형)를 전달하는 신경이다. 안뜰신경과 달팽이신경으로 구성되어 있다 - 안뜰신경 vestibular n. : 이석기관(otolithic apparatus, 타원주머니, 둥근주머니, 머리의 중력과 선형가속도), 반고리관(공간정보-머리의 회전움직임)의 감각을 뇌에 전달한다. - 달팽이신경 cochlear n. : 속귀의 달팽이관에서 청각정보를 뇌까지 전달 - 손상 시: 청력(난청), 신체균형(현기증, 불안정, 협응상실, 균형유지소실) 문제유발

뇌신경	기능	내용
⑨ 혀인두신경 (glossopharyn-geal n. 설인신경)	혼합	제9뇌신경(CN IX)으로 숨뇌의 측면에서 분지하는 혼합성뇌신경으로 삼킴(swallowing, phagia)근육조절, 혀의 뒤쪽 1/3영역의 미각 및 인후두와 편도로부터의 감각정보를 뇌에 전달한다. - 감각기능: 혀의 뒤쪽 1/3부분(입천장, 상부인두, 편도선, 후설)에서의 감각정보(미각), 경동맥부비동 & 신체(혈압과 혈중가스농도)정보를 뇌로 전달 - 운동기능: 삼킴에 도움을 주는 붓인두근(stylopharyngeus m.)을 자극하여 인두를 올리고 삼키는 근육에 도움을 준다. - 자율신경: 침샘에서 타액을 생성 · 촉진시킨다
⑩ 미주신경 (vagus n.)	혼합	제10뇌신경(CN X)으로 자율신경계에서 가장 긴 신경이고, 부교감신경의 주요가지로서 심장박동, 소화, 호흡 등 다양한 신체기능을 조절하며, 감정상태에도 영향을 미친다. - 감각기능: 심장, 폐, 위장관 등의 내장장기의 감각정보를 뇌로 전달 - 운동기능: 위장관의 움직임조절 - 자율기능: 미주신경활성화시 심장박동 낮추고, 소화촉진, 호흡감소, 혈압감소 등의 조절기능과 기침, 재채기 등 반사작용에 관여 - 감정조절: 미주신경 활성화시 불안감이 줄어듦
⑪ 더부신경 (accessory n. 부신경)	운동	제11뇌신경(CN XI)으로 뇌부분과 척수부분으로 구분하며 더부신경의 일부(뇌부분)는 빠르게 미주신경에 결합하여 미주신경을 형성한다. 또 다른 일부(척수부분)의 더부신경이 상완머리근과 등세모근을 자극하여 머리의 회전과 구부리는 기능, 어깨를 들어올리는 기능을 한다. - 기능: 구강내 근육, 목과 등, 어깨의 근육일부 조절 - 손상 시: 지배근육의 약화로 반대쪽으로 머리를 돌리는 데 어려움, 어깨가 처지고 어깨뼈의 움직임이 제한됨
⑫ 혀밑신경 (hypoglossal n. 설하신경)	운동	제12뇌신경(CN XII)으로 입천장혀근(미주신경의 지배)을 제외하고 혀의 모든 외인성, 내인성근육을 자극하는 신경이다. 혀를 내밀고 움직이는 등 말하기와 삼키기에 필요한 혀움직임을 제어한다. - 손상 시: 혀근육약화 · 마비, 삼키기 · 씹기 어려움, 혀움직임 문제 발생

〈척수신경 spinal nerve〉

척수신경은 PNS의 몸신경계이며 척수에서 갈라져 나와 신체로 퍼지는 신경으로 척수(spinal cord)와 신체(머리, 목 제외)를 연결하고 있다. 척수신경은 운

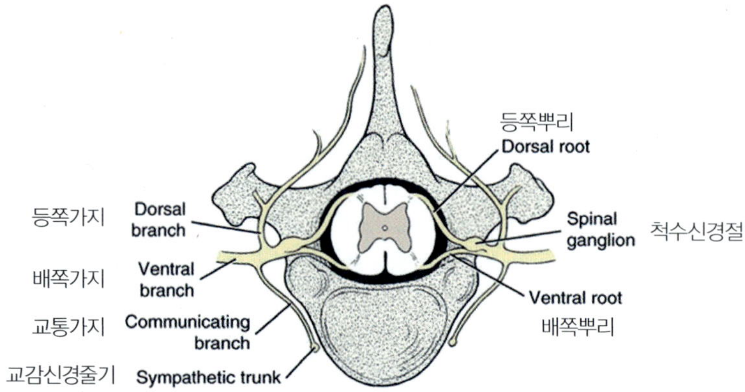

척수신경 도식도(diagram of a spinal nerve)

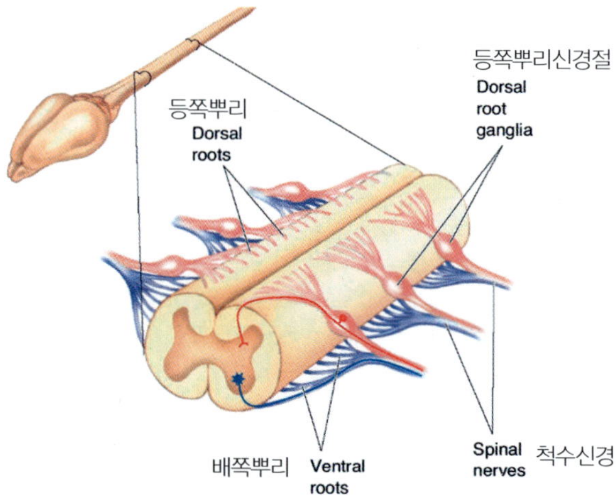

등쪽뿌리, 배쪽뿌리, 등쪽신경절

| 그림 11-24 | 척수신경의 도식도(schematic diagram of spinal nerves)

출처: Spinal Nerves | Veterian Key
[신경과학] 7.2 : 척수와 말초신경계의 구조 (tistory.com)

동, 감각, 자율신호(심박, 소화, 호흡)를 모두 전달할 수 있는 혼합신경으로 몸의 감각정보(촉각, 통각, 체온 등)를 CNS에 제공하고 CNS의 명령을 근육과 기관에 전달한다.

척수에서 분지된 감각신경인 등쪽뿌리(dorsal root)와 운동신경인 배쪽뿌리(ventral root)가 합쳐져 척추사이구멍(intervertebral foramen)으로 나와서 등쪽가지(dorsal rami)와 배쪽가지(ventral rami)로 갈라진다. 이때 등쪽뿌리신경들의 세포체가 신경절(dorsal root ganglion)을 이룬다. 척수신경의 뒷가지는 등근육과 등쪽피부에 신경섬유들을 공급한다.

척수신경의 고리뼈(atlas)의 날개파임(alar notch)에서 첫 분지(1번 목신경)가 되며, 2번 목신경은 C1과 C2사이의 척수사이구멍에서 분지된다. 이후 신경은 척추사이구멍에서 계속 분지되어 척수신경은 경추뼈의 수 +1, 나머지는 각 부위별 척추뼈의 숫자와 척추신경쌍의 숫자가 동일하다.

〈상완신경얼기 brachial plexus〉

앞다리쪽에 신경(C6~T2)들이 서로 얽히고 분지하여 상완신경얼기를 형성한다. 상완신경얼기를 이루는 대표적인 신경은 겨드랑신경(axillary n.), 근육피부신경(musculocutaneous n.), 노신경(radial n.), 정중신경(median n.), 자신경(ulna n.)이다

- **노신경(radial n. 요골신경)**: 앞다리굽이관절(elbow joint), 발목(wrist), 발가락(toes)을 펴는 근육에 신경이 연접하고, 동물이 다리를 펴고 발을 움직일 수 있도록 한다. 앞다리 바깥쪽과 발등의 감각을 중추신경에 전달한다. 이 신경이 손상되면 개가 발을 질질 끌면서 손상된 다리로 체중을 지탱하기 어려워 심각한 파행을 유발할 수 있다.
- **정중신경(median n).**: C6~T1에서 유래한 신경으로 앞발목(carpus), 앞발가락(digit)을 굽히고 다섯번째 발가락을 제외한 손의 앞발바닥표면의 감

각을 중추신경에 전달한다.

- **자신경(ulnar n. 척골신경)**: 자신경은 자쪽앞발목굽힘근(flexor carpi ulnaris)과 깊은발가락굽힘근(deep digital flexor muscles)에 운동기능을 제공하고, 앞발목굽힘(wrist flexion)과 발가락굽힘(digit flexion)에 필수적이다. 자신경손상시 앞다리운동신경에 경미한 영향을 미쳐 전문적인 신경학적 검사 없이는 부상을 발견하기 어렵다.

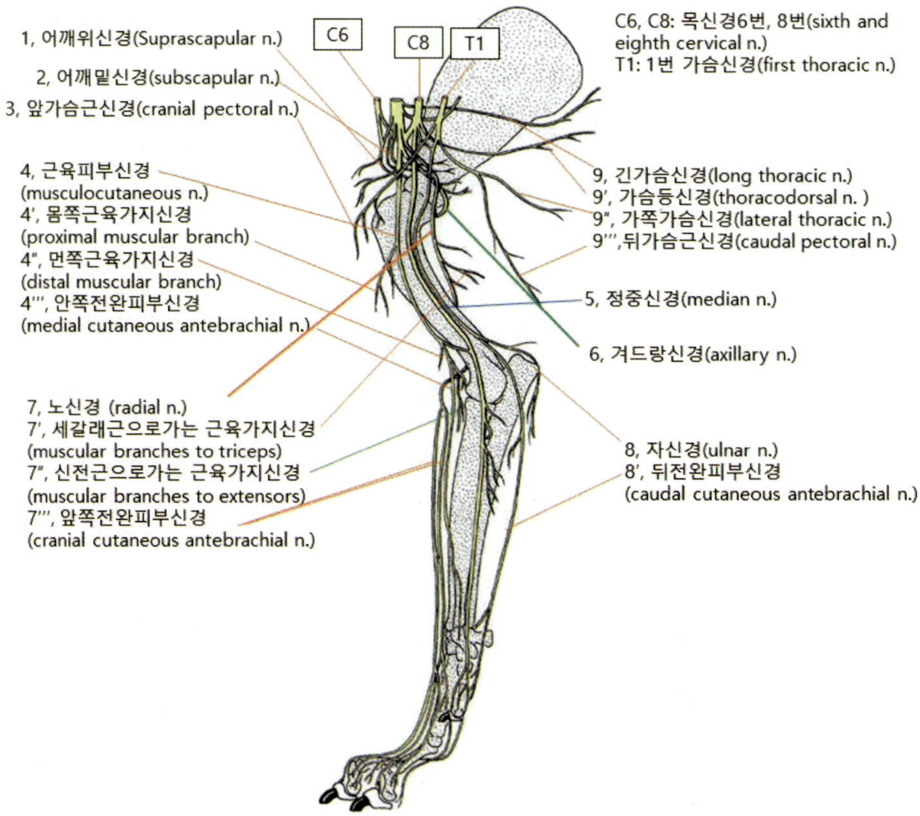

| 그림 11-25 | 개의 앞다리신경(canine brachial plexus nerve)
출처: Spinal Nerves | Veterian Key

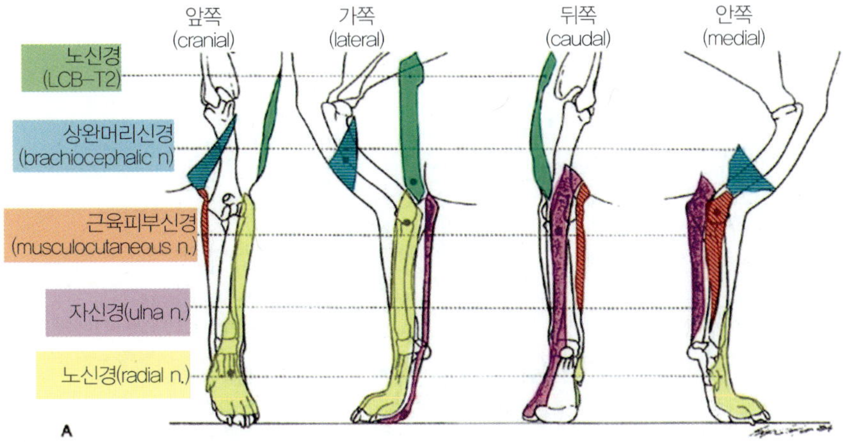

| 그림 11-26 | 앞다리신경의 조절부위(control area of the forelimb nerve)
출처: Fundamentals of Regional Anesthesia Using Nerve Stimulation in the Dog | IVIS

〈허리엉치신경얼기 lumbosacral plexus L3~S2〉

뒷다리쪽 신경들(L4~ S3)이 서로 얽히고 분지하여 허리엉치신경얼기를 형성한다. 허리엉치신경얼기를 이루는 대표적인 신경은 넓적다리신경(femoral n.), 폐쇄신경(obturator n.), 궁둥신경(sciatic n.), 두렁신경(saphenous n.), 골반신경(pelvic n.)이다.

- **넓적다리신경(femoral n. 대퇴신경)**: 무릎을 펴는 넓적다리네갈래근(quadriceps femoris)과 엉덩관절굽힘근육(hip-flexing muscle)에 중요한 운동조절기능을 제공하며 허벅지 앞쪽과 다리와 발의 안쪽감각을 중추신경계에 전달한다. 허리신경얼기(lumbar plexus nerve)가 손상되면 개구리걸음(frog walk)이 나타나 무릎이 굽고(flexed stifle) 엉덩관절굽힘(hip flexion)이 감소하며 환부의 감각소실, 근위축이 발생한다.
- **궁둥신경(sciatic n. 좌골신경)**: 뒷다리에서 가장 큰 신경으로 다리, 발, 고리의 운동과 감각기능을 담당한다. 허리에서 시작하여 뒷다리를 따라 내려

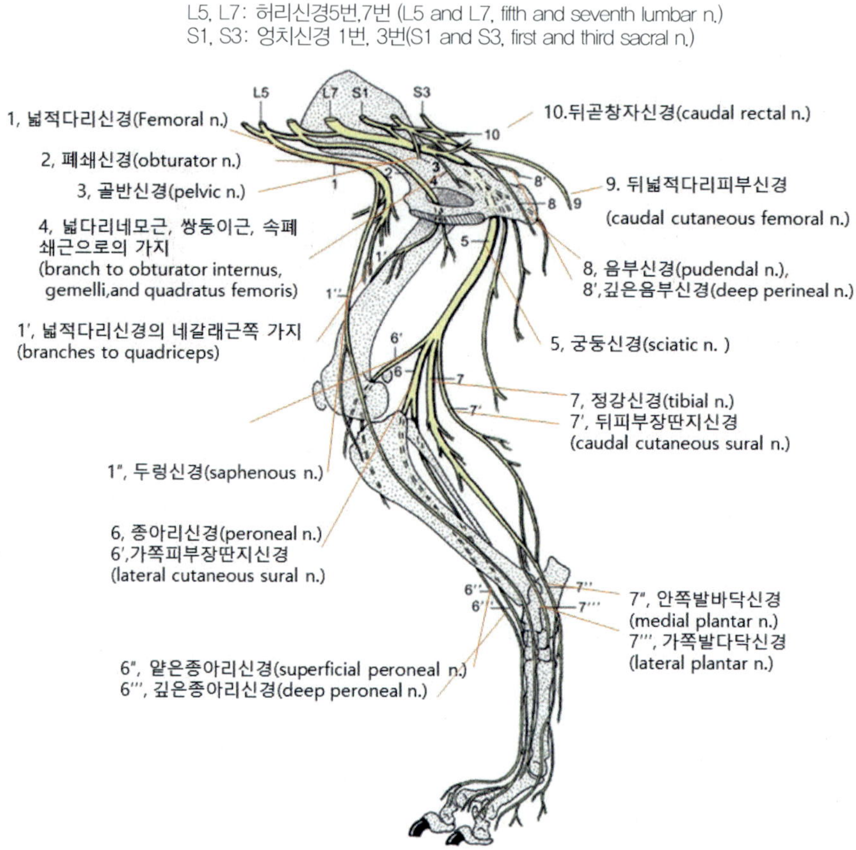

| 그림 11-27 | 개의 허리엉치신경얼기(canine lumbosacral plexus)

출처: Dyce, Keith M – Dyce, Sack, And Wensing's Textbook Of Veterinary Anatomy–Saunders (2017) p312

간 후 정강신경(tibial n.)과 종아리신경(fibular n.)으로 갈라져 허벅지, 종아리, 발근육을 지배한다. 걷기, 달리기 등 일반적인 이동에 필요하며, 신경이 손상되면 다리에 통증, 쇠약, 감각상실이 발생할 수 있다.

- **두렁신경(saphenous n. 복재신경)**: 두렁신경은 감각신경으로 무릎, 종아리, 발, 엄지발가락까지 뒷다리안쪽의 감각을 중추신경계에 제공한다. 넓적다리신경의 말단분지인 두렁신경은 운동기능이 없어 근육을 조절하지 않는다.

- **정강신경(tibial n. 경골신경)**: 정강신경은 발바닥(plantar), 발목(hock), 발가락(digit)의 굽힘, 발 안쪽으로의 움직임(inversion)을 포함한 운동기능을 조절한다. 발바닥과 발꿈치의 발바닥표면에서의 감각신호를 중추신경계에 전달한다. 이 신경 손상시 아래로 처진 발목(dropped hock)걸음, 발의 약화, 발바닥감각상실이 발생한다.

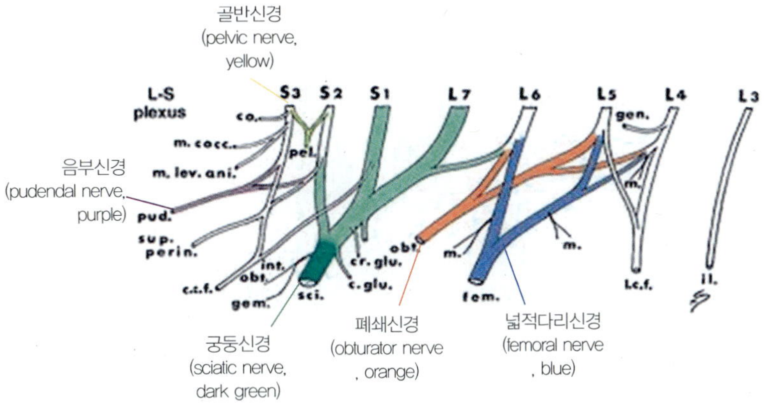

| 그림 11-28 | 개의 허리엉치신경얼기(canine lumbosacral plexus)
출처: Img21-1 (umn.edu)

신경총은 골반가지를 지배하는 3개의 주요신경(넓적다리신경 femoral n., 폐쇄신경 obturator n., 궁둥신경 sciatic n.)과 골반으로 가는 2개의 주요신경(음부신경 pudendal n., 골반신경 pelvic n.)을 생성한다. 신경총에서 나오는 다른 신경들은 둔근(gluteal)과 골반횡격막(pelvic diaphragm)근육, 그리고 여러 피부신경을 지배한다. 넓적다리신경(파란색)은 허벅지의 앞쪽근육을 지배, 폐쇄신경(주황색)은 내전근(adductor m.)을 지배, 궁둥신경(짙은녹색)은 나머지 사지근육(넓다리뒤인대 hamstring, 다리근육 crus m.)을 지배한다. 음부신경(pudendal n., 보라색)은 몸신경을, 골반신경(pelvic n., 노란색)은 골반에 내장신경자극을 전달한다.

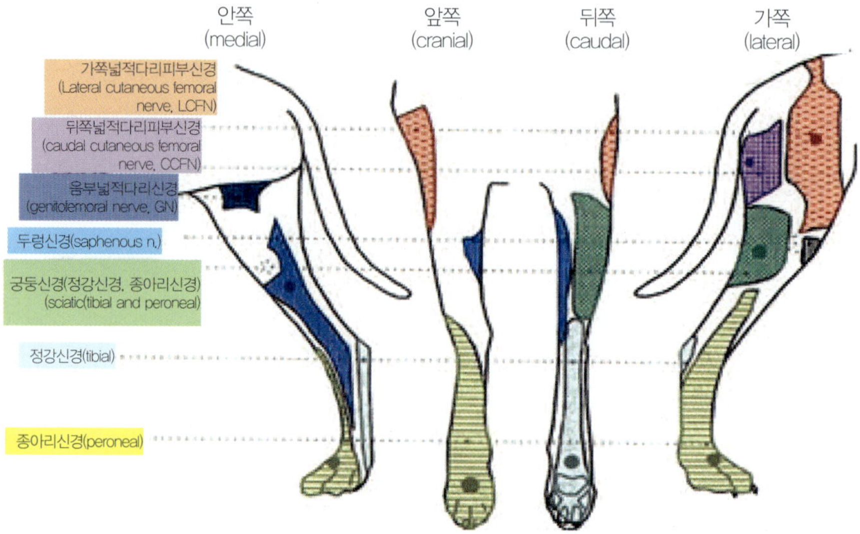

| 그림 11-29 | 뒷다리신경의 조절부위(control areas of the hindlimb nerves)

출처: Fundamentals of Regional Anesthesia Using Nerve Stimulation in the Dog | IVIS

2) 자율신경계(autonomic nervous system, ANS)

자율신경계는 말초신경계에 속하며 민무늬근육(non-striated muscle), 심장근육, 외분비샘, 일부 내분비샘을 조절하여 심혈관기능, 호흡기능, 소화기능, 비뇨생식기능, 체온조절기능 등 신체의 내부환경을 유지하는 역할을 한다.

자율신경계는 비자발적 운동신경으로서 신경절이전신경세포(preganglionic neuron, 절전신경세포)와 신경절이후신경세포(postganglionic neuron, 절후신경세포)로 구분한다. 일반적으로 신경절이전신경세포는 세포체가 CNS에 위치하며 축삭(axon)이 말초로 이어지고, 신경절(ganglion)에서 신경절이후신경세포와 연접(synapse)을 이루며, 이후 신경절이후신경세포는 각 내부장기나 민무늬근, 샘 등에 접합하여 조절한다. 일반적으로 신경절이전신경세포는 말이집신경섬유(myelinated fiber)이고 신경절이후신경세포는 민말이집신경섬유(unmyelinated fiber)이다.

- **신경절(ganglion)**: 뇌와 척수를 제외한 말초신경계에서 신경세포체의 집합체

자율신경계는 교감신경과 부교감신경으로 구성되고 이들은 기능성적으로 상호길항작용을 한다. 내장장기들은 일반적으로 교감신경과 부교감신경의 이중지배를 받기 때문에 한편으로는 촉진되고 다른 한편으로는 억제되는 길항적 반응을 보인다.

신경절이전신경과 부교감신경의 신경절이후신경 말단에서는 아세틸콜린(acetylcholine)이 유리되고, 교감신경 신경절이후섬유말단에서는 노르에피네프린(norepinephrine)이 유리된다. 따라서 아세틸콜린을 유리하는 신경섬유를 콜린성뉴런(cholinergic neruon), 노르에피네르린을 유리하는 신경섬유를 아드레날린성뉴런(adrenergic neuron)이라 한다.

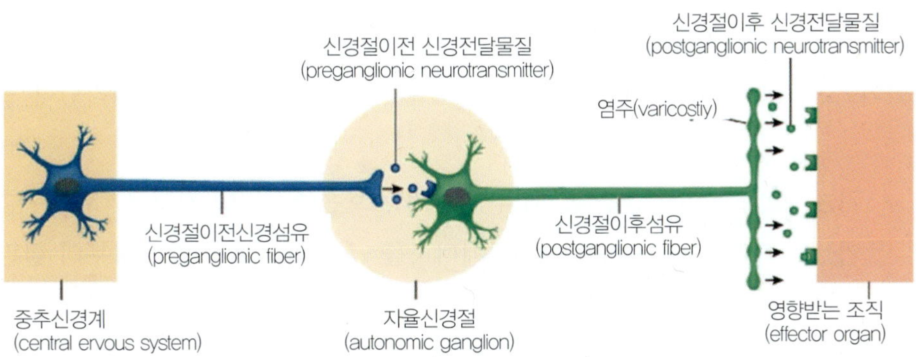

| 그림 11-30 | 신경절이전신경섬유, 신경절, 신경절이후신경섬유의 모식도
(diagram of preganglionic fiber, ganglion, postganglionic fiber)
출처: 파일:절전절후신경.png - 나무위키 (namu.wiki)

〈교감신경계 sympathetic nerve system〉

교감신경은 척수의 등쪽과 허리쪽 사이(T1~L2)에서 신경절이전신경이 나오기 때문에, 신경절이전신경은 척수 중간가측사이핵(intermediolateral nucleus, IML, 중간외측핵)의 신경세포에서 시작하여 몸운동신경섬유들과 함께 척수를 나온 후 교감신경만 분리되어 백색교통가지(white communicating ramus)가 되어 척수의 옆에 위치한 척추곁신경절(paravertebral ganglion)에서 신경절이후신경과 연접(synapse)을 형성하고, 여기서 나온 일부분의 새로운 뉴런은 회백색교통가지(gray communicating ramus)를 통해서 나와 다시 척수신경과 합하여 주행하며, 일부는 척추곁신경절을 통과하여 말초교감신경절에서 연접을 이루기도 한다. 신경절이후신경은 직접 조절장기에 도달하기 때문에 교감신경계는 신경절이후신경이 신경절이전신경보다 길다.

위급한 상황에 대비하여 에너지를 저장하고 신체기능을 활발하게 하는 등 환경의 변화에 따른 항상성에 관여하기 때문에 이화신경계(catabolic nervous system)라고도 한다. ANS의 한 부분으로 싸우거나 도망과 관련되며 신체적, 정신적 스트레스에 대처하는 역할을 한다. 긴장하거나 공포시에는 교감신경이 활성화되어 맥박이 빨라지고 호흡이 깊어지며 혈압이 높아지는 반응이 나타난다.

- **기능**: 혈압조절(혈관수축, 심박수 증가), 호흡조절(기관지확장, 호흡수증가), 소화억제(소화관운동억제, 에너지를 근육과 뇌로 집중), 피부의 혈관수축, 땀분비촉진, 동공확대

〈부교감신경계 parasympathetic nerve system〉

뇌줄기(brain stem)와 엉치뼈(sacrum)에서 기시한다. 시상하부의 시각로위핵(supraoptic nuclei, 시삭상핵)에서 기시하여 뇌하수체뒤엽(posterior pituitary)에 이르는 시각위뇌하수체로(supraopticohypophyseal track) 제 Ⅲ, Ⅶ,

| 표 11-2 | 교감신경과 부교감신경 활성화에 따른 신체 및 특징

신체부위		교감신경	부교감심경
동공		확장	수축
눈물샘		관수축	분비증가
침샘		점도 높은 침	수분성 침 증가
심장		심박증가	심박감소
혈압		상승	감소
근육내 혈관		이완	수축
피부 혈관		수축	이완
호흡		증가	감소
폐, 기관지		이완	수축
위장관(소화)		운동감소	운동증가
답즙분비		감소	증가
신장		레닌 분비	
방광		이완	수축
요도조임근		수축	이완
땀샘		분비증가	
지방세포		이화작용증가	
부신속질(신경계)		Epi 분비	
신경전달 물질	신경절	acetylcholine	acetylcholine
	신경-근육	Norepinephrine	acetylcholine
절전경, 절후신경		신경절이전신경이 짧고, 신경절이후신경이 길다	신경절이전신경이 길고, 신경절이후신경이 짧다.
신경기원		T1 ~ L4 or 5	CN Ⅲ, Ⅶ, Ⅸ, Ⅹ, S1, S2

Ⅸ, Ⅹ 뇌신경(cranial nerve, CN)과 골반신경(pelvic nerve) 등 대부분 조절하는 장기 또는 인접부위에 위치한 신경절에서 연접을 이룬 후 매우 짧은 신경절 이후섬유가 평활근이나 분비세포를 조절한다. 휴식과 소화, 수면을 담당하며 신체의 기능을 이완시켜 몸의 보호하고, 에너지의 유지와 회복에 관여하기 때문에 동화신경계(anabolic nervous system)이라고도 한다.

- **기능**: 심장박동감소, 혈압감소, 혈액소화기관으로 이동, 동공축소, 소화기능활성 등 몸을 이완시키는 역할을 한다.

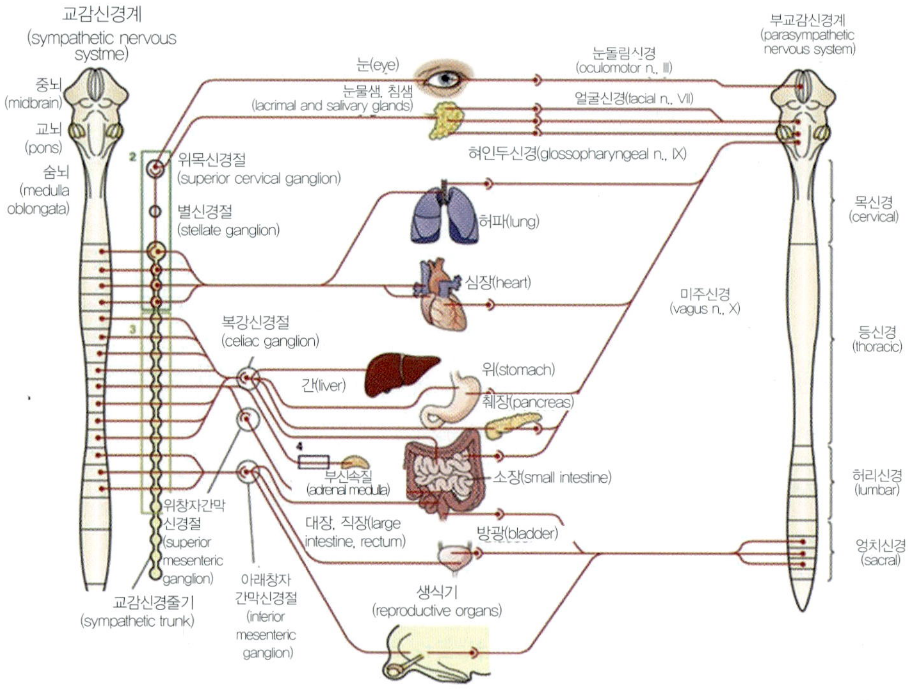

| 그림 11-31 | 교감신경계와 부교감신경계가 지배하는 장기
(organs controlled by the sympathetic and parasympathetic nervous systems)
출처: The Autonomic Nervous System | Veterian Key

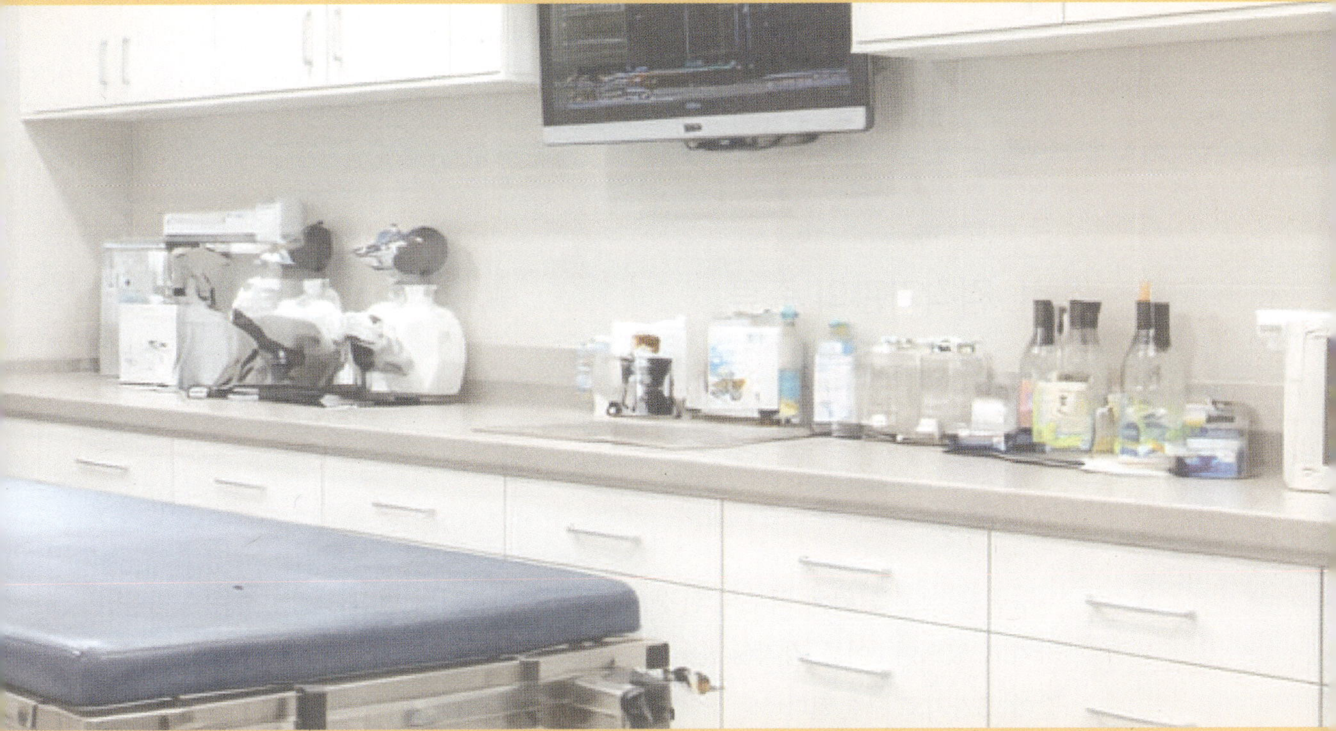

chapter 12

감각기계

학습목표

1. 감각기관의 종류와 특징에 대해 알아본다.
2. 특수감각(시각, 청각, 후각, 미각)의 기능과 특징에 대해 알아본다.
3. 피부의 기능과 특징에 대해 알아본다.

1. 감각기관의 종류

1) 동물의 감각

동물은 생존을 위해 외부의 환경 및 내부 신체환경의 변화를 감지하는 능력을 가지고 있으며, 이를 감각(sense)기관에서 감지하게 된다. 감각은 아래의 표와 같이 3가지로 구분된다.

| 표 12-1 | 감각의 종류

감각 종류	생체 감각
1. 특수감각(special sense)	시각, 후각, 미각, 청각 및 평형감각
2. 피부감각(skin sense)	촉각, 압각, 온각, 냉각, 통각
3. 내장감각(visceral sense)	목마름(갈증), 배고픔, 요의, 변의

특수감각과 피부감각은 외부의 주위환경을 살피는 데 사용된다. 즉, 특수감각을 통해 외부의 장애물을 보며 위험한 소리를 감지할 수 있으며, 냄새를 맡아 동료를 구별하고, 음식물의 맛을 보아 유해물질을 짐작하고, 피부감각을 통해 외부의 온도, 촉감, 압력 등을 감지한다. 내장감각은 몸 안에서 일어나고 있는 내부환경을 감지한다. 이번 장에서는 특수감각기관과 일부 피부감각기관의 해부학과 생리학에 대해 알아보도록 한다.

2. 특수감각

1) 눈-시각(visual sense)

(1) 눈의 해부학

눈(안구, eyeball)은 시각을 담당하는 기관으로, 광수용체를 통해 빛자극을 감지하고 이를 신경자극으로 전환하여 뇌로 전달하는 기능을 한다. 안구의 외부 구조에는 보호기능을 담당하는 상·하안검(위아래 눈꺼풀)이 있으며, 개의 경우 속눈썹(eyelashes)은 윗눈꺼풀에만 존재한다는 특징이 있다. 두 눈꺼풀이 만나는 안쪽 지점을 내안각(내측눈구석, Medial canthus), 가쪽 지점을 외안각(외측눈구석, Lateral canthus)이라 하며, 외안각 쪽의 등측(위쪽)에는 주 눈물샘(Lacrimal gland)이 위치한다. 또한 내안각 쪽에는 제3눈꺼풀(제3안검)이 위치하며, 그 기저부에 있는 제3안검선이 비정상적으로 돌출되어 붉게 부어오르는 질환을 체리아이(Cherry eye)라고 한다. 눈은 구형의 기관으로, 3개의 막(층)으로 구성되어 있다. 3개의 막은 [표 12-2]와 같이 외막, 중간막, 내막이며 가장 바깥쪽의 외막(섬유층)은 안구형태를 유지하고 보호하며, 중간막(혈관층)은 안구영양공급, 수정체와 동공크기의 조절에 관여하고, 가장 안쪽의 내막(신경층)은 시각자극을 신경자극으로 변환하여 뇌로 전달한다.

| 표 12-2 | 눈의 구조와 구성요소

눈의 구조와 구성요소

외부

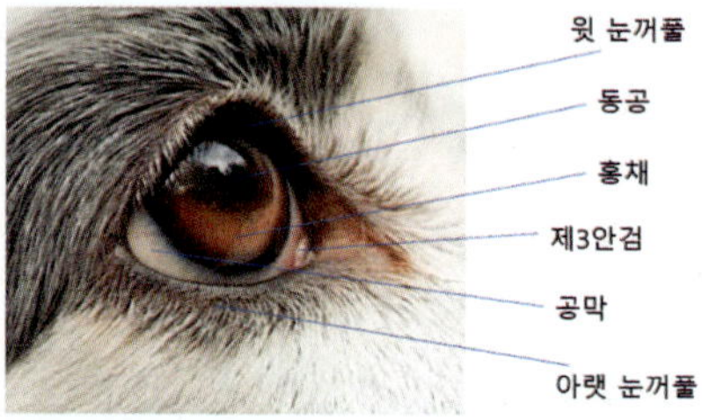

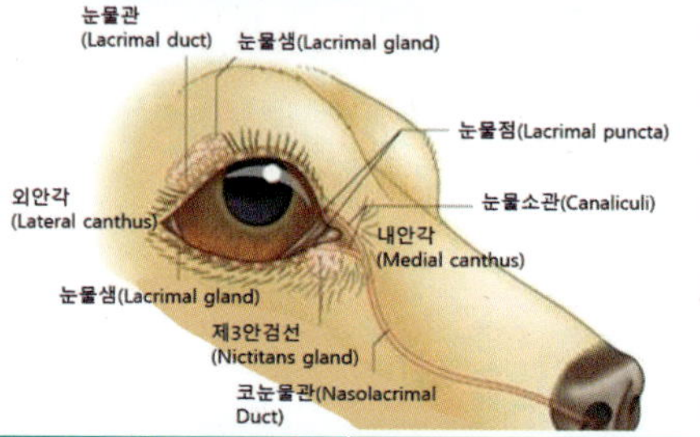

내부

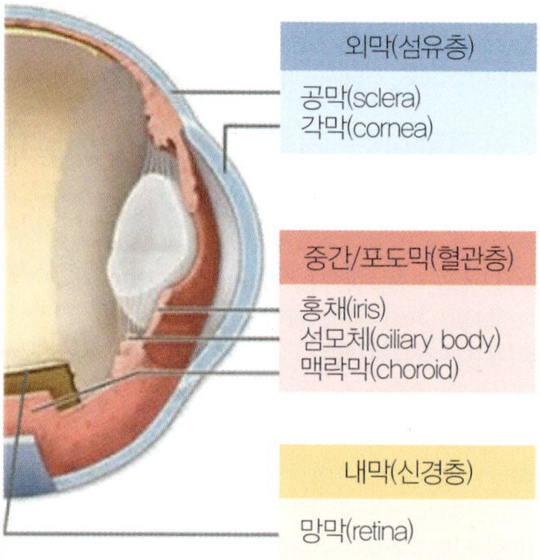

안구구성	구성요소들
외막(섬유층 fibrous tunic) : 안구의 형태유지, 보호	공막(sclera) 각막(cornea)
중간막(혈관층, vascular tunic), 포도막(uvea) : 혈관의 발달, 빛, 수정체 조절	홍채(iris) 섬모체(ciliary body) 맥락막(choroid) 반사판(tapetum lucidum)
내막(신경층, nervous tunic) : 시각자극을 감지하여 뇌로 전달함	망막(retina) 막대세포(rod cell) 원뿔세포(cone cell) 시신경원반(optic disc)

① 외막(섬유층, fibrous tunic)

안구의 외막은 공막(sclera)과 각막(cornea)이며, 두 조직 모두 치밀한 콜라겐 섬유(collagen fibers)를 포함한 결합조직으로 구성된다.

- **각막(cornea)**: 눈의 앞부분을 덮고 있는 투명한 구조로, 빛이 가장 먼저 통과하는 부분이다. 혈관이 없으며, 투명성과 곡률이 빛의 굴절에 중요한 역할을 한다.
- **공막(sclera)**: 눈의 나머지부분을 싸고 있는 흰색의 질긴 조직으로, 일반적

으로 흰자위라고 한다. 눈의 형태를 유지하고 외부충격으로부터 눈을 보호한다.

두 조직 모두 같은 기원과 유사한 섬유구조를 가지지만, 각막은 조직배열의 정밀도와 수분함량조절을 통해 투명성을 유지한다는 점에서 차별화된다.

② 중간막(혈관층, vascular tunic / uvea- 포도막)

중간막은 포도막으로도 불리며, 혈관과 신경이 풍부하다. 이 막은 다량의 멜라닌색소를 함유하여 먹포도의 검은 껍질의 안쪽처럼 검게 보이며, 암실과 같은 역할을 한다. 이 막은 맥락막과 섬모체, 홍채의 3개의 부분으로 나뉜다.

- **맥락막(choroid)**: 공막 안쪽에 위치한 얇은 암흑갈색의 막이며, 혈관이 풍부하여 망막에 영양분을 공급한다. 멜라닌색소가 풍부하여 광선을 흡수하는 기능도 한다.
- **섬모체(모양체)(ciliary body)**: 혈관이 풍부한 결합조직으로, 맥락막과 홍채 사이에서 고리모양을 이루고 있다. 섬모체근(ciliary muscle)은 수정체의 두께를 조절하며, 섬모체돌기(ciliary process)는 액체(방수)를 생성한다.
- **홍채(iris)**: 홍채는 눈동자의 색을 결정하는 부분으로, 동공(pupil)의 크기를 조절하여 들어오는 빛의 양을 조절한다. 홍채의 결합조직 사이에

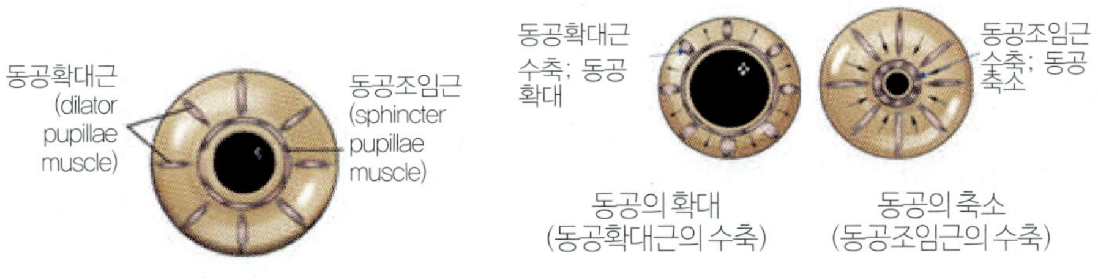

| 그림 12-1 | 동공확대근과 동공조임근의 모식도
출처: https://veteriankey.com/uvea-2/

는 동공의 크기를 조절하는 근육, 즉 동공조임근/동공괄약근(sphincter pupillae muscle)과 동공확대근/동공산대근(dilator pupillae muscle)이 있다. 원형으로 배열된 동공조임근이 수축하면 동공은 줄어들게 되고, 방사상으로 배열된 동공확대근이 수축하면 동공이 확대된다.

③ 내막(신경층, nervous tunic)

망막(retina): 빛을 감지하는 광수용체세포(막대세포와 원뿔세포)가 위치한 층으로, 빛을 신경신호로 변환하여 시신경으로 전달한다.

(2) 눈의 주요 부속 구조

- **수정체(lens)**: 투명하고 앞뒤로 볼록한 구조로, 가까운 곳과 먼 곳을 볼 때 굴절을 조절하는 역할을 한다. 섬모체근육의 수축과 이완으로 모양이 변한다.
- **방수/안방수(aqueous humor)**: 앞방/전안방(anterior chamber)과 뒤방/후안방(posterior chamber)을 채우는 액체로, 각막과 수정체에 영양을 공급하고 안압을 유지한다.
- **유리체/초자체(vitreous body)**: 안구의 후방 대부분을 채우는 투명하고 말랑말랑한 젤형태의 물질로, 안압과 안구의 형태를 유지하는 역할을 한다.
- **중심오목(central Fovea)**: 망막의 중앙축부위에 약간 오목한 부분이며 물체를 응시할 때 상이 맺히는 중심자리이다. 사람의 안구에는 이 위치에 황반(macula lutea)이 명확하게 존재하나, 개에서는 명확한 중심오목과 황반(macula) 대신, 시세포가 상대적으로 밀집된 중심부(area centralis)가 있다는 의견도 있다.
- **시신경원반/시신경유두(optic disc)**: 망막에서 시신경이 눈을 빠져나가는 부위로, 망막신경절세포의 축삭들이 모여 시신경을 형성하는 출발점이다. 이 부위에는 광수용체가 없어 빛을 감지하지 못하므로 '맹점(blind spot)'이라 한다. 정상적인 안저검사에서 시신경원반은 창백한 황백색을 띠며,

혈관이 연결된 모습이 관찰된다. 수의안과학에서는 시신경원반의 모양, 색, 경계, 함몰정도를 평가하여 녹내장, 시신경염, 유두부종 등의 진단과 예후판단에 활용한다.

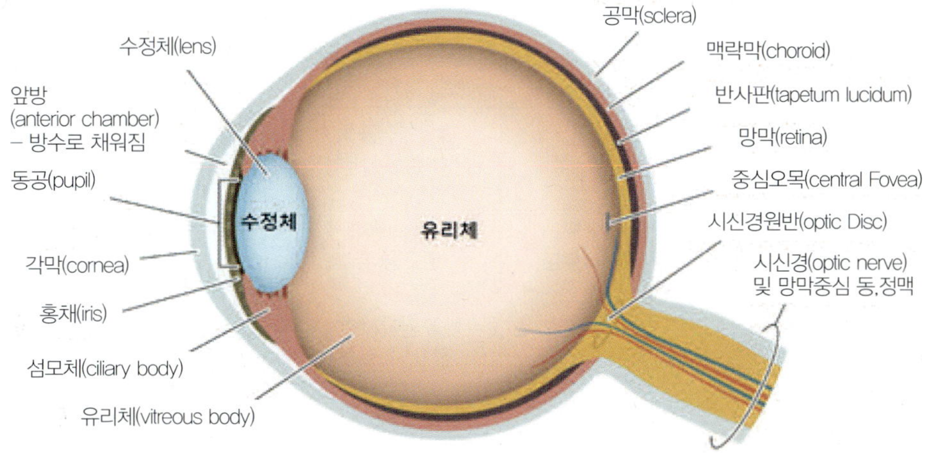

| 그림 12-2 | 눈(안구)의 구조
출처: https://clever.pet/blogs/posts/taking-care-of-your-dogs-eye-health

(3) 눈(시각)의 생리학

① 빛의 전달경로

외부의 빛은 투명한 각막을 지나 빛의 양에 따라 홍채의 수축, 이완을 통해 적절한 양으로 조절되어 방수(안방수), 수정체를 통해 굴절되고 젤리와 같은 형태의 투명한 유리체(초자체)를 통과하여 망막에 상이 맺힌다. 빛의 전달경로를 순서대로 정리하면 [표 12-3]과 같다.

| 표 12-3 | 빛의 경로와 각 기관의 명칭 및 기능

순서	명칭	위치	기능	주요 특징
1	각막 (cornea)	눈의 가장 바깥, 전면부	빛을 수용하고 굴절시킴	1번째 매질, 무혈관 투명조직
2	방수 (aqueous humor)	각막과 수정체 사이 공간	빛 통과 및 영양공급, 안압유지	투명한 액체, 2번째 매질
3	동공 (pupil)	홍채중앙의 개구부	들어오는 빛의 양을 조절	홍채의 근육운동에 따라 크기가 조절됨
4	수정체 (lens)	동공 뒤, 섬모체 안쪽	초점조절을 통해 망막에 상을 정확히 맺음	탄력성 있는 양면이 볼록한 렌즈, 3번째 매질
5	유리체 (vitreous humor)	수정체 뒤, 안구의 대부분	빛의 통과, 안구형태유지	젤형태의 투명물질, 구조적 안정성유지, 4번째 매질
6	망막 (retina)	안구의 가장 안쪽 벽면	빛을 감각세포에서 전기신호로 전환	막대세포와 원뿔세포 존재, 시각수용기
7	시신경 (optic nerve)	망막에서 뒤통수엽(후두엽)까지 연결	전기신호를 뇌로 전달	시각정보전달, 시신경원반에서 시작됨
8	시각피질 (visual cortex)	대뇌 뒤통수엽	전기신호를 해석하여 영상으로 인식	시각인식의 최종처리부위

② 방수의 생산과 흐름

안구의 앞방(anterior chamber)과 뒷방(posterior chamber)은 방수(aqueous humor)라는 맑은 액체로 채워져 있으며, 이 방수는 안압유지와 빛의 굴절조절에 중요한 역할을 한다. 방수의 생산과 흐름은 [그림 12-3]에 표시되어 있다. 방수는 ①모양체(섬모체)의 모양체돌기에서 생산되어, ②수정체와 홍채 사이의 공간인 뒷방(posterior chamber)을 거쳐 각막과 홍채 사이에 형성된 앞방(anterior chamber)을 지나 공막과 각막이 이어지는 부위의 ③공막정맥굴(scleral venous sinus)을 통해 순환된다. 만일 이 방수의 순환에 문제가 발생하면 안압이 상승하는 녹내장(glaucoma)이 발생할 수 있다. 또한 사람과 마찬가지로 개도

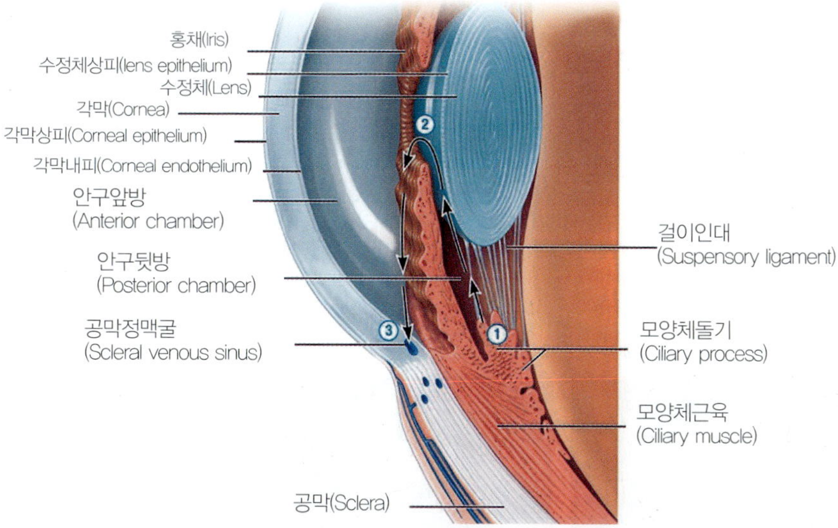

| 그림 12-3 | 방수의 생성과 흐름(방수의 흐름은 검은색 화살표로 표시함)
출처: https://quizlet.com/248758241/eye-anatomy-anterior-segment-diagram/

백내장(cataract)이 발생할 수 있는데, 이는 늙어가면서 수정체가 혼탁해지고 시야가 흐려지는 현상이며, 동공을 보면 정상에 비해 희뿌옇게 관찰된다.

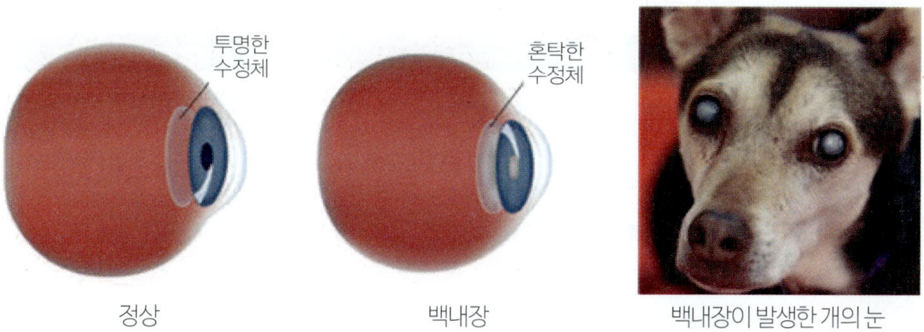

| 그림12-4 | 개의 백내장
출처: https://bestfriends.org/pet-care-resources/cataracts-dogs-signs-causes-diagnosis-and-treatment

③ 시각수용체

개의 시각수용체세포로는 원뿔세포(cone cells)와 막대세포(rod cells)가 있다. 원뿔세포는 밝은 환경에서 물체의 식별을 확실히 할 때 사용되며, 막대세포는 어두운 환경에서 색감이 없이 명암을 구분한다. 개는 흑백을 구분하는 막대세포가 대부분(95%)이라서 색맹이라고 알려졌으나, 최근에는 약간의 색의 구별이 가능하다는 보고도 있다.

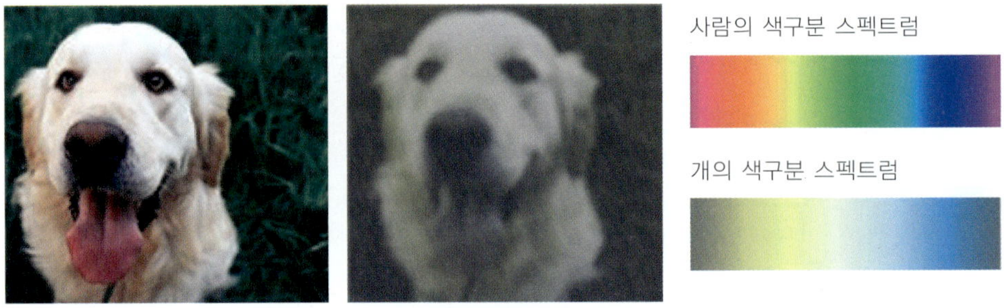

사람의 색구분 | 개의 색구분 | 색 구분 스펙트럼

| 그림12-5 | 개와 사람의 색구분 및 스펙트럼

출처: https://d1a5qjjt8mb7fh.cloudfront.net/newsletter/pe/images/july/leverage/How-Dogs-See-the-World/inline-dog-vision.jpg
https://kr.pinterest.com/pin/are-dogs-color-blind-examples-of-dog-color-vision—382665299604830388/

| 표 12-4 | 개의 시각수용체세포의 비교정리

구분	막대세포(rod cells)	원뿔세포(cone cells)
주요기능	어두운 환경에서의 시각(야간시)	밝은 환경에서의 시각 및 제한적인 색채감지
개수	전체수용체의 대부분(약 90% 이상)	소수(10% 미만)
감지색상	색구분 없음(흑백 및 명암감지)	색채감지(주로 청색과 노란색계열)
감광도	매우 민감함(희미한 빛에서도 반응)	상대적으로 낮음
해상도	낮음	높음 (시세포 중에서는 더 세밀한 식별가능)
색각특성	색인식 불가능	이색성시각(dichromatic): 청-노란 색감 구별가능

④ 수정체 조절

수정체는 근섬유를 가지고 있지 않다. 따라서, 이러한 수정체를 움직여 주는 것은 렌즈의 바깥에 자리한 섬모체근과 렌즈와 섬모체근을 잇는 섬모체띠(현수인대, Zinn(진대), 수정체섬모인대라고도 한다)이다. 섬모체근의 수축과 이완에 따라서 수정체의 굴절률이 달라지며, 망막에 맺히는 초점이 조율된다. 먼 거리를 보기 위해서는 섬모체근이 이완되어 인대가 잡아당기는 긴장도가 커져서 수정체는 당겨지듯이 팽팽하고 납작해지며, 가까운 근거리를 보기 위해서는 섬모체근이 수축하고, 이때 섬모체 띠는 이완되며 수정체는 둥글고 두껍게 된다(그림12-6).

시각	섬모체근, 섬모체띠, 수정체의 모양변화	설명
먼 거리 (원거리)	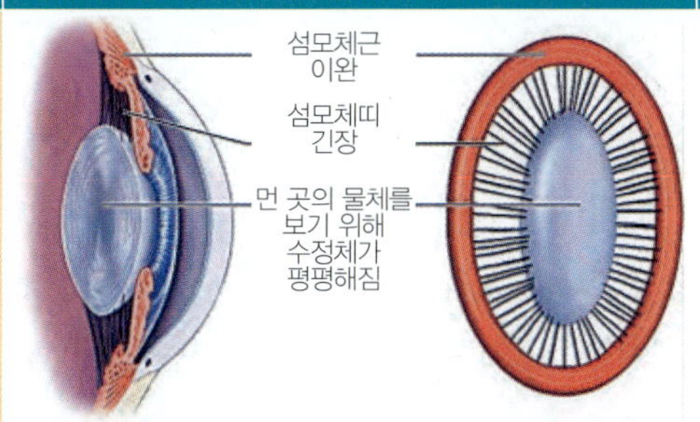	먼 거리 시야조절 1) 섬모체근 이완 → 2) 섬모체띠의 장력증가 → 3) 수정체가 당겨져서 납작해짐 → 4) 굴절력이 감소하여 먼 물체에 초점이 맞춰짐
가까운거리 (근거리)	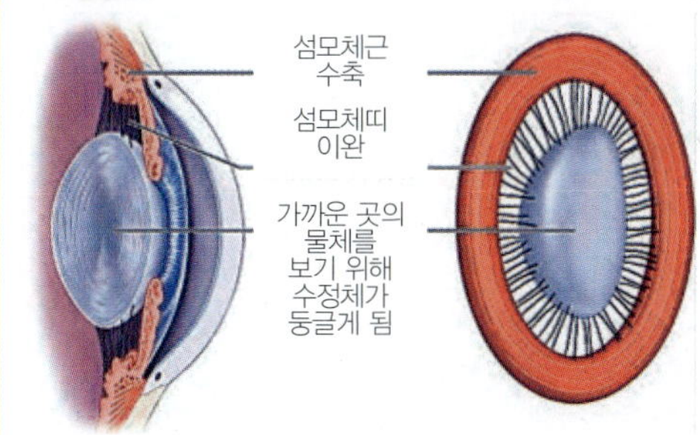	가까운 거리 시야조절 1) 섬모체근 수축 → 2) 섬모체띠의 이완에 따른 장력감소 → 수정체가 볼록해짐 → 3) 굴절력이 증가하여 가까운 물체에 초점이 맞춰짐

| 그림 12-6 | 가까운 거리와 먼거리를 보기 위한 수정체조절
출처: https://uomustansiriyah.edu.iq/media/lectures/6/6_2018_04_14!07_26_15_PM.pdf

⑤동공 반사

밝은 빛이 들어오면 홍채가 수축하여 동공이 작아지고, 어두운 환경에서는 홍채가 확장되어 빛을 더 많이 받아들인다. 동공의 크기는 빛으로 인해 변화하기도 하고 자율신경계(교감신경과 부교감신경)의 지배를 받아 조절되며, 감정상태, 약물, 통증 등에 따라 달라질 수도 있다.

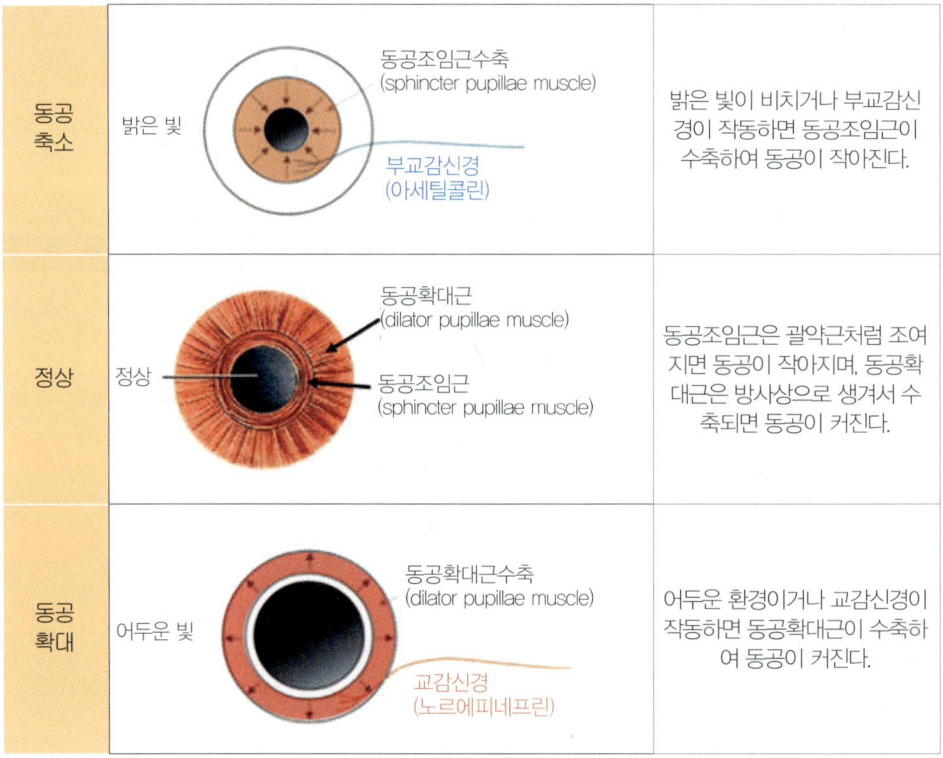

| 그림 12-7 | 동공의 크기변화에 관여하는 근육과 신경
출처: https://www.researchgate.net/publication/311102958_In_press_version_of_ms

2) 귀 – 청각 및 평형감각(auditory and Vestibular sense)

(1) 귀의 해부학

귀는 청각과 평형감각을 담당하는 특수감각기관이다. 귀는 기능적으로 소리를 감지하고 해석하는 청각기능과, 신체의 균형과 공간방향을 감지하는 평형기능을 수행한다. 해부학적으로는 바깥귀(외이), 가운데귀(중이), 속귀(내이)의 세 부분으로 나뉜다(그림12-8).

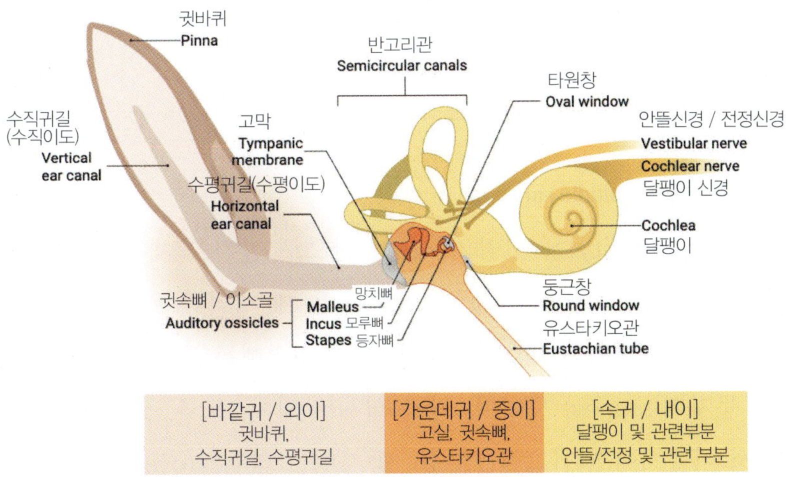

| 그림 12-8 | 개의 귀 (바깥귀 / 가운데귀 / 속귀) 구분

출처: https://www.biorender.com/template/ear-anatomy-of-the-dog

① 바깥귀 / 외이 (external ear)

귓바퀴(auricle/pinna)는 피부와 연골로 구성되어 있으며, 소리를 모아 바깥귀길(외이도)로 유도하는 역할을 한다. 귓바퀴의 모양은 다양하며, 바로 선 직립귀와 늘어진 귀(floppy ear)의 형태 차이가 있다. 바깥귀길/외이도(external auditory canal)는 수평부와 수직부로 나뉘며, 고막까지 소리를 전달하는 통로이다. 개와 고양이는 수직부가 길고 굽어 있는 형태이며, 이로 인해 외이도염이 발생하기 쉬운 구조를 가진다. 고막(tympanic membrane)은 바깥귀(외이)와 가운데귀(중이)를 구분하는 얇은 막으로, 소리를 기계적 진동으로 변환한다.

| 표 12-5 | 귀의 해부구조와 기능

해부구조	영문명칭	해부학적 구성	주요 기능	임상노트
귓바퀴	Auricle / Pinna	연골, 피부, 피모, 피지선, 땀샘	소리수집, 방향감지	외상성혈종, 귀진드기감염
바깥귀길	External auditory canal	수직귀길(vertical part) + 수평귀길(horizontal part)	소리전달, 이물차단	외이염 다발부위, 귀세정 중요
고막	Tympanic membrane	얇고 반투명한 결합조직성 막	진동감지, 중이로 전달	고막 천공, 중이염 확산경로

② 가운데귀 / 중이(middle ear)

고실(tympanic cavity)은 고막의 내부공간으로 공기로 채워져 있으며, 귓속뼈가 있다. 귓속뼈/이소골(auditory ossicles)은 세 개의 작은 뼈로 구성되어 있으며, 고막의 진동을 속귀(내이)로 전달한다. 귓속뼈는 망치뼈(malleus), 모루뼈(incus), 등자뼈(stapes) 등이며, 각각 실제로 망치, 모루, 말을 탈 때 밟는 등자를 닮아서 이름지어졌다(그림 12-9). 등자뼈는 타원창(oval window)에 연결되어 진동을 속귀로 전달한다. 가운데귀에 포함된 유스타키오관/귀관(auditory tube, eustachian tube)은 가운데귀와 입쪽의 인두를 연결하는 통로로, 평소에는 닫혀 있다가 필요시 가운데귀의 압력을 외부대기압과 같게 유지시키는 역할을 한다. 높은 곳에 올라갔을 때 귀가 먹먹한 것은 가운데귀의 압력과 바깥귀의 압력이 다르기 때문이다. 이때 침을 한번 삼키거나 입을 크게 벌리면 인두와 연결된 유스타키오관이 열리면서 압력이 같아져서 먹먹함이 해소된다.

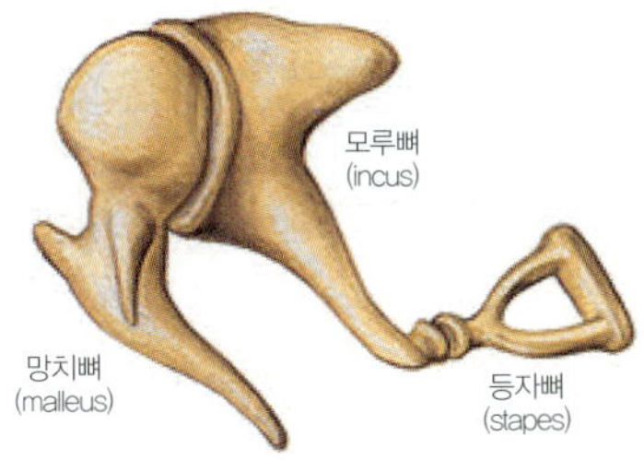

귓속뼈 3종

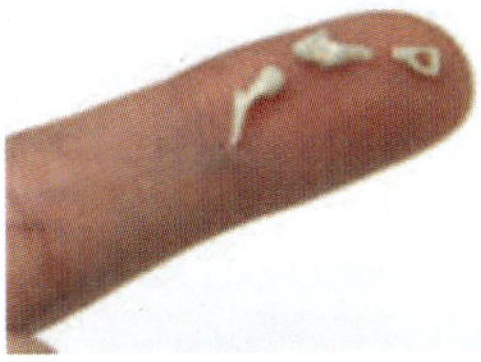

손가락 위에 올려진 귓속뼈

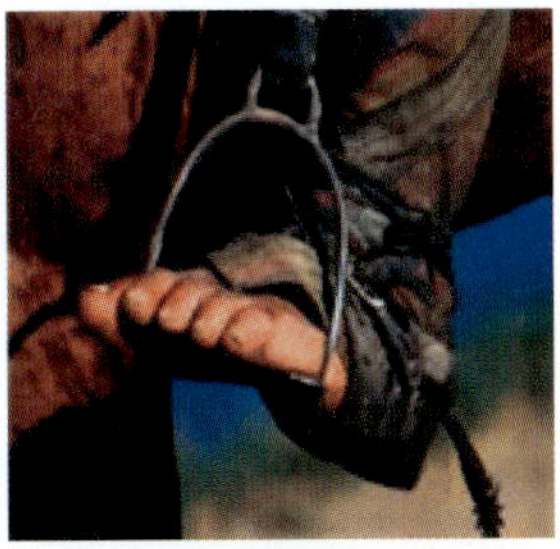

말을 탈 때 밟는 '등자'

| 그림 12-9 | 귓속뼈

출처: https://namu.wiki/w/%EB%93%B1%EC%9E%90
https://meshguides.org/guides/node/1096?n=1105
https://www.entinfo.nz/anatomy-of-the-ear/

| 표 12-6 | 가운데귀/중이(middle ear)의 구성과 기능

구조물	영문명칭	해부학적 구성	주요 기능	임상노트
고실	Tympanic cavity	공기로 찬 공간, 고막의 안쪽에 위치	고막에서 전달된 진동을 귓속뼈(이소골)로 전달	중이염시 삼출물이 축적되기도 함
귓속뼈/이소골/청소골	Auditory ossicles	망치뼈(malleus), 모루뼈(incus), 등자뼈(stapes)	고막진동을 기계적으로 증폭시켜 속귀(내이)로 전달	문제시 소리 전달장애
귀관/이관/유스타키오관	Auditory tube	가운데귀와 인두(목) 연결 통로	가운데귀 안과 밖의 기압 조절, 침을 삼킬 때 열림	기압 불균형 해소, 감염 경로

③ 속귀 / 내이(inner ear, labyrinth)

내이는 복잡한 구조의 관형태로, 청각과 평형기능을 함께 담당한다. 뼈미로(bony labyrinth)는 관자뼈(temporal bone) 내에 위치하며, 둥근창과 타원창으로 가운데귀(중이)와 연결되어 있다(그림 12-10). 막미로(membranous labyrinth)는 뼈미로 내부에 위치하며, 청각과 평형을 담당하는 감각 수용체가 존재한다.

| 표 12-7 | 속귀(내이)의 구조물과 기능

범주 (category)	구조물 (structure)	영어명칭 (english term)	기능(function)	관련감각 (associated Sense)
뼈미로 (bony Labyrinth)	뼈안뜰	bony vestibule	평형기관연결부	평형감각
	반고리뼈관	semicircular canals	회전운동감지 구조물수용	평형감각
	뼈달팽이	bony cochlea	청각기관수용	청각
막미로 (membranous labyrinth)	타원주머니	utricle	수평가속(수평움직임), 중력감지, 평형모래(이석) 포함	평형감각
	둥근주머니	saccule	수직가속(상하움직임), 중력감지, 평형모래(이석) 포함	평형감각
	반고리관	semicircular ducts	회전감지수용기 포함	평형감각
	달팽이관	cochlear duct	청각수용기 포함, 속림프채움	청각
감각기관 (sensory Organs)	나선기관 /코르티기관	organ of corti	청각자극감지 및 신호변환	청각
	팽대능선	crista ampulla	회전운동시 속림프흐름감지	평형감각
	평형반	macula	가속, 중력감지	평형감각
액체 공간 (fluid Spaces)	바깥림프 공간	perilymphatic space	기계적 진동전달- 바깥림프가 흐름 (골미로~막미로 사이)	-
	속림프 공간	endolymphatic space	감각세포자극(막미로 내부) 속림프가 흐름	-
신경계 (nervous Structures)	달팽이신경	cochlear nerve	청각정보전달	청각
	안뜰신경	vestibular nerve	평형정보전달	평형감각
	속귀신경/내이신경	vestibulocochlear nerve (제8뇌신경)	청각+평형감각 통합신경	청각, 평형감각

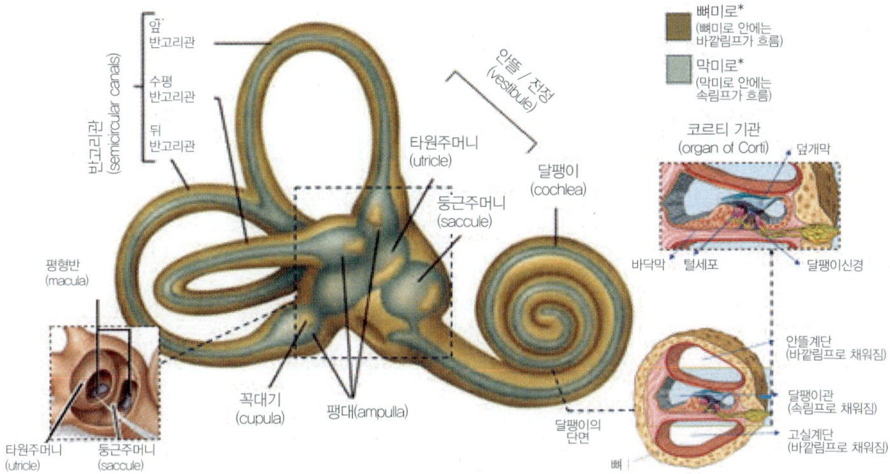

| 그림 12-10 | 속귀/내이의 구조
출처: https://mskneurology.com/vestibular-impairment-and-its-association-to-the-neck-and-tmj/

(2) 청각(auditory sense)

귀는 소리를 인식하는 청각기능과 몸의 위치와 움직임을 감지하는 평형기능을 담당하는 기관이다. 이 두 기능은 각각 속귀(내이)의 다른 부위에서 수행된다. 개는 인간보다 훨씬 뛰어난 청각능력을 지닌 동물로, 외부환경의 소리를 민감하게 탐지하고 해석함으로써 생존과 사회적 상호작용에 중요한 역할을 수행한다. 개의 청각범위(auditory range)는 약 40Hz~60,000Hz로 사람(약 20Hz~20,000Hz)과 비교하여 더 높은 초음파(ultrasound)영역까지 들을 수 있다. 따라서 훈련 등에 사용하는 개휘슬(dog whistle)은 22,000Hz 이상의 초고주파수(ultrasound)를 내므로 개의 청각범위에는 들어오지만, 사람의 청각범위 바깥에 있어 사람에게는 '무음'처럼 느껴진다.

① 음파전달경로

청각은 공기중의 음파를 감지하고, 이를 신경신호로 변환하여 뇌에 전달하는 과정이다. 귓바퀴는 공기중의 음파를 모아 바깥귀길로 전달한다. 바깥귀길을 통과한 음파는 고막(tympanic membrane)을 진동시키고, 고막의 진동은 가운데귀(중이)의 귀속뼈(망치뼈→모루뼈→등자뼈)를 진동시켜 이를 통해 속귀(내이)로 전달된다. 속귀의 기계적 진동은 타원창(oval window)을 눌러 달팽이(cochlea) 내부의 액체(림프)를 진동시킨다. 이후 달팽이 내부의 바닥막/기저막(basilar membrane)이 진동하면 그 위에 위치한 나선기관/코르티기관(organ of corti)이 자극된다. 코르티기관에는 청각수용기세포(털세포, hair cells)가 존재하며, 이들은 기계적 자극을 전기신호로 변환한다. 생성된 신경자극은 속귀신경(vestibulocochlear nerve, 제8뇌신경)을 통해 최종적으로 대뇌 관자엽과 측두엽(Temporal lobe)의 청각피질(Auditory cortex)로 전달된다.

| 표 12-8 | 음파전달경로

단계	구조	기능 및 역할
1	귓바퀴(auricle / pinna)	공기중의 음파를 수집
	바깥귀길(external auditory canal)	수집된 음파를 고막까지 전달
	고막(tympanic membrane)	음파를 기계적 진동으로 변환
2	귓속뼈(망치뼈 → 모루뼈 → 등자뼈)	고막의 진동을 증폭하여 타원창에 전달
3	타원창(oval window)	진동을 속귀(내이) 림프로 전달하는 막
4	달팽이관 내부림프	액체파동형성 → 바닥막(기저막)진동유도
5	바닥막/기저막(basilar membrane)	소리주파수에 따라 특정위치에서 진동
6	코르티기관(organ of corti)	바닥막진동감지 → 청각수용기자극
7	털세포(청각수용기)	기계적 자극을 전기신호로 변환
8	속귀신경(제8뇌신경)	전기신호를 중추신경계로 전달
9	연수 → 중뇌 → 시상	신호중계 및 처리
10	대뇌 청각피질(대뇌 관자엽과 측두엽)	소리의 인식, 해석, 의미화 수행

(3) 평형감각(vestibular sense)

개의 평형감각은 속귀(inner ear)의 안뜰기관/전정기관(vestibular apparatus)에서 주로 담당하며, 시각계와 체성감각계와 통합되어 공간에서의 자세와 움직임을 조절한다. 안뜰기관은 반고리관(semicircular canals), 타원주머니(utricle), 둥근주머니(saccule)로 구성되며 각각 회전운동과 직선가속, 중력을 감지한다.

① 반고리관(semicircular duct)

- **구성**: 앞반고리관, 뒤반고리관, 수평반고리관이 서로 직각으로 배열되어 X축, Y축, Z축의 3차원회전운동을 감지한다.
- **팽대(ampulla)**: 각 반고리관의 한쪽 끝에 위치하며 감각구조가 포함된다.
- **감각기전**: 머리가 회전하면 관 내의 속림프(endolymph)가 관성에 의해 움직이며, 팽대안쪽의 털세포(hair cell)의 섬모를 휘게 하여 기계적 자극이 전기신호로 변환된다.

② 타원주머니(utricle)와 둥근주머니(saccule)

타원주머니와 둥근주머니는 안뜰(vestibule)부위에 위치하고 있으며, 칼슘탄산염 결정인 평형모래이석(otolith)이 존재한다. 둥근주머니는 수직방향의 가속과 중력을 감지하며, 타원주머니는 수평방향의 가속과 중력을 감지한다. 체내에서 가속도나 중력변화가 있을 때 평형모래/이석의 위치가 변하며 털세포의 섬모를 자극하여 물리적 자극을 전기신호로 변화시킨다. 전기신호는 안뜰신경(vestibular nerve)을 통해 속귀신경 내이신경(vestibulocochlear nerve, 제8뇌신경)의 일부로 전달되고, 소뇌와 척수로 분산되어 평형을 유지하거나 미세한 몸의 운동을 조절한다.

3) 코-후각(olfactory sense)

후각은 개에서 가장 우세한 감각이며, 개의 후각은 사냥, 추적, 먹이선택, 사회적 의사소통, 위험감지 등 다양한 생존활동에서 핵심적 역할을 한다. 개는 미각보다 후각의존도가 높으며, 음식섭취여부나 짝짓기 행동에도 직접적인 영향을 미친다.

(1) 코의 해부학적 구조

개의 코는 외부구조와 내부비강구조가 정교하게 발달하여 냄새를 맡는 후각기능과 숨을 쉬는 호흡기능을 동시에 수행한다. 바깥코(external nose)는 콧구멍/비공(nostril/nares)을 통해 공기를 유입하며, 유입된 공기는 코안/비강(nasal cavity)으로 전달된다. 코안/비강은 비중격(nasal septum)에 의해 좌우로 나뉘고, 내부에는 코선반/비갑개(nasal turbinates, concha)라 불리는 나선형 뼈구조가 있다. 코선반/비갑개는 점막으로 덮여 있으며, 복잡한 구조로 표면적을 넓히고, 냄새입자를 포획·여과·가습·온도조절하는 역할을 한다. 코 안쪽 뒷

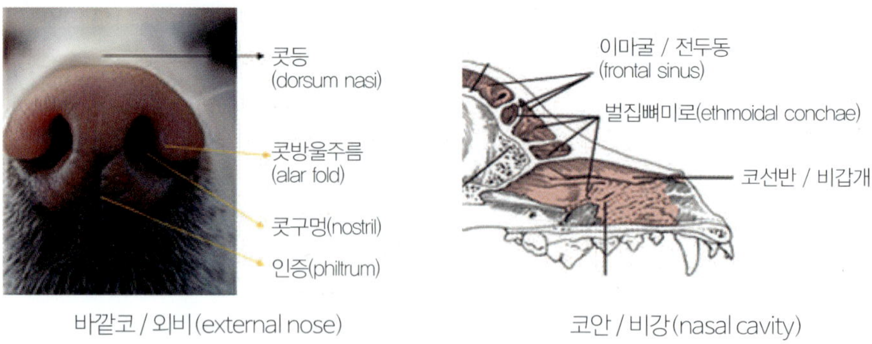

| 그림 12-11 | 바깥코와 코 내부의 해부구조

부분에는 후각점막(olfactory mucosa)이 위치하며, 여기에는 약 2~3억 개(품종에 따라 차이)의 후각수용체뉴런(olfactory receptor neurons)이 존재한다. 이는 인간(약 500만 개)보다 월등히 많은 수이다. 후각수용체의 축삭(axon)은 체판/사상판(cribriform plate)을 통해 후각망울/후각구(olfactory bulb)로 연결된다. 개의 후각망울은 뇌부피대비비율이 인간보다 약 40배 커서, 후각정보처리능력이 탁월하다. 또한 비중격 하부에는 보습코기관/서골비기관/야콥슨기관(vomeronasal organ, Jacobson's organ)이 있어 페로몬과 같은 화학적 신호를 감지하여 번식·사회적 행동조절에 기여한다.

(2) 냄새 포획 메커니즘

개는 흡기 시 공기를 두 경로로 나누어 들인다. 한 부분은 호흡경로를 거쳐 폐로 들어가고, 다른 부분은 비갑개의 구조적 회전에 의해 후각상피로 유도된다. 이로 인해 냄새분자가 후각상피에 더 오래 머물며, 탐지민감도가 높아진다. 개는 연속적으로 공기를 들이마시는 '짧은 흡기(sniffing)'를 통해 냄새농도를 높이고, 방향성과 강도를 정밀하게 분석한다. 또한 개는 구강 위쪽에 위치한 보습코

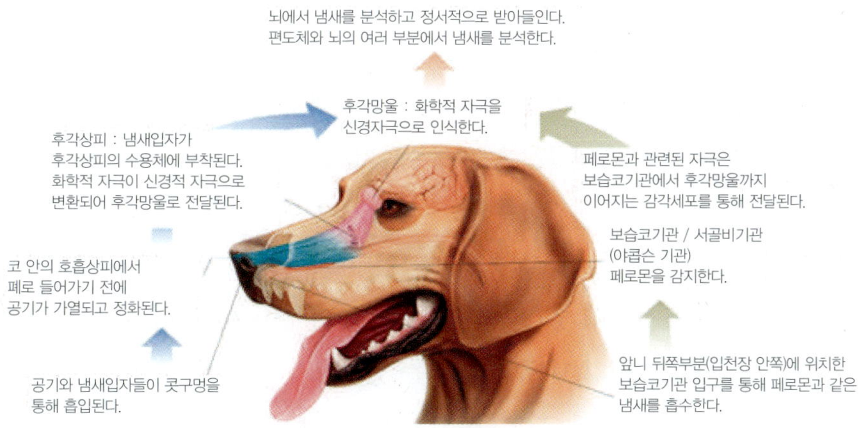

| 그림 12-12 | 냄새 및 페로몬의 인식
출처: https://www.mdpi.com/2076-2615/11/8/2463

기관/서골비기관(vomeronasal organ)을 통해 페로몬과 같은 화학적 신호를 감지하여, 사회적·생식적 정보를 얻는다.

4) 혀-미각(gustatory sense)

혀는 구강 내에서 가장 다기능적이며 정밀한 움직임을 수행하는 기관이다. 혀는 음식의 파악, 물의 핥기(lapping)와 빨기, 저작, 미각감지, 삼키기, 그루밍, 체온조절 및 소리내기 등 다양한 기능을 담당한다. 이러한 대부분의 기능은 섬세한 운동조절을 필요로 하므로, 혀는 대부분 골격근으로 구성되어 있다.

(1) 혀의 해부학

혀는 구조적으로 다음과 같이 세 부분으로 나뉜다.

- **혀끝(apex linguae)**: 혀의 앞부분
- **혀몸체(body)**: 가운데부분
- **혀뿌리(root)**: 후방의 인두와 연결된 부위

추가로 혀주름띠/설소대(lingual frenulum)는 혀와 구강바닥을 연결한다. 이때 혀끝(apex)은 혀의 가장 앞부분으로 혀주름띠/설소대에 부착되지 않는다.

혀의 등쪽표면(dorsal surface)은 두꺼운 점막으로 덮여 있으며, 이 점막은 각질화된 편평상피로 구성되어 있다. 점막표면에는 유두(papilla)라 불리는 미세구조물이 분포하며, 이는 구강 내로 들어오는 물질로부터 혀를 보호하고 음식 및 물을 효과적으로 파악하는 데 기여한다. 유두는 형태와 기능에 따라 맛을 느낄 수 있는 '맛봉오리'를 함유한 미각유두와 그렇지 않은 비미각유두로 구분된다.

미각유두에는 곰팡이 또는 버섯처럼 생긴 버섯모양유두(fungiform papilla), 성곽유두(vallate papilla), 잎새유두(foliate papillae)가 포함되며, 이들은 맛봉오리(taste buds)를 함유하여 미각기능을 수행한다. 비미각유두에는 실처럼 생긴 실유두(filiform papilla)와 원뿔형유두(conical papilla)가 속하며, 미각기능은 없으나 기계적 역할을 한다. 고양이의 혀에서는 이와 같은 비미각유두가 각질화되어 갈고리모양을 이루어 일종의 '빗'과 같은 역할을 하며, 그루밍(grooming)을 하는 기능을 수행한다.

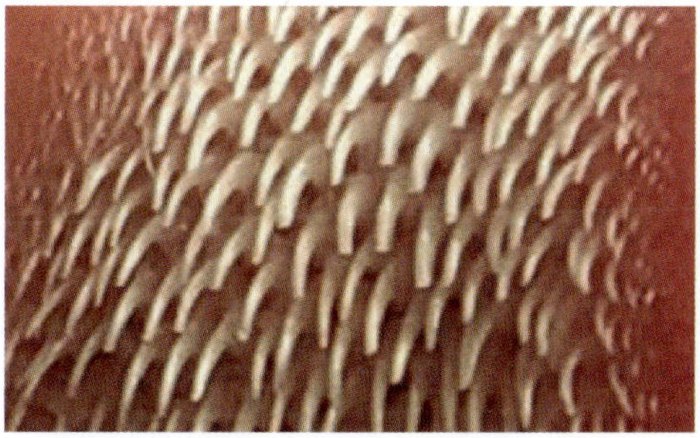
고양이 혀의 유두 확대사진

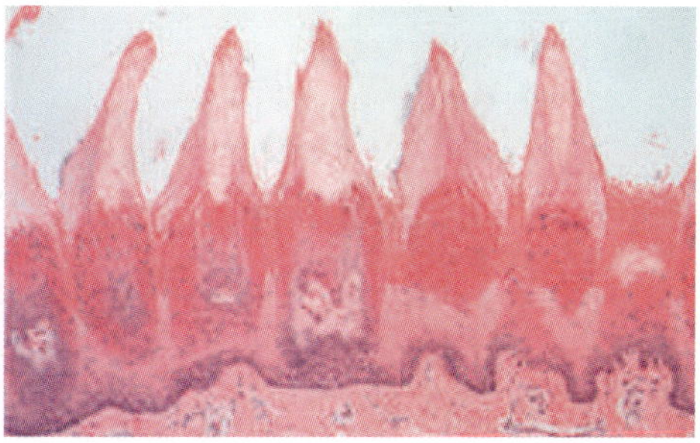
실유두(filiform papilla)의 확대사진

| 그림 12-13 | 동물 혀의 유두 확대사진

출처: https://zeenews.india.com/marathi/world/trending-news-pet-cats-tongue-looks-terririying-close-up-viral-video/758449
https://www.sciencedirect.com/topics/neuroscience/filiform-papilla

(2) 혀(미각)의 생리학

개의 미각은 인간에 비해 훨씬 덜 발달되어 있다. 사람은 약 9,000개의 미뢰(taste bud)를 가지고 있지만 개는 약 1,700개 정도만을 가지고 있다고 한다. 개의 미각능력은 인간에 비해 떨어지지만 후각은 훨씬 더 예민하므로, 결국은 후각으로 먹이를 잘 가려내는 것이다. 따라서 개는 건사료보다 통조림사료에 더 큰 흥미를 보인다. 통조림사료는 건사료보다 훨씬 향이 강하고 풍부하여, 맛이라기보다 후각의존도가 높은 개에게 더 매력적으로 작용하는 것이다.

개들도 기본 미각 ― 단맛(sweet), 신맛(sour), 짠맛(salty), 쓴맛(bitter) ― 을 모두 구별할 수 있다. 개들이 가장 좋아하는 맛은 달짝지근한 단맛이며, 개들은 사람처럼 짭짤한 맛을 즐기지는 않는다. 이는 과도한 염분섭취를 방지하려는 자연의 조절기전이다. 맛의 전달경로는 우선 화학적인 맛분자가 혀의 유두에 접촉하여 유두에 존재하는 맛봉오리/미뢰(taste bud)의 미각세포를 활성화함으로써 전기신호가 발생하고, 그것이 뇌신경(7번, 9번, 10번)을 따라 뇌간의 미각핵으로 전달되어, 최종적으로 대뇌피질의 미각영역으로 전달되고 맛으로 인식된다.

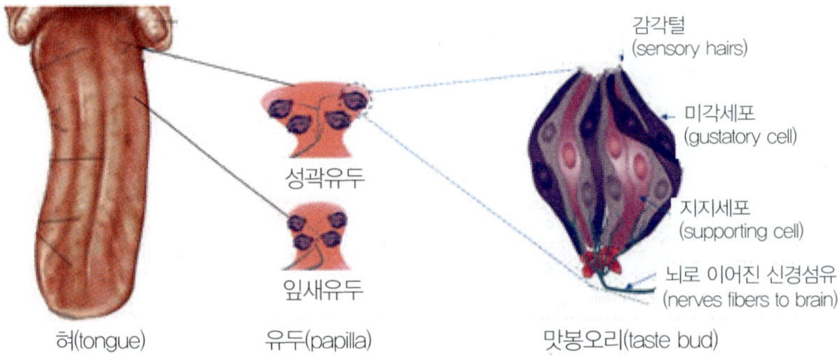

| 그림 12-14 | 맛의 전달을 담당하는 혀, 유두, 맛봉오리
출처: https://kr.pinterest.com/pin/819584832211795985/

3. 피부감각

1) 피부의 해부학

피부는 개의 체중에서 상당한 비중을 차지하며, 단일기관으로는 가장 크다. 피부는 외부환경과 직접 맞닿아 있으며, 물리적·화학적·미생물적 손상으로부터 신체를 보호하고 다양한 생리적 기능을 수행한다. 해부학적으로 피부는 표피(epidermis), 진피(dermis), 피하조직(subcutis)의 세 층으로 구성되며, 각 층에는 고유의 구조적·기능적 특성이 존재한다.

| 표 12-9 | 표피층의 구성과 기능

표피 층	주요 세포 및 구성 요소	기능 및 특징
바닥층 / 기저층 (stratum basale)	원주형 또는 입방형의 각질세포(keratinocyte), 멜라닌세포(melanocyte), 머켈세포(Merkel cell)	세포분열이 활발하여 새로운 각질세포공급
가시층 / 유극층 (stratum spinosum)	다각형세포, 데스모좀(desmosome) 결합, 랑게르한스세포(Langerhans cell)	기계적 강도 제공, 면역방어기여
과립층 (stratum granulosum)	케라토히알린 과립 (keratohyalin granule)	각질형성과정 진행
투명층 (stratum lucidum)	핵 · 세포소기관이 없는 각질세포	개의 일반피부에는 없음 발바닥, 코 등 털이 없는 부분에 일부 존재
각질층 (stratum corneum)	무핵의 납작한 각질세포	외부자극으로부터 보호하는 장벽형성

(1) 표피(epidermis)

표피는 피부의 가장 바깥층으로, 다층의 각질화 편평상피로 구성된다. 개의 표피는 무혈관성(avascular)조직으로, 영양분과 산소는 진피로부터 확산에 의해 공급된다. 표피는 맨 아래층으로부터 바닥층, 가시층, 과립층, 투명층, 각질층으로 구분된다.

(2) 진피(dermis)

진피는 표피하부에 위치하며, 피부의 강도와 탄력성을 부여하는 결합조직층이다. 피부의 부속기관(털집/모낭, 기름샘/피지선, 땀샘/한선)들이 주로 이 층에 위치한다.

(3) 피하조직(subcutis, hypodermis)

피하조직은 지방세포와 느슨한 결합조직으로 구성되어 완충작용, 에너지저장, 체온유지에 기여한다. 피부의 이동성과 신축성을 제공하며, 외과적 봉합시 이 층을 통한 봉합이 안정성을 높인다.

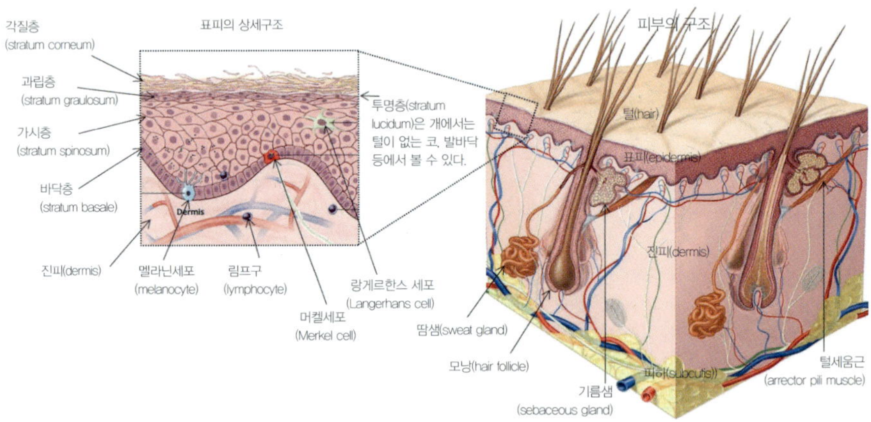

| 그림 12-15 | 피부 및 표피의 상세구조

출처: https://www.cnpskin.com/pc/cnp/community/column.html?bmain=view&uid=9139&jijummid=cnpskin24
https://www.pharmaexcipients.com/news/aspects-influencing-skin-permeation-sln-nlc/

(4) 피부의 부속기관(skin appendages)

- 털집/ 모낭(hair follicle)과 털(hair)

  이중모(double coat): 대부분의 개품종은 속털(undercoat)과 겉털(guard hair)을 가진다. 모낭은 표피가 진피 속으로 함입되어 형성되며, 기름샘

(피지선)과 털세움근(arrector pili muscle)이 부착된다.

- **기름샘 / 피지선(sebaceous gland)**

  모낭개구부에 연결되어 피지를 분비하며, 피부와 털의 윤활 및 방수유지에 기여한다.

- **땀샘 / 한선(sweat gland)**

  발바닥패드와 코피부에 주로 분포한다. 모낭과 연결되어 전신피부에 광범위하게 분포하는 땀샘인 아포크린(apocrine)선과 발바닥패드에 국한되어 분포하는 땀샘인 에크린(eccrine)선의 형태가 있으며, 개에게 땀을 통한 체온조절은 제한적이다.

(5) 피부와 혈관신경 분포

- **혈관분포**

  표피에는 혈관이 없으며, 진피의 모세혈관이 영양공급을 담당한다.

  피부혈관은 체온조절과 상처치유에 중요한 역할을 한다.

- **신경분포**

  자유신경종말(free nerve ending), 촉각소체(meissner corpuscle), 층판소체/압각소체(pacinian corpuscle) 등이 존재하여 촉각, 압각, 진동, 통증, 온도 등을 감지한다.

2) 피부의 생리학

(1) 피부의 주요 생리적 기능

피부(skin)는 단일기관으로는 가장 큰 기관이다. 피부는 외부환경과 내부환경 사이의 경계역할을 수행하며, 외부의 손상으로부터 신체를 보호하는 1차방어선의 역할을 한다. 또한 체온조절, 감각인지, 면역반응 등 다양한 생리적 기능을 수행한다.

| 표 12-10 | 피부의 생리적 기능

구분	세부기능	설명
보호기능	물리적 장벽	각질층(stratum corneum)과 표피지질(epidermal lipids)이 외부 물리적 충격과 병원체침입을 차단
	화학적 장벽	피지(sebum)와 땀(sweat)의 pH, 항균 펩타이드(antimicrobial peptides)가 세균 · 곰팡이 증식억제
	광보호	멜라닌(melanin)이 자외선을 흡수하여 광손상방지
감각기능	감각수용	촉각(meissner corpuscle), 압각(pacinian corpuscle), 통각(free nerve ending), 온도감각수용
	특수 부위 민감성	발바닥(paw pad)과 수염(whisker) 주변 촉각수용기가 물체감지에 특히 민감
체온조절	혈관 조절	피부혈관의 확장 · 수축으로 열방출과 보존조절
	발한	발바닥패드의 에크린땀샘(eccrine sweat gland)이 제한적으로 발한하여 열배출
	방열 · 보온	주요방열은 헐떡임(panting)에 의존, 모발은 단열층 역할, 털세움근(arrector pili muscle)수축은 털을 세워 보온역할
대사기능	비타민 D 합성	자외선에 의해 표피에서 비타민 D3 합성
	지방 저장	피하조직(subcutis)의 지방세포가 에너지저장소 역할
면역기능	항원 인식	표피의 랑게르한스세포(Langerhans cell)가 항원포획 후 면역반응 유도
	면역 조직	피부관련 림프조직(SALT, skin-associated lymphoid tissue)이 선천 · 적응면역에 관여
	항균 물질 분비	각질세포(keratinocyte)가 항균펩타이드를 분비하여 방어기능수행

(2) 개의 각질형성주기

개의 각질형성주기(keratinization cycle)는 표피의 기저층에서 생성된 각질형성세포(keratinocyte)가 표피표면의 각질층까지 이동하여 각질세포(corneocyte)로 변하고, 최종적으로 탈락하는 과정을 말한다. 정상적인 개의 각질형성주기는 약 20일 전후이며, 아토피피부염·알레르기·감염시에는 주기가 단축되어, 각질세포가 충분히 성숙하기 전에 이동하여 핵이 남아 있는 부전각화(parakeratosis)와 비듬(인설)이 증가하고, 만성염증이나 지속적 자극 때문에 일부 내분비질환에서는 표피의 탈락이 느려져 피부가 두꺼워지고 각질이 과도하게 축적된다.

| 표 12-11 | 개와 사람의 피부 비교

구분	개	사람
피부 pH	6.2 ~ 7.4 (중성~약알칼리성)	4.5 ~ 5.5 (약산성)
표피두께	평균 3~5층, 각질층 얇음	평균 10~15층, 각질층 두꺼움
피지샘발달	전신에 존재하나 일부부위 집중발달	전신에 분포- 얼굴 · 두피 등 일부부위 특히 발달
에크린땀샘분포	발바닥과 코부위에만 제한	땀샘전신분포
산성보호막	상대적으로 약함, 세균 · 효모균 증식에 취약	잘 발달, 세균 · 곰팡이 억제효과 큼
피부장벽강도	상대적으로 약함, 자극 · 건조 · 감염에 민감	상대적으로 강함, 외부자극에 견디는 힘 큼
각질층재생주기	20일 전후	약 28 ~ 56일

참고문헌

김상균, 최신동물해부학, 유한문화사, 2012.
김옥진 외, 동물해부생리학개론(2판), ㈜범문에듀케이션, 2014.
김주헌·심철수·이규필·홍용근, 기본동물해부생리학, 라이프사이언스, 2015.
김현주 외, 반려동물해부생리학, 라이프사이언스, 2025.
다카시, 이시카와, 장은정 옮김, 인체생리학교과서, 보누스, 2011.
수의생리학교수협의회 편저, 수의생리학(7판), 라이프사이언스.
최선혜, 이수정 외, 반려동물해부생리학 첫걸음, 박영스토리, 2025.
한국수의해부학교수협의회, 개 해부학(The Dog Anatomy), OKVET, 2024.

Aspinall, V. and Cappello, M., 김옥진 역, 동물해부생리학 개론, 범문에듀케이션, 2014.
Aspinall, Victoria and Cappello, Melanie, Introduction to Animal and Veterinary Anatatomy and Physiology, 4th ed., CABI, 2020.
Aspinall, Victoria and Cappello, Melanie, Introduction to Veterinary Anatomy and Physiology Textbook, 5th ed., CAB International.
Bateman, S.W., Veterinary Technician's Daily Reference Guide: Canine and Feline, 2nd ed., Wiley-Blackwell, 2011.
Bhamburkar, R. Vitthal, Veterinary Anatomy: The Regional Gross Anatomy of Domestic Animals, 2018.
Budras, K.D., Sack, W.O. and R ck, S., Anatomy of the Dog, 5th revised ed., Schl tersche, 2012.
CAW, Tartaglia, Lousie and Waugh, Anne, Veterinary Physiology and Applied Anatomy a Textbook for Verterinary Nurses and Technicians. Elsevier, 2002.
Das, Pradip Kumar, Sejian, Veerasamy, Mukherjee, Joydip and Banerjee, Dipak, (ed.) Textbook of Veterinary Physiology, Springer, 2023.
Drake, Richard L., Vogl, A. Wayne and Mitchell, Adam W.M., Gray's Atlas of Anatomy, 3rd ed., Elsevier, 2021.
Evans, H.E., de Lahunta, A., Guide to the Dissection of the Dog, 7th ed., Elsevier, 2017.
Geeks for Geeks Biology, "Diagram of Alveoli." CC BY-SA 4.0.
Guyton, A.C., Hall, J.E., Textbook of Medical Physiology, 11th ed., Elsevier Saunders, 2006.
Introduction to Veterianry Anatomy and Physiology Textbook. 2nd ed.
Introduction to Veterinary Anatomy and Physiology, 5th ed.
Klein, Bradley G., Cunningham's Textbook of Veterinary Physiology, 6th ed., Elsevier.
Modified from Blausen Medical Communications, CC BY 3.0.

Modified from Dukes' Physiology of Domestic Animals, 14th ed., Academic Press, 2021, https://www.sciencedirect.com/topics/medicine-and-dentistry/trachealis-muscle

Safari Veterinary Care Centers, "Pharynx Anatomy in the Dog." https://www. safarivet.com/pharynx-anatomy-dog/

Singh, Baljit, Dyce, Sack, and Wensing's Textbook of Veterinary Anatomy, 5th ed., ELSEVIR. 2018.

Sturtz, Robin and Asprea, Lori, Anatomy and Physiology for Veterinary Technicians and Nurses: a Clinical Approach, Wiley-Blackwell, 2012.

Vlajkovic, S. M. & Thorne, P. R., Purinergic Signalling in the Cochlea, International Journal of Molecular Sciences, 2022, 23(23), 14874. Https://doi.org/10.3390/ ijms232314874.

Encyclopaedia Britannica, Inc.

Wikimedia Commons, 2011.

Wikipedia https://en.wikipedia.org/wiki/Air_sac

https://lynbrookvet.com.au/scratching-ears-and-shaking-head-understanding-and-managing-ear-infections-in-dogs/

https://uomustansiriyah.edu.iq/media/lectures/6/6_2018_04_14!07_26_15_PM.pdf.

https://www.biorender.com/template/ear-anatomy-of-the-dog.

https://www.researchgate.net/figure/Eye-muscles-responsible-for-eye-movements-and-pupil-dilation-and-contraction-a-Superior_fig1_311102958.

https://www.researchgate.net/publication/311102958_In_press_version_of_ms.

https://www.wikipedia.org/

https://happiestdog.com/dog-nose-anatomy/

https://www.mdpi.com/2076-2615/12/4/517

https://www.researchgate.net/figure/Transverse-section-of-the-nasal-cavity_fig2_277214578

https://kr.pinterest.com/pin/also-known-as-the-windpipe-your-dogs-trachea-plays-a-vital-role-in-the-passage-of-air-read-more—517139969697752062/

https://courses.lumenlearning.com/suny-ap2/chapter/organs-and-structures-of-the-respiratory-system/

https://www.researchgate.net/figure/Schematic-of-the-alveolar-capillary-barrier-The-alveoli-are-sur₩-rounded-by-capilaries_fig18_331485670

https://www.marvistavet.com/pyothorax.pml
https://criticalcaredvm.com/pleural-space-disease/
https://criticalcaredvm.com/pleural-space-disease/
https://pulmonology.weebly.com/lung-physiology.html
https://en.wikipedia.org/wiki/Respiratory_center
https://www.open.edu/openlearn/science-maths-technology/blood-and-the -respiratory-system/con₩-tent-section-6.1
https://www.researchgate.net/figure/Fig-216-Locations-of-peripheral-chemoreceptors-22_ fig12_306097538
https://basicmedicalkey.com/physiology-of-the-digestive-system/
https://veteriankey.com/soft-tissues-of-the-oral-cavity/
https://commons.wikimedia.org/w/index.php? curid=29294597
https://criticalcaredvm.com/sialoceles-pets-saliva-accumulates/
https://kr.pinterest.com/pin/27232772740585736/
https://www.britannica.com/science/stomach? utm_source=chatgpt.com
https://stock.adobe.com/kr/images/small-intestine-with-scientific-gastrointestinal-tract-structure-outline-diagram-labeled-educational-anatomy-explana₩-tion-with-fold-of-intestinal-lining-microvilli-and-intestine-vector-illustration/469293171
https://www.nursingtimes.net/gastroenterology/gastrointestinal-tract-5-anatomy-functions-large-intes₩-tine-23-09-2019/
https://drbillspetnutrition.com/canine-liver-disease/? srsltid=AfmBOor-pTwL8NOVOW-GTAcl8DsxVsTAp₩ -N9RNiJuy6GBEOgizJA-zesMM
https://knottytoysforgooddogs.blog/2021/08/02/the-bile-acid-test/

저자소개

박수진

호서대학교 동물보건복지학과 부교수(학과장)

곽호현

대구대학교 반려동물산업과 조교수

김주완

대구한의대학교 반려동물보건학과 교수

박수정

경상국립대학교 수의학박사

장진욱

서울대학교 수의학박사
경남정보대학교 반려동물학과 교수

정수연

구미대학교 반려동물케어과 교수

동물해부생리학

초판 1쇄 인쇄 2026년 2월 19일
초판 1쇄 발행 2026년 2월 27일

지 은 이 | 박수진 · 곽호현 · 김주완 · 박수정 · 장진욱 · 정수연
펴 낸 이 | 김기섭
편 집 인 | 김은빈
펴 낸 곳 | 창지사 www.changjisa.com
08589 서울시 금천구 가산디지털 1로 83 파트너스타워 1차 9층
전화 (02)719-2211~3
팩스 (02)701-9386
등 록 | 1977년 4월 28일 · 제1-421호

ISBN 978-89-426-1985-6 (93520)

값 29,000원